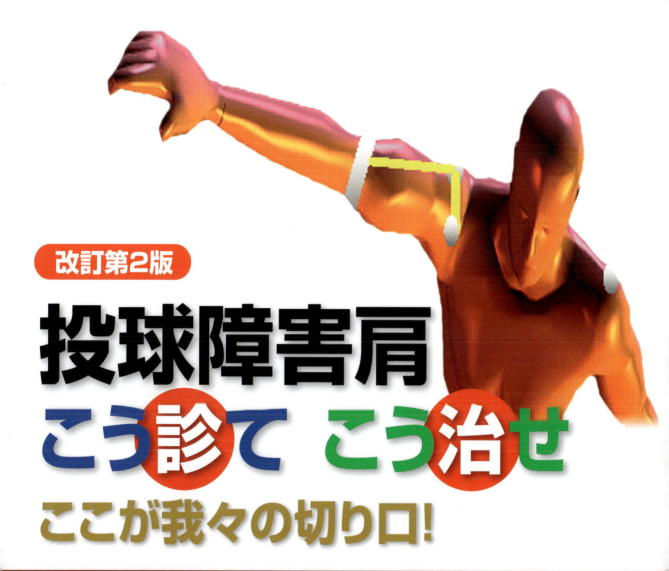

改訂第2版

投球障害肩
こう診て こう治せ
ここが我々の切り口！

筒井廣明／山口光國／牛島和彦

Our Approach for The Throwing Shoulder

MEDICAL VIEW

本書では，厳密な指示・副作用・投薬スケジュール等について記載されていますが，これらは変更される可能性があります．本書で言及されている薬品については，製品に添付されている製造者による情報を十分にご参照ください．

Revised 2nd edition
This is our Approach for the Throwing Shoulder
(ISBN978-4-7583-1368-1 C3047)
Authors：Hiroaki Tsutsui, Mitsukuni Yamaguchi, Kazuhiko Ushijima

2004. 10. 20　1st　ed
2016. 12. 20　2nd　ed
©MEDICAL VIEW, 2016
Printed and Bound in Japan

Medical View Co., Ltd.
2-30　Ichigayahonmuracho, Shinjyukuku, Tokyo, 162-0845, Japan
E-mail　ed＠medicalview.co.jp

改訂第2版
序 文

　この本はEBM(evidence based medicine)に基づいた内容だけで書き上げた本ではありません。1990年頃を中心に行った基礎的な研究と，その後，多くの肩関節に悩む患者さん一人一人の治療を通して得られた情報を基に書いたPBM(patient based medicine)に基づいた内容の本です。

　2004年10月に『投球障害肩　こう診てこう治せ』という当時としては誰もつけなかったタイトルと表紙のデザインで初版(第1版)を発行させていただきました。治療するためにどのようにして「組織損傷に至ったストーリーを構築」し「そのストーリーを変える」ために我々のもっている知識・技術をどう提供するかについてまとめた第1版を基に，その後12年間の経験を加え，牛島和彦氏にも参加してもらい，再度まとめたのが本書です。

　1974年に日本肩関節学会が研究会として世界に先駆けて発足し，1975年には日本整形外科スポーツ医学会が発足した直後の1976年に医者になって整形外科を選び，そのままさまざまないきさつから肩関節外科の世界に引きずり込まれ，多くの先輩諸氏にもみくちゃにされながらも独学で肩関節鏡を始め，最初の10年間をなんとか生きながらえてきました。肩関節鏡に多くの肩関節外科医が目を向け始めたこの時期，1985年から1年間，英国のRoyal National Orthopaedic HospitalのMr.Ian Bayleyのもとに留学し，Lipmann Kessel, Angus Wallace, Stephen Copelandなどの英国の肩関節外科医と知り合うことができ，その翌年のベルギー整形外科学会の招待講演で同席したDr.Frank W.Jobeとの話から，その後の日本での肩関節外科の研究テーマが見えてきました。帰国翌年から，同じ職場の理学療法士の山口光國君と肩関節の安定化機構の研究を開始し，肩関節運動の基本である「肩関節の安定化機構(肩関節.15:13-17,1991.)」，客観的機能診断法としての「Scapula-45撮影法の開発(肩関節:16:109-113,1992.)」，治療のコンセプトとしての「Cuff-Y exerciseの開発(肩関節:16:140-145,1992.)」の3つの柱に関する基礎研究を行い，治療法がほぼ確立した1991年，引退寸前に追い込まれていた千葉ロッテマリーンズの牛島和彦投手が偶然に来院。筒井廣明・山口光國・牛島和彦のトリオがお互いの立場を尊重しながら連日連夜にわたり議論をし，確認の研究をして，治療法の幅を論理的に拡げていきました。そして，牛島和彦氏が復帰することで多くの野球を中心とするスポーツ選手が，栗山英樹氏曰く「プロ野球選手の駆け込み寺」のごとく押し寄せ，彼らを一人一人治療することで我々もまた，治療レベルを上げるための基礎研究をがむしゃらに行ってきました。これらの歴史が，本書の根幹に流れています。

　肩という，人の身体のさまざまな部位の運動機能が多大な影響を与える部位を専門にしたことで，逆に足や膝，股関節あるいは脊柱や胸郭，さらに肘・前腕・手などの部位についても，肩にどのように影響しているかを考えることで診ることができるようになりました。また，これらの部位の機能を変えることが肩の機能に影響することも数多く経験させていただき，整形外科という臨床医学の世界の素晴らしさを味わうことができました。

　第1版あってこその本書であり，第1版の発刊にあたってご尽力いただいたメジカルビュー社の故三沢雄比古氏に改めて感謝するとともに，その後12年間にわたり，あらゆる学会や講演会に参加し，メモを書き留め，挫けることなくこの改訂第2版の発刊まで我々を引きずってこられた松原かおる氏には「ありがとうございます」という言葉以上のお礼の言葉は見当たりません。

　小生が味わったこの40年間の楽しさを是非，読者の方々には読み解いていただきたいと思います。

2016年12月　　　　　　　　　　　　　　　　　　　　　　　　　　　　　　　　筒井廣明

初版(第1版)
序　文

　肩のスポーツ障害は診断はさることながら，治療も難しいと敬遠される方が多いように思われる。医療側からすると病態診断に基づいて治療を行ったのだから，スポーツ活動への許可を出すわけだが，選手本人は，いざスポーツの現場に戻ろうとすると，パフォーマンスを上げることができず，医療の場に戻ってきてしまうことが多い。切れ味の良い治療成績が出せないために，「肩は治りにくい」という印象をもったり，また同じような診断をして治療を行っても，予想以上に症状が改善しスポーツを続けることのできた選手をみると，いよいよ「肩はわからない」という考えになってしまうのではないだろうか。

　人間の体には，高度な連携システムが採用されている。非常に繊細な調整を必要とする仕組みもあれば寛容な仕組みもあり，それらが上手にそれぞれの役割を演じているときは問題を起こさない。また，人は日々の少しずつの変化は，まったくといっていいほど気にとめない。しかし，ある時，できると思っていたことができない，他人に指摘されて，そういえば変かなと思ったり，いつもは治るはずの症状が長引いていることなどに気がついた時には，すでに，身体の一部に無理難題が生じ，個体の修正能力では対応できない状況が発生している。

　スポーツによる障害のなかで他の部位に比べ肩の障害が扱いにくいのは，肩が複合関節として機能するために，形態解剖の知識に加え機能解剖の知識，あるいは考え方が必要なためではないかと思う。さらに全身の動きのなかで肩が負うリスクを考えることも，症状の発現および治療の選択に際して重要な意味をもつ。

　とくに，症状を出している損傷部位は，パフォーマンスを遂行するうえで他の部位の能力低下のツケを払っているようなもので，「それがあるから」と責めるのではなく，むしろその部位に無理をかけ続けてきた「沈黙している怠け者」に対して上手に対処してあげることが良い結果を生む。つまり，症状の原因としての病態診断よりもむしろ，病態発生のストーリーを構築することが治療方法選択のポイントになる。

　結果である有症状部位の正確な病態診断，病態自体に対する治療に加え，症状発現因子を運動連鎖のなかからみつけだし改善することが，治療の際に大切であるということを，本書からくみ取って頂きたい。

　また，治療は損傷された組織に対する手術療法や損傷部にストレスを加えないような運動機能を獲得する運動療法，あるいは病態に伴う運動機能障害を改善するための運動連鎖を考慮した運動療法などがあるが，症状の発現をどのように捉えるかによって，治療方法も治療対象部位・機能も異なる。運動機能面に関しては理学療法士が，運動機能に影響を及ぼす病態治療に関しては医師が，それぞれの専門性を出しながら連携して選手の治療に当たることが大切である。

　本書がスポーツ障害肩の選手と接する際の何らかのヒントとなり，1人でも多くの選手が障害を乗り越えて，後悔のないスポーツ活動を続けることができるようになれば幸いである。

　最後に，われわれはこのような考え方，治療方法にたどり着き，本書が完成したのは，治療に当たらせて頂いた数多くの選手ならびに患者さん1人1人からの貴重な情報，ご意見の賜物であり，この場を借りて感謝申し上げたい。

2004年10月

筒井廣明

改訂第2版
投球障害肩こう診て こう治せ
ここが我々の切り口！

目　次

肩を知る
筒井廣明

- 肩関節の研究からわかった事実 …………………………………… 2

投球障害肩を診る
筒井廣明

- 肩を診る前の心得 …………………………………………………… 20
- 投球障害肩の病態 …………………………………………………… 24
- 投球障害肩の画像所見 ……………………………………………… 32
- 投球障害肩の病態診断テスト ……………………………………… 48
- 病態から診断・治療への考え方 …………………………………… 50

理学所見でみつける投球障害肩の治療法
筒井廣明

- 理学所見をとる重要性 ……………………………………………… 54
- 投球動作に必要な身体機能 ………………………………………… 56
- 身体各部から影響を受ける肩 ……………………………………… 68
- 投球動作におけるイメージとの差 ………………………………… 72

Dr.筒井の投球障害肩外来　　筒井廣明

患者さんを診察する目的	80
右投げ投手の理学所見	84
手術する，しないはどう判断するか	98

投球障害肩に対する理学療法の考え方　　山口光國

セラピーの基本原則	102
理学療法の役割	104
理学療法にかかわる他因子	108

投球障害肩に対する実際の評価　　山口光國

可動域	122
筋力・筋活動	133
疼痛	138
投球動作	142
投球における注意すべき基礎知識	144
肩関節の運動における注意点	147
体表からの観察	162
理学的評価の実際	174

投球障害肩に対する理学療法の実際　山口光國

物理療法	202
徒手療法	204
体操療法	214

実際の投球を踏まえた対応　山口光國

投球動作の分析	244
投球動作を踏まえたトレーニング	258
投球の基礎知識　投球で使われる用語	279
投球の基礎知識　ボール	286
投球の基礎知識　グローブ	290

プロから伝授！投球テクニック　牛島和彦, 山口光國

各種ボールの握り方	296

文献・索引　314

著者プロフィール　327

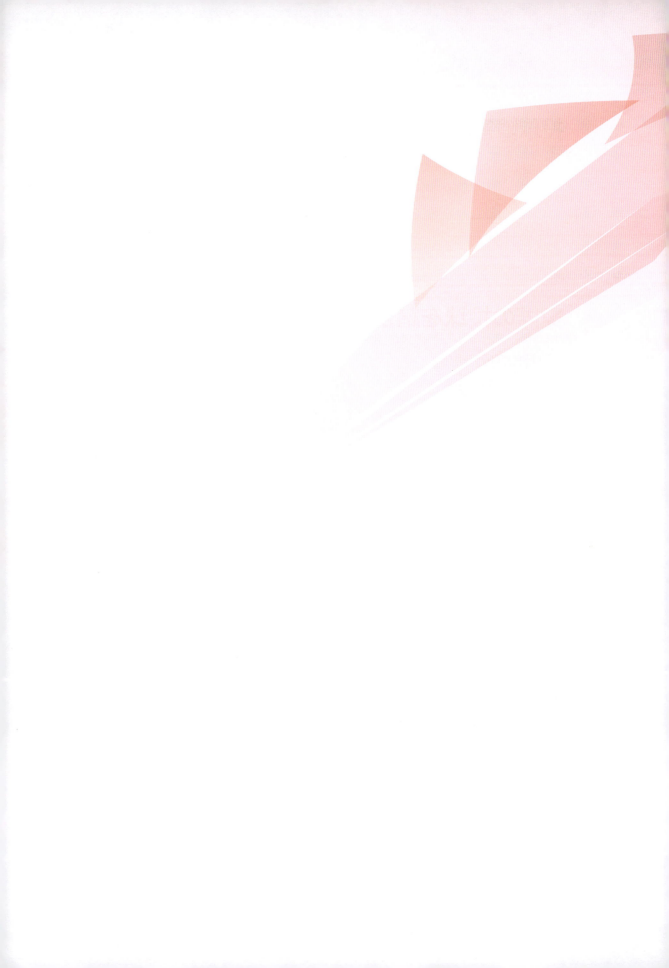

肩を知る

肩を知る

肩関節の研究からわかった事実

肩関節の安定化機構

筒井廣明, 山本龍二, 安楽岩嗣, ほか. 肩関節の安定化機構. 肩関節 1991；15：13-7.

　肩関節は，小さな関節窩に対して上腕骨頭が大きいために不安定な関節であると考えられているが，この一見不安定にみえる肩関節は，上肢の機能を十分に遂行するための広い可動域を保持しながら，あらゆる上肢の動きに際して，上腕骨を体幹に関節窩を介して固定する作用をもつ，優れた安定した関節である。そのように考えることで，肩関節の水平面における前方への安定化機構について考察した結果が図1～3である。

■第1の安定化機構

　肩甲上腕関節の骨性の解剖学的形状の特徴から，関節窩横径の半径は平均16.8mmで，上腕骨頭径の22mmに比べ微妙に小さい。軟骨の厚みを2mmと仮定すると，上腕骨頭の運動ベクトルが前外方43°までは自ずから関節の安定性が得られる構造になっている(図1)。

■第2の安定化機構

　第1の安定化機構の構築学的な特徴(前外方43°未満の上腕骨頭の運動ベクトルに対する上腕骨頭の運動方向の求心性の保持能力)を補助する関節包の機能である。この関節包の張力方向と走行が一致している腱板は，機能的には関節包の補助をなしており，かつ，筋としての収縮機能も有する構成体である(図2)。

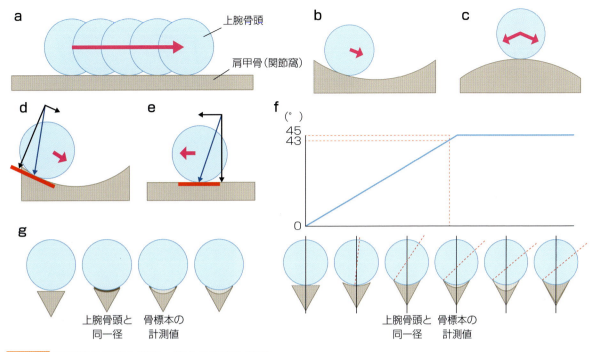

図1 肩関節の安定化機構：第1の安定化機構
a：運動の方向・速度が一定に保たれている物理学的に安定した運動。
b：運動が1点に収束（静止）する組み合わせ。
c：運動が拡散する組み合わせ。
d：運動ベクトルが一定範囲内であれば運動は収束し安定する。
e：運動ベクトルが垂直以外では運動は拡散する。
f：上肢運動ベクトルの許容角度
　関節窩凹面の変化により，上腕骨頭を関節窩上に保持可能な上腕骨頭の運動ベクトルの許容角度も変化する。
g：関節窩凹面の変化による上腕骨頭との接触面積の変化。

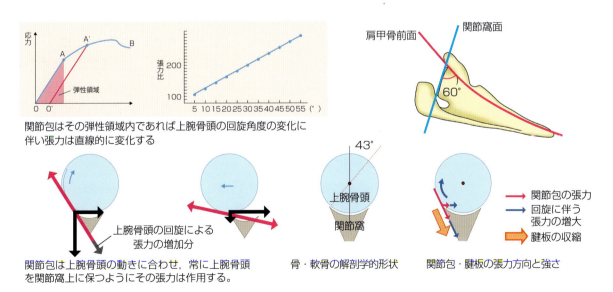

図2 肩関節の安定化機構：第2の安定化機構
第1の安定化機構の構築学的な特徴による利点（前外方43°未満の上腕骨頭の運動ベクトルに対する上腕骨頭の運動方向の求心性の保持能力）を補助する関節包の機能である。

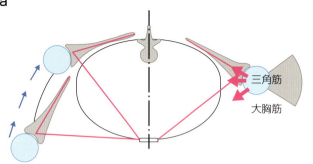
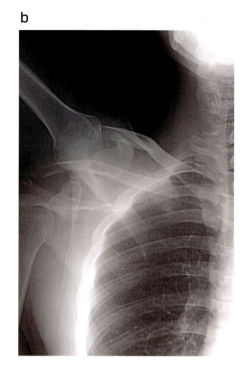

図3 肩関節の安定化機構：第3の安定化機構
a：肩甲胸郭関節の機能
b：肩複合体とouter musclesの機能

(図a ラベル：前方からの外力に対する肩甲胸郭でのショックアブソーバー／三角筋および体幹上腕骨筋群の上腕骨頭に対する張力方向／三角筋／大胸筋)

■第1・第2の安定化機構の弱点

　第1，第2の2つの安定化機構は，水平面上での生理的な範囲の上腕骨頭の動きに対し，いかなるときにも，物理学的に安定化させる重要な役割を担っていると考えられるが，これらの機構の弱点は，上腕骨と関節窩の連動性が機能しない状況下では，骨性被覆の大きい股関節などと比べ，構築学的な強度が劣る点である。

　関節窩に対して上腕骨軸が垂直に近い肢位のとき，上肢へ前方から外力が加わった場合，上腕骨頭の運動ベクトルが前方の剪断力として強くなる。その際，
第1の安定化機構：上腕骨頭の運動方向が関節窩面に対して43°を超えるために機能しない。
第2の安定化機構：上腕骨頭の運動方向は関節包の張力方向から大きくはずれるため，関節包の機能も低下する。

■第3の安定化機構

　第1，第2の安定化機構の弱点を補うのが，肩甲骨とouter musclesあるいは，胸郭・体幹などの第3の安定化機構と考えられる(図3)。

肩関節の研究からわかった事実

a：撮影時の単純X線像

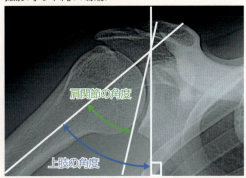

b：正常な肩関節。挙上・下降運動にて上肢の角度変化も肩関節の角度変化もスムーズである。

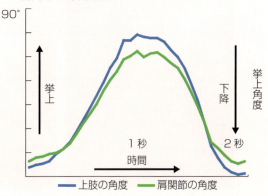

c：動作時に愁訴のある肩関節。挙上・下降運動にて上肢の角度変化は比較的スムーズであるが，肩関節ではスリップ現象（skid slip）がみられる。

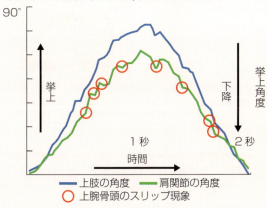

 上腕骨頭のスリップ現象

（保刈　成，安楽岩嗣，山本龍二，ほか．Cineradiographyによる不安定肩の動作解析．肩関節 1991；15：33-6．より）

図4 肩甲骨面での挙上・下降時の上肢と肩関節の角度変化
1秒で90°まで挙上し，1秒で下降させる．3kgの重錘バンドを前腕遠位に巻き，50コマ/secで撮影する．

上肢の動きと肩甲上腕関節の動き

> **オリジナル文献** 保刈　成，安楽岩嗣，山本龍二，ほか．Cineradiographyによる不安定肩の動作解析．肩関節 1991；15：33-6．

　座位にて3kgの重錘バンドを前腕遠位に巻き，上肢を回旋中間位としてscapular plane（肩甲骨面）0～90°の範囲で挙上および下降の運動を各1秒で行わせる（図4a）．1秒50コマで撮影を行い，100コマの撮影フィルムをトレースしてグラフを作成した．

　上腕骨長軸と垂直軸のなす角度（上肢の動き）と，上腕骨長軸と関節窩のなす角度（肩関節の動き）をみると，正常な肩関節では，両者の動きはともにスムーズである（図4b）．

　しかし，挙上時に不安定性や違和感などの症状を有する症例では，上肢の動きは比較的スムーズに保とうとはしているものの，肩関節の動きは各速度がマイナスを示すポイントがいくつもみられる（図4c）．

　この上腕骨頭の微小なスリップ現象（skid slip）が，上腕骨頭が関節窩に支点を求

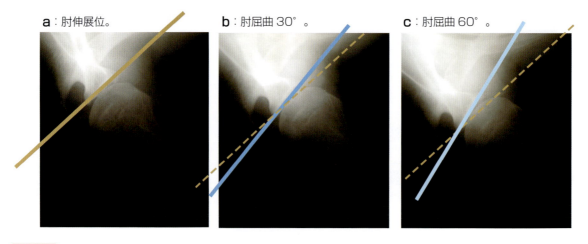

図5 上腕骨位置を基本とした肩甲骨の運動許容範囲
上腕骨が動かなくても，肘の角度変化に対応して関節窩の向きが変わる。

a：肘伸展位。　b：肘屈曲30°。　c：肘屈曲60°。

める機能を障害された結果と考えると，この現象が頻回に生じることで，微小な機械的刺激が関節組織に加えられ，組織の損傷が生じ，症状を出してくるものと推察した。

肘関節の動きに肩甲骨が対応する

山口光國, 筒井廣明. 上腕骨位置を基本とした, 肩甲帯の運動許容範囲. 肩関節 2009；33：805-8.

　リーチ動作のような上肢の運動に際しては，中枢側の安定が基本となるものの，実際の動きのなかでは，末端の動きに合わせ，運動を予測した肩甲骨の位置ならびに向きが調整されなければ，緻密な動きの遂行は困難である．中枢を基準とした末梢の動きと，末梢を中心とした中枢側の対応がなされていると考えられることから，上腕骨を肩甲骨面45°外転位を保持した状態で，前腕だけを動かし肘関節の屈曲角度を変えると，その動きに肩甲骨が対応して関節窩面の方向を調整していることが証明できた（図5）．

　この結果から，肩関節複合体の構成要素の1つである肩甲骨は，上腕の動きだけではなく，上肢全体の変化にも応じ，上肢の動きを予測した位置の調整が図られていると考えられる．投擲動作においても肩甲骨に対する上腕骨の動きは重要であるものの，関節窩の向きと上腕骨の位置を考えた場合，上腕骨の位置に対する関節窩の向きとの関係が，関節にかかる負担と強くかかわることが予想され，上肢の位置を基準とした肩甲帯の調整能力の重要性が再確認できた（図5）．

肩関節の研究からわかった事実

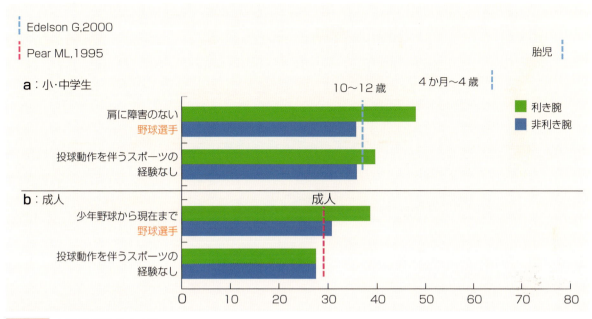

図6 上腕骨後捻角の変化

投球動作による骨成長への影響

> **オリジナル文献** 牧内人輔,筒井廣明,三原研一,ほか. Internal impingementを有する野球選手における上腕骨後捻角の検討. 肩関節 2004 ; 28 : 339-41.

　投球の動きのなかで，関節に過度の負荷のかかる瞬間は主として，加速期からボールリリースの前後にあるとFleisig GSらをはじめ多くの報告がある。このような過度の負荷がもし投球時に加わるとするならば，成長期に投球を行っていた選手では，骨成長にも当然，影響が出るはずである。

　健常者の上腕骨の後捻角に関する報告では，成人では約30°で，①胎児，②4カ月～4歳，③10～12歳の各グループの後捻角は，それぞれ78°，65°，38°と報告されている。

　投球動作を行ったことのない群では，小・中学生ならびに成人も，投球側，非投球側ともにほぼ他の報告と同じ値であった。

　野球選手についてみると，小・中学生ならびに成人でも，非投球側は投球動作を行ったことのない群と同様の値であったが，投球側では小・中学生ならびに成人でも大きい値を示した。

　投球動作で肩関節に加わる力は，成長に伴って生じてくる減捻の流れを障害するほどの影響を与える力であるということが推察された（図6）。

a：右肩自然下垂位
（thumb up）

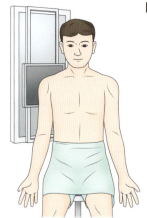

b：右肩45°
肩甲骨面外転位
（thumb up）

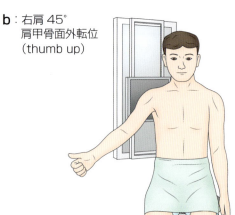

c：両肩自然下垂位
（thumb up）

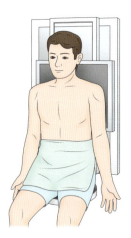

d：両肩前方挙上に
よる最大挙上位

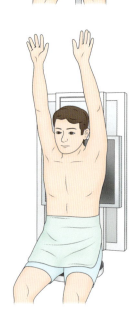

図7 Scapula-45撮影法：体位

Scapula-45撮影法による機能診断

オリジナル文献 筒井廣明, 山口光國, 山本龍二, ほか. 腱板機能の客観的レ線撮影法『Scapula-45撮影法』について. 肩関節 1992；16：109-13.

　肩関節の安定化機構においては，腱板や肩甲骨が重要な役割を果たしているが，これらの機能を客観的に評価することは難しい。そこで「腱板の機能は，随意的運動時での関節窩と上腕骨頭の位置関係に反映する」と考え，筋電図およびバイオメカニカルな検討から，肩甲骨面上45°外転挙上位が，「関節包のいずれもが弛緩する」，「第2の安定化機構のなかで関節包の因子を排除できる」，「腱板自体の機能が最も反映できる」肢位であることを考慮し，下垂位と肩甲骨面上45°外転位，さらに最大屈曲位の各撮影法を組み合わせることで，肩関節の機能的診断が可能な「Scapula-45撮影法」を考案した（図7）。

肩関節の研究からわかった事実

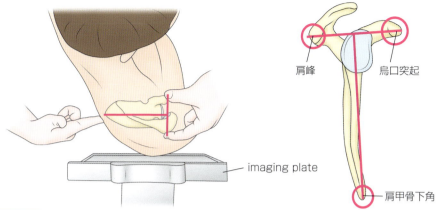

図8 Scapula-45撮影法：基準線
肩峰と烏口突起を結ぶ中点と肩甲骨下角を結ぶ線を基準線とする。

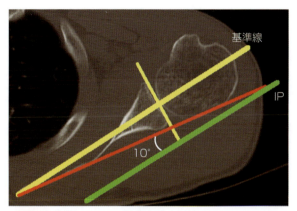

図9 Scapula-45撮影法：基準線と肩甲骨との関係
Imaging plate（IP）に対して基準線は平行となる。肩甲棘直線部に対して10°傾けると，肩甲上腕関節は描出される。

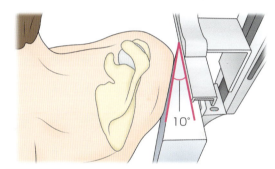

図10 Scapula-45撮影法：肩甲骨下角を確認しにくい場合
肩甲骨下角を誤認しやすく，触知できない場合がある。基準線のほかに肩甲棘直線部がIPに対して10°になっているかダブルチェックすると正確性が向上する。

■ Scapula-45撮影法

①撮影は座位で行う。

②肩峰と烏口突起を結ぶ線分の中点と肩甲骨下角を結ぶ線を基準線とし（図8），imaging plateを基準線に平行に設置する。

③肩甲棘の直線部がimaging plateに対して10°の角度をなすようにポジショニングを行い（図9），thumb upにて自然下垂位（図7a）と，他動的に45°外転挙上（図7b）した肢位を保持する2つの肢位で撮影を行う。

④X線軸はSID（source image receptor distance；焦点－検出器間距離）を1mとし，水平かつimaging plateに対して垂直に入射し，撮影する。

⑤肩甲骨下角を確認しにくい場合には，肩甲棘の直線部がimaging plateに対して10°になっているかのダブルチェックをすると，正確性が向上する（図10）。

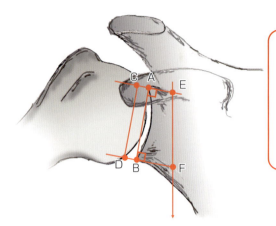

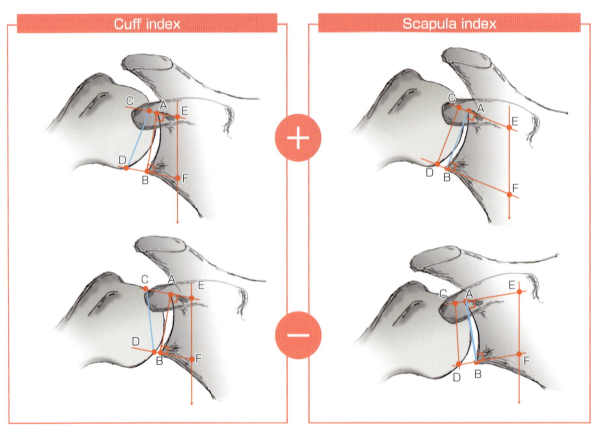

図11 Scapula-45撮影像の計測

⑥画像の計測は図11のように行い，関節窩に対して上腕骨頭が面で接している状態（cuff index = 0），肩甲骨の関節面（scapula index）は45°外転位で，計測上は12.30をそれぞれ機能的には正常と判定する（図12）。

a：下垂位　b：45°外転位　c：関節窩と上腕骨頭の良好な適合

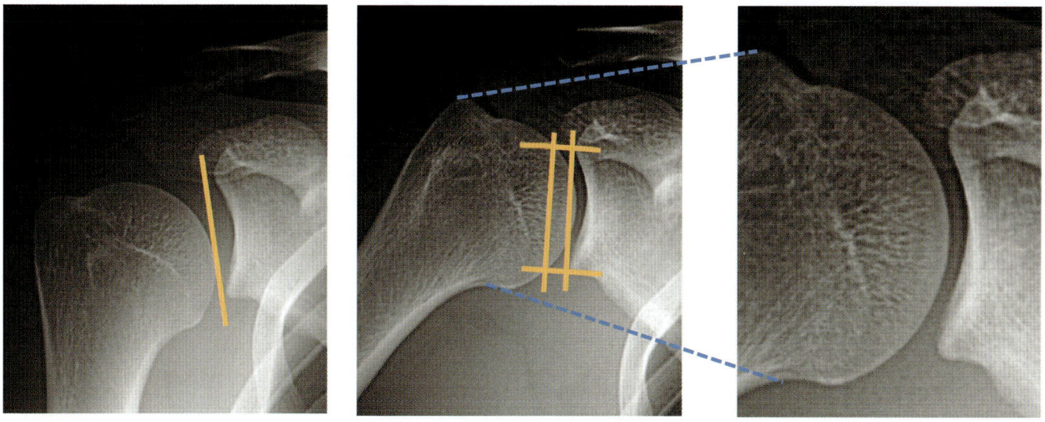

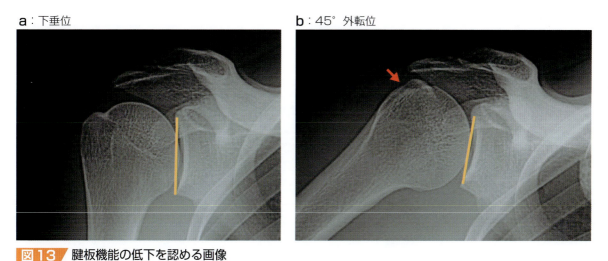

図12　腱板・肩甲骨機能の正常像

a：下垂位　b：45°外転位

図13　腱板機能の低下を認める画像

45°外転位で関節窩と面で接しているが，上腕骨の外旋を生じている（矢印）。腱板の機能低下，あるいは上腕二頭筋優位の動き，あるいは外旋筋群優位の動きになっている。

⑦Thumb upでの肩甲骨面の動きのため上腕骨の回旋が生じているので，小結節の位置の変化は腱板機能での保持ができない状態と診断する（図13）。

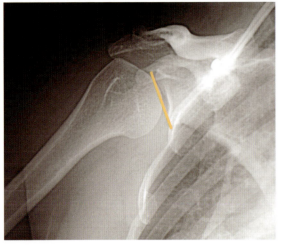
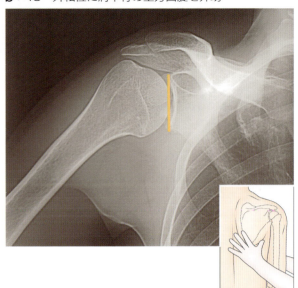

a：45°外転位　　b：45°外転位に肩甲骨の上方回旋を介助

図14 みかけ上の腱板機能の低下を認める画像

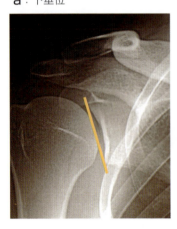
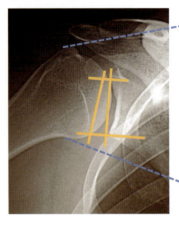
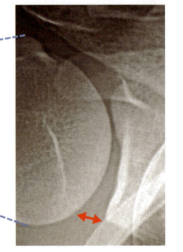

a：下垂位　　b：45°外転　　c：関節窩と上腕骨頭の不適合

図15 腱板・肩甲骨機能の低下を認める画像

　肩甲骨の上方回旋機能低下では，腱板が正常な機能をしていても，cuff indexが＋（関節窩に対して上腕骨頭が相対的に上方に偏位）を呈するので，その際には肩甲骨の上方回旋を介助して確認をする（図14）。下垂位からどのような因子が働くことで45°外転位の状態に変化したのか，また，2枚の静止画像それぞれにどのような機能的因子が影響を与えているかなどを考えることで，理学所見に結び付けることが可能となった（図15）。

肩関節の研究からわかった事実

a：自然下垂位

b：最大挙上位。患者には肘を伸ばしてバンザイをするように指示する。

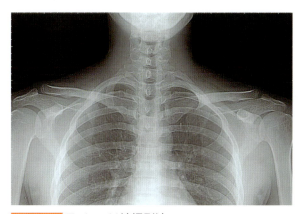
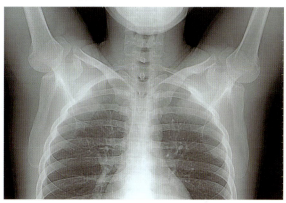

図16 T-view X線撮影法

X線束は水平に照射する。下垂位での胸骨柄上端を中心として，X線管は挙上時に動かさない。

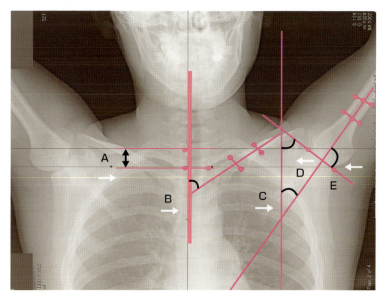

図17 T-view X線撮影の計測法

A：胸郭の運動量。Th1棘突起最上端と患側鎖骨近位端の最上端の垂直距離を計測する。下垂位と最大挙上位での差（変化量）は，遠藤ら（1993）の報告に基づき，基準値を2.0cmとした。

B：鎖骨の運動量。鎖骨の近位・遠位の中点を結ぶ線が垂線と作る角度を計測する。下垂位と最大挙上位での差（変化量）は，Fungら（2001）の報告に基づき，基準値を20°とする。

C：上腕骨外転角度。上腕骨の近位・遠位の中点を結ぶ線が垂線と作る角度を計測する。下垂位と最大挙上位での差（変化量）。

D：関節窩の上方回旋角度。肩甲骨関節窩の上端・下端を結ぶ線が垂線と作る角度を計測する。

E：関節窩に対する上腕骨の外転角度。肩甲骨関節窩の上端・下端を結ぶ線と上腕骨の近位・遠位の中点を結ぶ線が作る角度を計測する。

■ T-view X線撮影法

①撮影は座位にて行い，下垂位と最大挙上位を撮影する機能撮影である。

②SIDは2mとし，imaging plateは半切横置きで，中心線は下垂位での胸骨柄上端に対して垂直に入射し，下垂位と挙上位で管球の位置を移動させないで撮影する（図16）。撮影時の挙上角度は患者さんのできる範囲の最大前方挙上とする。

③得られた画像からは，胸郭の運動量は第1胸椎（Th1）棘突起と鎖骨近位端上縁の垂直距離から，鎖骨の運動量は20°を基準として，上腕骨の外転角度，関節窩の上方回旋角度，肩関節の外転角度が計測可能である（図17）。

```
             ①肩甲上腕関節の機能にとって重要な働きをする腱板
   Cuff-Y＝  ②肩甲上腕関節が機能するうえで基盤となる肩甲胸郭関節の
             　肩甲骨の形態
```

⬇

両関節機能不全に関与する機能的なバランスを回復し，生体としての総合的なパフォーマンスの向上を図る治療に対する考え方である。

⬇

運動療法の方法ではなく，運動療法の概念である。

図18 Cuff-Y exercise とは
肩甲上腕関節と肩甲胸郭関節のアンバランスとなった機能を回復させるための運動療法として考案した。

Inner muscles と outer muscles

 筒井廣明，山口光國，山本龍二，ほか．肩関節不安定症に対する腱板機能訓練．肩関節 1992；16：140-5.

　運動療法の考え方である相対的な腱板機能の重要性と，肩甲骨を含めた腱板の運動療法の実際およびその臨床的効果については，1992～2000年にかけて"Cuff-Y exercise"と命名して報告してきた。これはゴムを使った低負荷での回旋運動であるが，この方法自体がよほどインパクトがあったのか，独り歩きをしてしまっている。しかしCuff-Y exerciseは，腱板と肩甲骨の運動機能のバランスを回復させ，生体としての総合的なパフォーマンスの向上を図る治療に対する考え方であって，運動療法の方法ではない。概念を報告したものである(図18)。

肩関節の研究からわかった事実

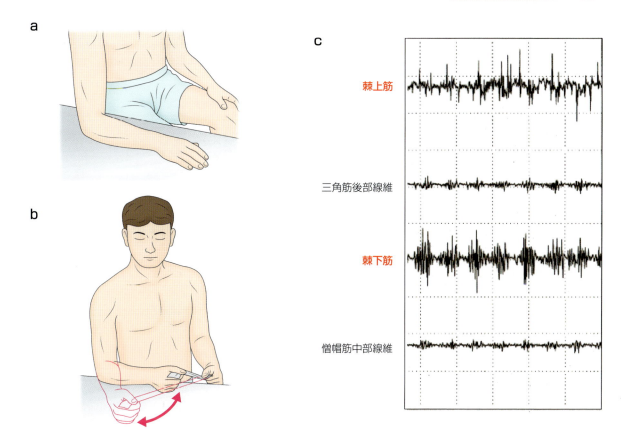

図19 Cuff-Y exercise：腱板訓練

　そのなかでの腱板訓練とは，肩関節の運動の協力筋であるinner musclesとouter musclesとの活動バランスが崩れ，inner musclesである腱板の機能が相対的に低下した状態から，outer musclesをできるだけ使わないで肩関節を動かすことで腱板筋の筋収縮を再学習させる方法である．腱板の筋線維方向への軽いリズミカルな動きが，最も効率よく腱板の筋収縮を促すことを証明し（図19），相対的な腱板の機能不全に対して筋活動の再教育（図20）と筋活動パターンの改善（図21）が，運動を行わせる環境によってできることを臨床的に証明もした．

　臨床の場では，理学所見をとる際に，もし，肩関節の運動軸のブレや，運動軸を安定させようとする他の部位の代償運動などがみられたならば腱板訓練を行うべきであり，その訓練環境を上手に提供できれば，腱板は再教育することができ，相対的な腱板機能の向上を図ることができる．

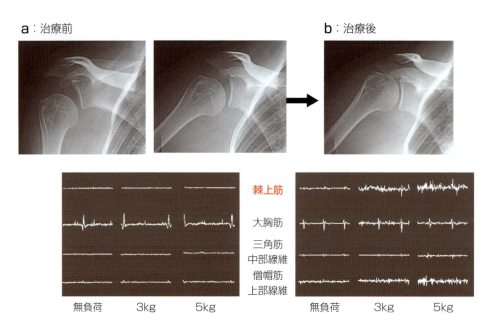

図20 Cuff-Y exercise：筋活動の再教育
下垂位で牽引しても無反応だった棘上筋が，治療後に反応している

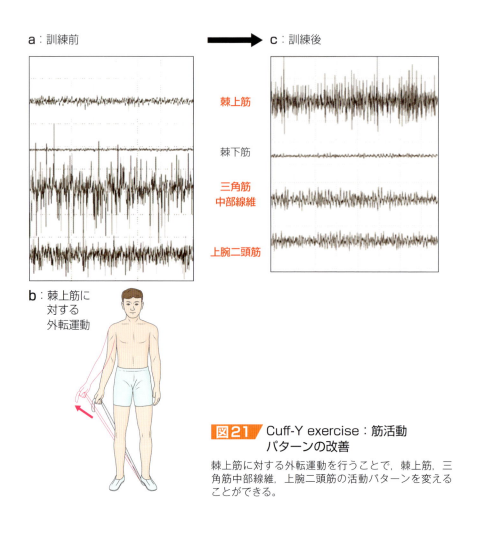

図21 Cuff-Y exercise：筋活動パターンの改善

棘上筋に対する外転運動を行うことで，棘上筋，三角筋中部線維，上腕二頭筋の活動パターンを変えることができる。

肩関節の安定化機構の状態の把握が治療に必要

運動軸のブレで生じるならば

・運動軸のブレをコントロールする腱板機能を向上させることが大切である。
・腱板機能は，訓練環境を上手に提供できれば，再教育して筋活動パターンを変え，機能を向上させることができる。

生理的範囲を超える動きで生じるならば

・生理的範囲を超える動きを強いる他の部位の運動機能の向上が必要である。

図22 理学所見で患者の全身を診る
肩関節の安定化機構の状態を把握することが治療に必要である。

　「肩への生理的範囲を超える動き」を必要とされている状況が，肩関節複合体，あるいは足部から指先までの機能的問題によって生じているのであれば，その部位の運動機能を向上させることが結果として肩関節への機械的刺激を減少あるいは消失させることにつながる。
　それゆえ，全身を診ることが肩の治療に必要な理学所見のとり方ととらえて，患者さんの全身を診る癖をつけてほしい（図22）。

投球障害肩を診る

投球障害肩を診る

肩を診る前の心得

肩関節疾患をどうとらえるか（症状と治療）

　肩に症状がある患者さんの，症状をだしている組織損傷の診断は，徒手テストやMRI，超音波などの画像診断技術の進歩によりさほど難しくなくなってきている。手術にしても手術手技と道具の進歩により，症状を出している組織損傷の治療はさほど難しくない状況になってきている。

　しかし，いくら症状をだしている組織損傷自体を治療しても，症状を取るという安定した臨床成績を得ることは難しい，という悩みを抱えているのはなぜなのだろうか。

　肩は，身体各部からの機能的影響を多く受けているため，肩の病態自体を治療したとしても，その後も安定した治療結果（効果）が続くわけではない，ということを理解することが大切である。

　身体各部の機能的障害は無症状であることが多く，あるいは，こんなことと思われる部位のちょっとした動きの不都合が肩の運動機能に影響を与えている（図1）。そこを治療することで，肩関節に生じていた「機械的刺激」が消失し，無症状の状態で投球が可能になることがむしろ多い。

　投球障害肩の選手を診る際には，「無症状の組織損傷や多くの機能的障害が隠されていることを常に考えながら診察・治療を行う」ことが重要である。つまり，肩関節疾患は，症状をだしている病態が肩に存在しているが，運動療法によって同部に対するメカニカルストレス（機械的刺激）を減じる状態を作ることができれば，病態に対する手術的処理を行わず，病態が残存していても無症状の完璧な機能をもった肩を取りもどすことができる疾患なのである。逆に，運動療法でのアプローチで投球や日常生活でのさまざまな動作を遂行する肩をどうしても取りもどせず，むしろ病態を修復することでそれが可能な状況であれば，速やかに手術療法を選択すべきである。

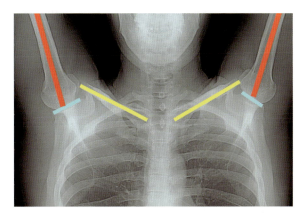
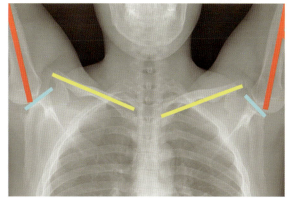
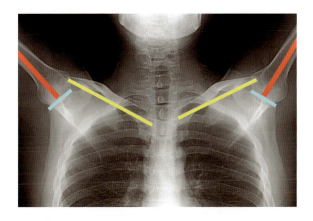
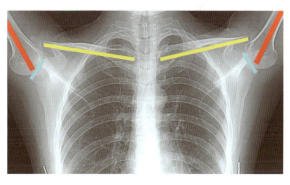
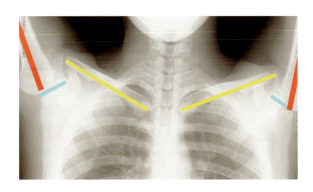
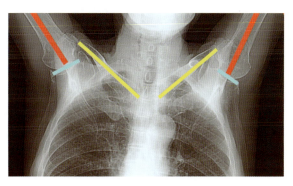

━━━ 上肢挙上角度　　　━━━ 鎖骨　　　━━━ 肩甲骨関節窩面

図1 イメージと実際の動きの違いが運動器を壊す

無症状の患者さんは，自分の手がまっすぐ天井に向かって挙げていると認識しているが，実際には，上肢の挙上角度も，鎖骨の動きも，肩甲骨の動きも，まったく異なる。
このような自分のイメージと実際の動きの違いが，運動器である肩関節に機械的刺激を加え，関節組織の損傷を生じることになる。

投球障害肩に対する考え方(病態と治療)

　投球障害肩の主な病態は,「腱板に関するもの」と「関節唇および関節唇・関節包複合体に関するもの」である。投球障害肩の症例を鏡視してみると,これらの病態が複数存在する複合損傷の形態をとっていることがわかる。しかし,症状としては違和感,不快感などの軽いものから,痛みのためにプレーができない,あるいは日常生活ができない程度までさまざまで,病態の程度に相関するわけではない。

　関節は複数の骨が軟骨面で接し,関節包で閉鎖腔になっており,靱帯による支えがあり,筋肉によって動く部分である。この関節を構成している組織が壊れることによって症状をだすわけである。

　実際には肩関節が壊れることによって,上肢の運動時に痛みがでたり,上肢の動作がうまくできなくなるという症状に直結すると考えられがちであるが,必ずしもそうではない。確かに,上肢の動作時に痛みがでている場合には上肢はうまく動かせないし,痛みをだしているということは関節組織の損傷があるはずである。また,上肢の動作がうまくできなければ,関節への負担が増大し,肩関節が壊れることにつながることも十分に考えられることである(図2)。

　例えば,投球障害肩では必ずといっていいほどでてくる上方関節唇損傷[SLAP (superior labrum anterior and posterior)損傷]は,これほど皆の注目を集める前から当然観察されていて,今でいえば当然,修復術の適応といった損傷も多数あった。当時は鏡視下手術の道具もほとんどなく,「こんなに壊れていて大丈夫か?」と不安に思ったこともあったが,当時の治療に関する考え方は「病態を治せば関節機能は治る」という時代であったため,例えば,反復性肩関節前方脱臼の症例には脱臼に対する制動術を行うだけにとどまり,SLAP損傷に対しては特に処置をしなかった。

　放置した損傷関節唇が症状をだしたかというと,動作時の疼痛や違和感,不安定感などの症状を術後の経過観察時に聞いたことはなかった。この結果をどのように考えればよいのであろうか?手術前にあった上方関節唇を刺激する肩関節の動きが,制動術の後でなくなったことが証明できればよいはずである。

　Cineradiographyを用いて不安定肩の手術前の状態をみてみると,上肢の挙上・下降角度は比較的スムースに変化するが,関節窩に対する上腕骨の角度は何カ所かで急激な角度変化,すなわち「スリップ現象(skid slip)」がみられた。これは肩甲骨面での動きの分析結果であるが,いずれの方向においてもみられる可能性があり,手術後の関節が安定した状態ではこの現象が消失していることから,修復が必要と思われた関節唇損傷部への刺激が減少することで,症状をださなくなったのであろうと考えられる。

　上肢の動作時に痛みがあるということは,肩関節組織に損傷はあるが,治療に際しては損傷自体が問題なのではなく,「損傷部位を刺激すること」が症状をだしていると考えるべきである。つまり,運動機能を高めることで,上肢の動作時に損傷部位を刺激しないことが可能となるならば運動療法が有効で,構造的な損傷が運動機能の向上の妨げになっているならば手術療法が適応となると考えれば,その他,選手の置かれている社会的条件を加味することで,治療法を選択す

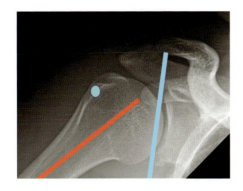
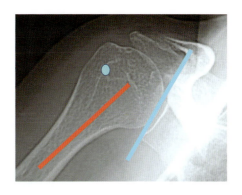
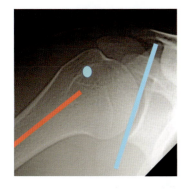
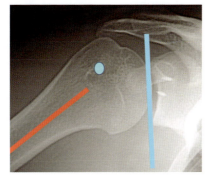
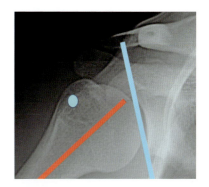
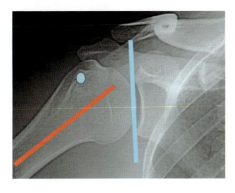
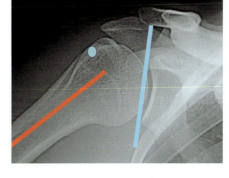

━━━ 上腕骨軸　　━━━ 肩甲骨関節窩面　　● 小結節

図2 肩関節の動き

Thumb downで肩甲骨面での45°外転挙上位をとらせ，みかけ上は同じ肢位になっているにもかかわらず，肩甲骨の上方回旋角度だけでなく，上腕骨の回旋角度もそれぞれの症例の肩複合体の機能によって異なる対応をする。

ることができる。

　このように，解剖学的な損傷が機能的な損傷と直結しないことも多いので，病態診断の際には，病態発生の機序を考えることが大切である。「病態診断」とは，構造的に何がどのように壊れているかを理学所見および画像から診断することであるが，組織が損傷することによって関節機能にどのような影響がでるのか，病態としてとらえた組織はどのような刺激で損傷を起こしうるのか，ということを考え，運動機能上の問題が大きいと判断した場合には，機能的な面からの分析と運動機能に対する治療を第1に考えるべきである。

投球障害肩を診る

投球障害肩の病態

plus Information　成長期の投球障害肩

◆ 成長軟骨（骨端線）
　→ Little leaguer's shoulder

plus Information　成人の投球障害肩

◆ 腱板　→　腱板損傷 ← 肩峰下インピンジメント症候群 / internal impingement

◆ 関節唇　→　関節唇損傷 ← SLAP損傷 / Bennett損傷

◆ 上腕二頭筋長頭腱　→　上腕二頭筋長頭腱損傷

◆ 肩峰下滑液包・関節包　→　滑膜炎

◆ 肩甲上神経，腋窩神経　→　神経損傷

Little leaguer's shoulder

　成長期には成長軟骨である骨端線が存在しており，上腕骨近位骨端線損傷を1953年にDotterが初めて報告して以来，この疲労骨折は「Little leaguer's shoulder」とよばれ，その後，Adams（1965年），Cahill（1974年）やTullos（1974年）らも報告している。

　発生機序についても諸説あるが，成長期の上腕骨近位骨端線部分に投球による急激な回旋トルクの繰り返しによって損傷が生じると考えられている。

　損傷形態は，Salter-Harris分類のⅠ型からⅡ型を呈し，わが国では兼松義二氏（1989年）の分類を用いることが多い（図1）。

　投球時の肩痛を主訴に当院を受診した小学生から中学生46例のうち，14例（30.4％）がこの骨端線損傷であった（図2）。単純X線像上の修復までには2〜12カ月（平均4.3カ月）を要するが（図3），ボールリリース時の疼痛が消失したならば，投球を再開させてもその後の経過に問題はなかった。ただし，この損傷が回旋トルクの繰り返しで起こることから，投球再開までの期間に，過度の回旋トルクを生じさせないような他の部位の運動機能を向上させる運動療法をしっかりと行うことが大切である。

投球障害肩の病態

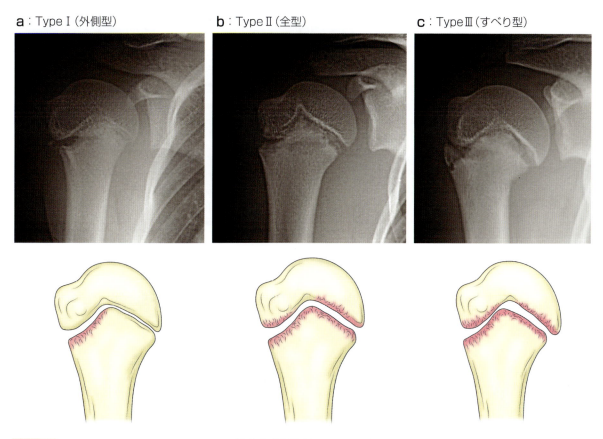

図1 Little leaguer's shoulderのX線分類（兼松義二らによる）

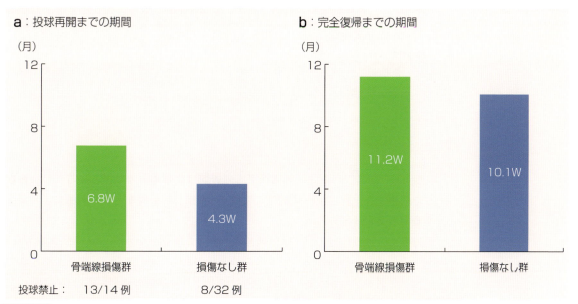

図2 投球時の肩痛を主訴とした小・中学生（46例）の疼痛消失後，再開・復帰までに要した期間

投球を禁止したのは，骨端線損傷群（14例）のうち13例と，損傷のなかった群（32例）のうちの8例だった。

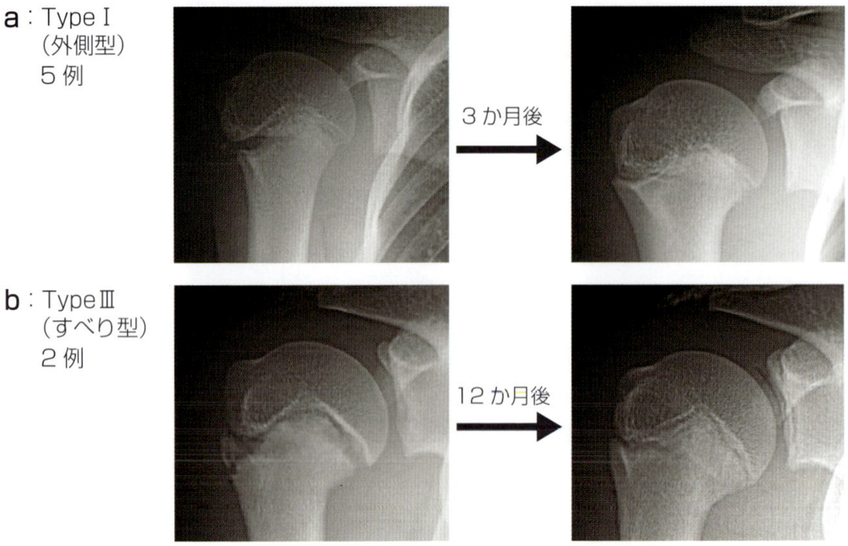

a：Type I
（外側型）
5例

b：Type III
（すべり型）
2例

図3 Little leaguer's shoulderのX線的修復までの期間
修復まで2〜12か月（平均4.3か月）を要した。

plus Information　Little leaguer's shoulderの文献

◆ 最初の報告
- Dotter WE. Little leaguer's shoulder ; a fracture of the proximal epiphysial cartilage of the humerus due to baseball pitching. Guthrie Clin Bull 1953 ; 23 : 68-72.

◆ 発生機序
- Cahill BR, et al. Little league shoulder : lesions of the proximal humeral epiphyseal plate. J Sports Med 1974 ; 2 : 150-2.
- Tullos HS, et al. Little league shoulder : rotational stress fracture of proximal epiphysis. J Sports Med 1974 ; 2 : 152-3.

◆ 分類
- 兼松義二，ほか．少年野球における上腕骨近位骨端線障害．中部整災誌 1989 ; 32 : 1810-2.

Bennett損傷

　Bennett（1941年）が，関節窩後下方の骨棘は投球障害の原因となることを報告した病態で，上腕三頭筋長頭腱，関節包，関節唇，骨膜などへの刺激により発生すると考えられている。

　ほとんどの投球障害肩では単純X線像で異常所見はないが，唯一この病態だけが挙上位での単純X線所見としての骨変化があるため（図4a），投球時の疼痛の原因にされやすいが，特異な理学所見はなく，無症状の症例も多い（図4b）。ただし，後方組織への機械的刺激が加わっていた結果ではあるので，経過をみることも大切である。もし，損傷した骨棘や関節唇が関節窩上の上腕骨頭の動きの邪魔をするようならば，手術療法の適応にもなる（図5）。

投球障害肩の病態

a
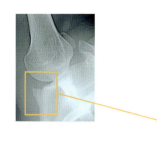
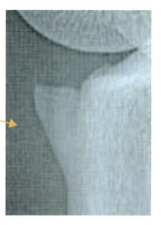

b
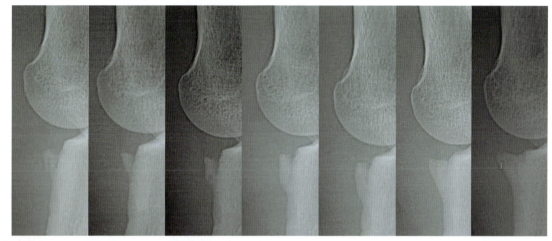

図4 単純X線像でみるBennett損傷
a：骨変化（挙上位）。
b：経時的変化（無症状のプロ野球投手）。

a：前方鏡視像
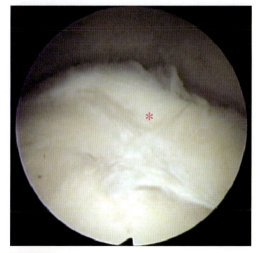

b：後方鏡視像
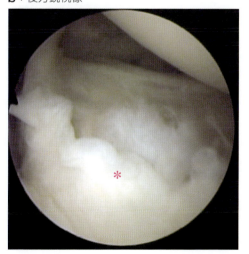

図5 Bennett損傷の鏡視下像
＊後下方関節唇

27

> **plus Information Bennett損傷の文献**
>
> ◆ 最初の報告
> ・Bennett GE. Shoulder and elbow lesions of the professional baseball pitcher. JAMA 1941；117：510-4.
> 〈サマリー〉上腕三頭筋長頭腱・関節包・関節唇・骨膜などへの刺激により発生すると考えられている。特異な理学所見はない。肩後方の疼痛・内旋角度の減少などがみられることがある。無症状の症例も多い。

肩峰下インピンジメント症候群

　肩峰下インピンジメント症候群は，Neer（1972年）が報告したカテゴリーで，その後1983年に3つのstageに分類するとともに，診断法や治療法を述べている。

　診察法としては，肩甲骨を上方から圧迫固定して肩甲骨の上方回旋を制限した状態で，上腕骨を他動的に挙上（外転）させ，その際に疼痛や違和感を生じれば陽性である（図6）。陽性を示す疾患の総称が肩峰下インピンジメント症候群で，腱板炎，腱板断裂，石灰性腱炎，肩峰下滑液包炎など，多彩な組織損傷が病態として含まれる。

　肩甲骨の運動性を制限することで，上肢の挙上・下降動作時に肩峰下アーチで腱板や肩峰下滑液包に機械的刺激を加えるという方法であるので，肩甲骨の運動性を向上させて解決（治療）する疾患群である可能性も高い。

> **plus Information 肩峰下インピンジメント症候群の文献**
>
> ◆ 最初の報告
> ・Neer CS 2nd. Anterior acromioplasty for the chronic impingement syndrome in the shoulder：a preliminary report. J Bone Joint Surg Am 1972；54：41-50.
> ・Neer CS 2nd. Impingement lesions. Clin Orthop Relat Res 1983；173：70-7.
> 　　Stage Ⅰ：edema and hemorrhage
> 　　Stage Ⅱ：fibrosis and tendinitis
> 　　Stage Ⅲ：bone spurs and tendon rupture

a：正常な肩関節

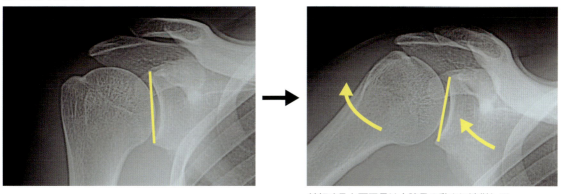

外転すると肩甲骨は上腕骨の動きに追従して上方回旋する。

b：肩峰下インピンジメントの肩関節

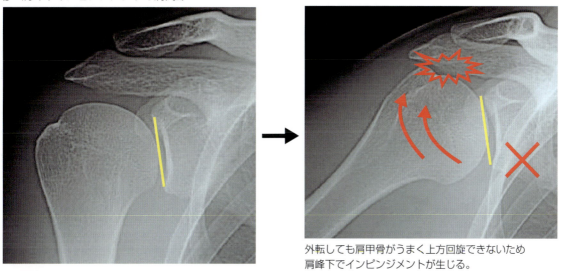

外転しても肩甲骨がうまく上方回旋できないため肩峰下でインピンジメントが生じる。

図6 単純X線像でみる正常な肩関節と肩峰下インピンジメントの肩関節

Internal impingement

　Walchら（1992年）がposterosuperior glenoid impingementという病態として報告し，その後，Davidsonら（1995年）によってinternal impingementと呼称された病態である。

　一般的には，投球時late cocking phaseで肩関節が外転し，最大外旋された際に後上方の関節唇に腱板の関節包側が衝突して生じる損傷とされている（図7）。しかし，その原因が上腕骨頭の前方移動が大きいために衝突するのか，解剖学的形態によるものなのか，いまだ明らかにされておらず，上腕骨後捻角とinternal impingementの有無との相関も見出せていない。

　主要病態は，後上方関節唇損傷と腱板関節包側部分断裂のkissing lesionであり，前下方の関節包および前下関節上腕靱帯の弛緩があると生じやすいと考えられている。

　さまざまな病態診断の手技があるが，投球のコッキングから加速期にかけてインピンジメントを生じて症状をだしていることが多いので，それと同じような肢位で行うStephen Liu（1996年）が報告した「crank test」が最も理にかなっていると考えている。しかし，オリジナルでは肩甲骨の位置が一定しないために機械的刺激を安定して加えにくく，肩甲骨を固定したほうが関節窩と上腕骨頭の位置関係を正確に把握できるので，crank testを改変した「modified crank test」を用いている。このテストで陽性であれば，関節の前下方への不安定性とともに2つの組織の損傷が推察できるが，先行する動きや肩甲骨の運動機能が低下していることなどの，肩関節以外の複数の部位の運動機能障害がその発生因子として考えられるので，internal impingementを生じなければ投球することができなかった因子を探し出さないと，的確な治療は難しい。

---

plus Information　Internal impingementの文献

◆ 最初の報告
- Walch G, et al. Impingement of the deep surface of the supraspinatus tendon on the posterosuperior glenoid rim : An arthroscopic study. J Shoulder Elbow Surg 1992 ; 1 : 238-45.

◆ Crank testのオリジナル文献
- Liu SH, et al. A prospective evaluation of a new physical examination in predicting glenoid labral tears. Am J Sports Med 1996 ; 24 : 721-5.

投球障害肩の病態

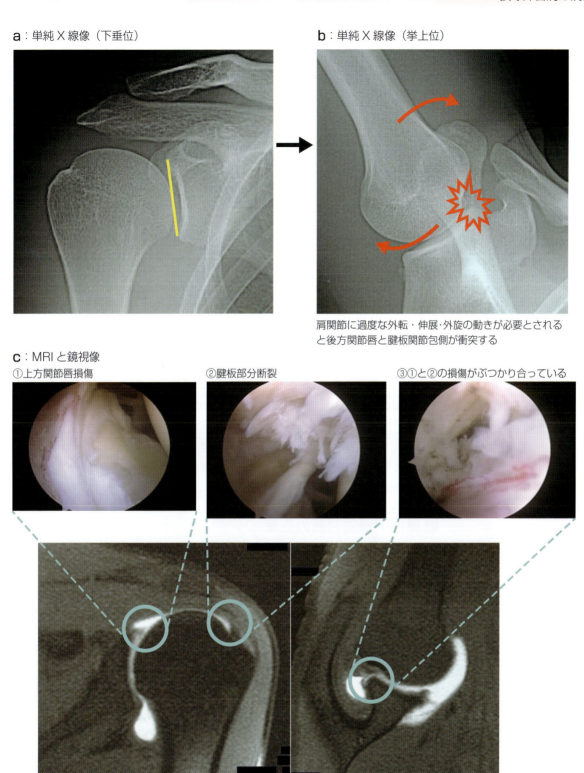

図7 Internal impingmentの単純X線像, MRIおよび鏡視下像

投球障害肩を診る

投球障害肩の画像所見

投球障害肩の主な鏡視所見から投球障害肩について考察する。

肩峰下滑液包内

■ 腱板損傷

　腱板の肩峰下滑液包側の損傷としては，表面の毛羽立ちや線維が断裂して滑液包内に浮いている像がみられるが，断裂部自体が瘢痕化した状態となっていることのほうが多い。肩を外転させていくと，肩峰の下面あるいは烏口肩峰靱帯の下面と擦れ合う状態を観察することができる（図1）。

　この挙上肢位の角度は，挙上する際にも挙上位から下降させる際にも一定であり，確かに，Neer's impingement signで肩甲骨の上方回旋を制限することで，擦れ合いはより顕著となる。また，その挙上角度で回旋を加えると，肩峰下アーチの下面での擦れ合いも観察できる（図2）が，このような擦れ合う動きが繰り返されることによって，断裂部は線維がバラバラになるよりも，むしろ瘢痕化してしまうのかもしれない。

■ 肩峰下滑液包壁の肥厚

　肩峰下滑液包壁の変化としては，上方の皺壁の肥厚や腱板表層の滑膜壁の肥厚がみられるが，上方の壁面は滑膜の増生は肥厚した皺壁により，炎症性の変化としてとらえることができる（図3）。しかし，腱板表層を覆っている滑膜壁はむし

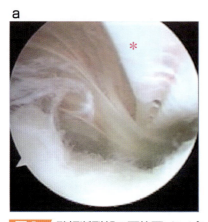 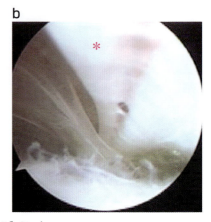

図1 腱板断裂部の肩峰下インピンジメント
a→bと外転している。　＊烏口肩峰靱帯

投球障害肩の画像所見

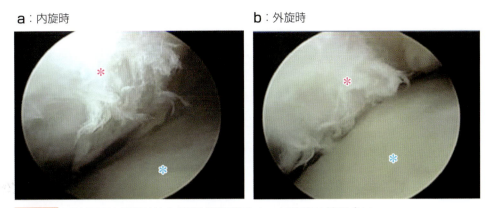

a：内旋時　　b：外旋時

<mark>図2</mark> 肩峰下面と腱板（棘上筋腱）損傷部の内・外旋時の擦れ合い
＊肩峰下面　＊腱板損傷部

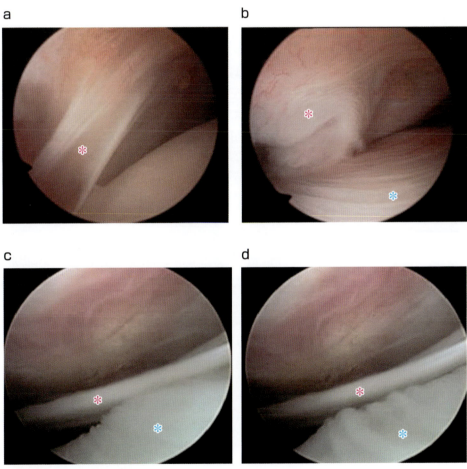

<mark>図3</mark> 肩峰下滑液包壁の肥厚
a→b→c→dと下垂位から外転することで肩峰下滑液包壁の滑膜バンドおよび滑膜肥厚がインピンジメントを生じている。
＊滑膜バンド　＊肥厚した滑膜が皺状になる

ろ柔らかい絨毯のようで外転に伴い皺を形成し始め，肩峰下アーチによって徐々に皺が寄せ集められてきてある角度まで挙上すると，肩峰の内方へと皺が解き放たれる。そして，挙上した位置から徐々に下降させていくと，今度は肩峰下アーチの内方で皺壁を形成し始め，ある角度でそれが解き放たれる（図4）。

このような病態では，外転させていったときにひっかかりを生じる角度と，挙上位から下降させていったときにひっかかりを生じる角度が当然異なることになる。

関節包内

■ 腱板損傷

腱板の関節包側の損傷形態は，断裂線維がバサバサとなって垂れ下がっている像をみることが多い（図5）。また，断裂部は大結節の腱の付着部に近い所でfacetに平行に，つまり腱線維と直行するように生じている。線維方向への縦断裂の症例をみることは少ない。瘢痕化して腱板表面が段差を作っている状態の症例もあるが，その際には通常の完全断裂で断裂部が退縮していくように，やや弧状に段差が生じている（図6）。

このような損傷形態は，ごく局所的な長さの症例から広範囲にみられる症例までさまざまであるが，範囲・深さと症状とは一致しない感じがする。単に腱の急激な牽引によって生じただけであれば，断裂端は修復機転が働いた痕跡がみられるはずであるが，健常部と断裂部の間はそのような変化があるものの，関節内に面している所はバサバサした線維がみられることから，投球動作のどこかで筋の収縮による腱断裂の拡大よりも，腱自体を直接切れない包丁で擦って線維の断裂を起こしているようにみえる。

このような症例で肩を外転してみると断裂部は緩みのために広がるが，断裂部に直接刺激を与える状態は作れない。しかし，外転位で上腕骨頭を前下方に押し下げるようにすると，後上方の関節唇が断裂部に嵌り込む状態が観察可能である（図7）。このことから，腱板のfacetに近い所で腱線維方向と直行する断裂は前下方への上腕骨頭のスリップが生じれば，後上方関節唇部分によって断裂する可能性が推測できる。

投球障害肩の画像所見

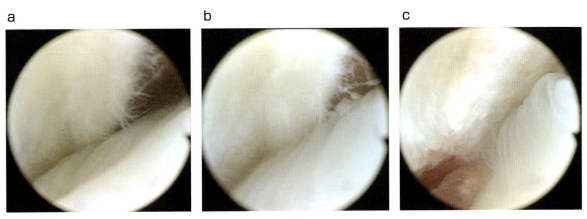

図4 肥厚した肩峰下滑液包壁のwaving
a→b→cと外転している。

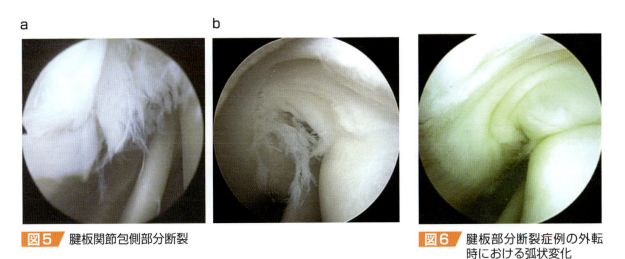

図5 腱板関節包側部分断裂

図6 腱板部分断裂症例の外転時における弧状変化

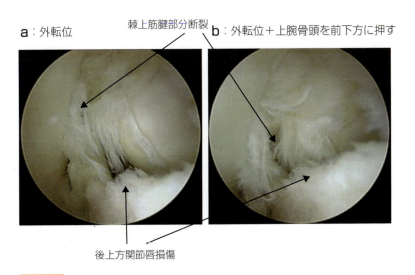

a：外転位　棘上筋腱部分断裂　b：外転位＋上腕骨頭を前下方に押す

後上方関節唇損傷

図7 Internal impingement
外転位で上腕骨頭を前下方に押すと，後上方関節唇と棘上筋腱の大結節付着部のぶつかり合いが確認できる。

35

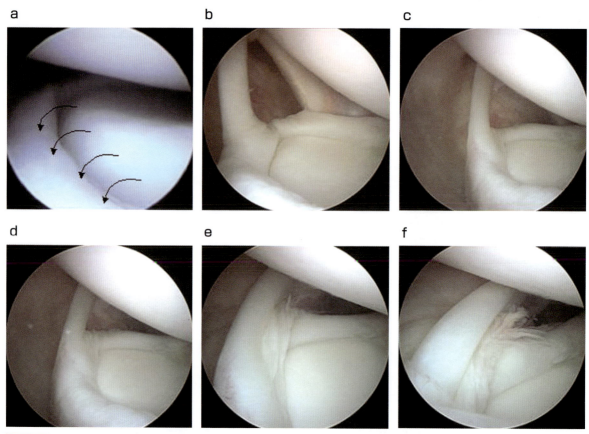

図8 上方関節唇の外転・外旋位による肩甲骨頚部方向への捲れ込みの動き（aの矢印）と内旋による変化（b〜f）

■ 関節唇損傷

　関節唇は後上方から上方・前上方にかけては上腕骨の動き，というよりもむしろ上腕二頭筋長頭腱の動きによってかなり動きのある部分である（図8）。これに比べ，前方から下方・後方にかけては関節窩縁にしっかりと付いており，その付着部に動きはない（図9）。動くから壊れやすい，動かないから壊れやすいと，いずれもが損傷のリスクをもっている。

　後上方から上方・前上方にかけての関節唇損傷はSLAP損傷と呼称され，4つの損傷型が一般的に使われている。関節鏡を行った症例においては，この後上方から前上方にかけての関節唇はほぼ100％になんらかの損傷変化がみられる。剥離と診断するにはプローブにて関節唇を持ち上げてみて，関節窩縁との間になんらかの瘢痕組織状のものがみえた状態（図10）で判断するが，それほど多いとは思えない。前上方に関しては，関節唇自体が損傷されているというよりも，関節窩から剥離している病態のほうが多くみられる（図11）。

投球障害肩の画像所見

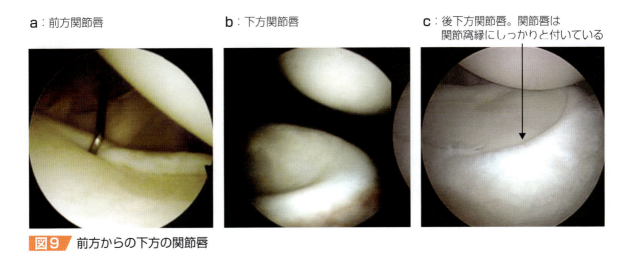

a：前方関節唇　　b：下方関節唇　　c：後下方関節唇。関節唇は関節窩縁にしっかりと付いている

図9　前方からの下方の関節唇

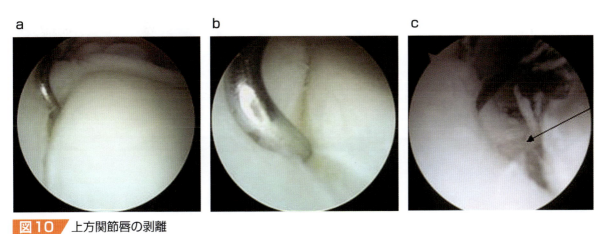

a　　b　　c

図10　上方関節唇の剥離
必ずプロービングをして関節唇と関節窩縁の間に線維の断裂や瘢痕組織の存在（矢印）を確認する。

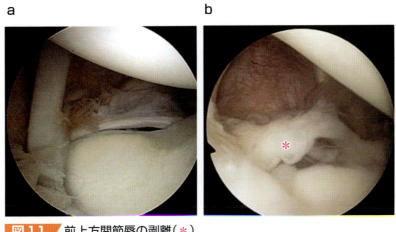

a　　b

図11　前上方関節唇の剥離（＊）

37

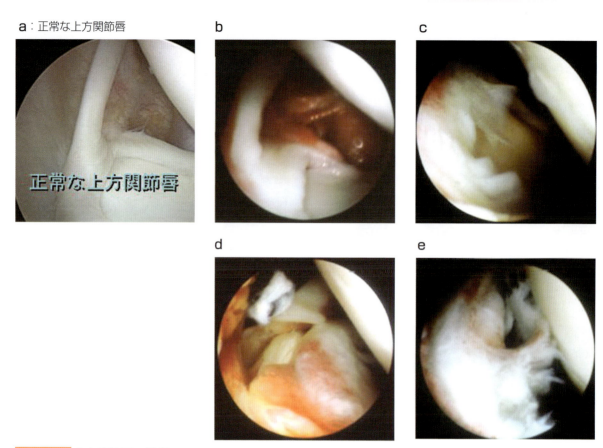

図12 上方関節唇の損傷

　上方から後上方に関しては，関節唇自体の損傷と思われるようなwavingや亀裂などの変化がみられる（図12, 図13）。前方の関節唇は高さが減じたようになっていることが多く（図14），下方は表面の毛羽立ちや亀裂があるほかに，関節窩方向に捲れ込んでいるものがある（図15）。後方の関節唇に関しては，後下方に限局した断裂などの線維の剥離がみられる（図16）。

　これらの関節唇損傷を上腕骨頭の動きで考えてみると，以下のようになる。

①前上方の損傷に関しては，上腕骨頭はスリップしながら前上方関節包を押し広げる動き。

②前下方の損傷に関しては，上腕骨頭がスリップしながら乗り越える動き。

③下方の損傷に関しては，乗り越える動きと下方関節包を牽引することで関節窩方向に巻き込む動き。

④後下方の損傷に関しては，関節唇の線維断裂を生じ，なおかつその部分がバサバサと立ち上がるだけの牽引あるいははさみ込む状態。

⑤後上方の損傷に関しては，上腕骨頭が関節唇を後上方に押しつける動きと，関節唇を関節窩方向にはさみ込む動き。

　上腕二頭筋長頭腱の動きによって損傷されるとなると，上腕二頭筋長頭腱は関節窩頸部および一部は後方関節唇と広い範囲が起始部であるために，内旋位を

投球障害肩の画像所見

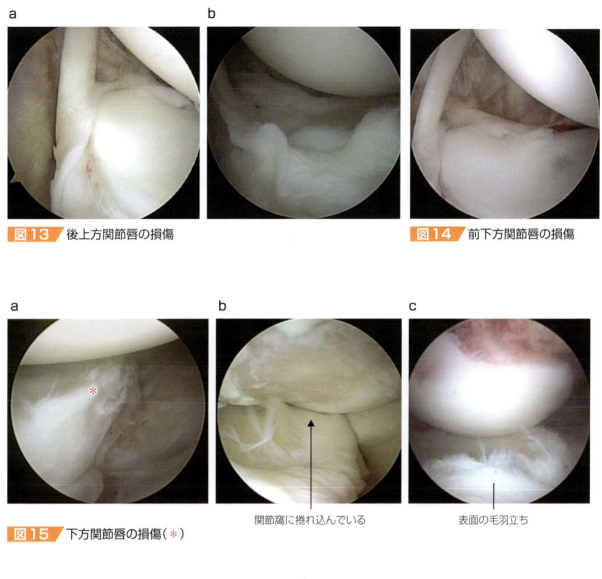

図13 後上方関節唇の損傷

図14 前下方関節唇の損傷

図15 下方関節唇の損傷(＊)

関節窩に捲れ込んでいる　　表面の毛羽立ち

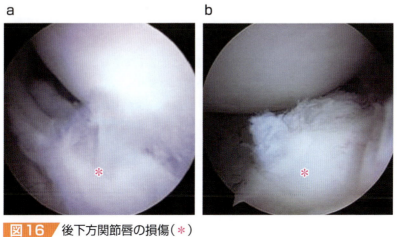

図16 後下方関節唇の損傷(＊)

とった際には，上方から前上方の関節唇は図8（p.36）のように頚部方向への動きがあるために，たわみながら後上方の関節唇を関節窩方向に牽引する。この際に上腕骨頭が前下方にスリップすれば，大結節のfacetにはさみ込む可能性がある。

■ 上腕二頭筋長頭腱損傷

上腕二頭筋長頭腱の起始部は，上方関節唇と結合して一部の線維は後方関節唇に移行するが，大部分は頚部に広がっている。そのため，上方関節唇と連結している部分は，上方関節唇の可動性が維持されている場合には図8（p.36）のように一緒に動くため損傷は少ない。腱自体の損傷は後上方関節唇の剥離が拡大して生じることが多く，まれに腱自体の断裂もみられる（図17）。

■ 関節包・関節上腕靱帯損傷

関節包・関節上腕靱帯の損傷として，前上方のrotator interval（腱板疎部）は滑膜増生の所見（図18），前方から前下方にかけては関節腔の拡大や関節上腕靱帯の断裂ともみえるような靱帯レリーフの消失（図19），後方関節腔は滑膜増生や拡大，伸張性の低下など，かなり所見がばらつく。後上方から上方にかけては，滑膜増生や癒着性変化などがみられる（図20）。

上腕骨頭の動きから考えると，前上方には押し上げの動きはあるが，関節窩からの逸脱までの動きはなく，前方から前下方にかけては逸脱するほどの動きがありそうである。後方に関しては，上腕骨頭が後方にスリップする状況と，外旋する際に前方にスリップする動きが加わることで，はさみ込まれるような刺激が加わっているかもしれない。

鏡視でみられる損傷部位への刺激

投球障害肩で鏡視を行った選手の鏡視所見から，どうしたらこのように壊すことができるのだろうかを考えてほしい。

関節内の複合損傷は壊れるという過程を踏んだ結果である。その結果，選手は症状を訴え，さまざまな画像診断によって壊れた組織の状態を診断する。また，さまざまな理学所見，特にストレステストは，損傷した組織へより効果的に刺激を加えることで症状を誘発するテストであるが，同様な動作を投球時にしていれば当然症状をだすはずである。つまり，ストレステストで症状を誘発することができたら，そのような動きが投球のなかで行われているのか，生理的な動きのなかで起こりうるのか，考えることが必要である。

投球障害肩の画像所見

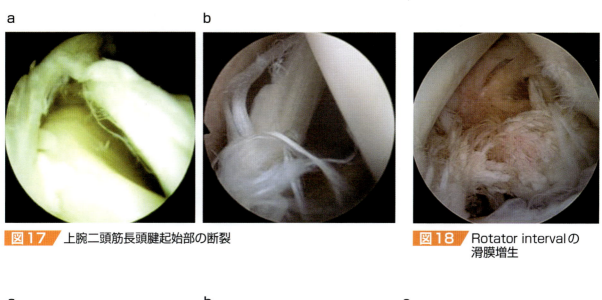

図17 上腕二頭筋長頭腱起始部の断裂

図18 Rotator intervalの滑膜増生

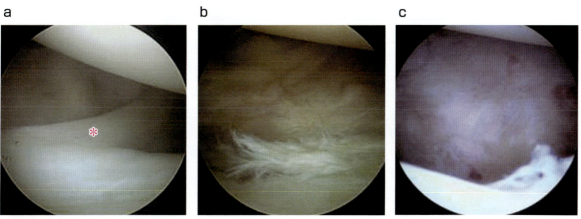

図19 前下方関節包の拡大
前下関節上腕靱帯のレリーフ（aの*）が消失している。

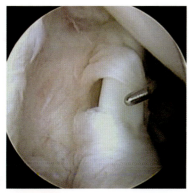

図20 後上方関節包の滑膜増生・癒着

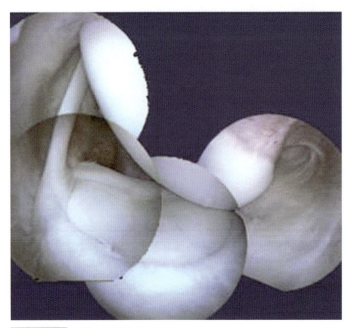

図21 正常な肩関節

　正常な肩関節(図21)を鏡視でみられるように壊すには，どのような非生理的な動きを関節に与えればよいのかを考えてみる．この答えが出れば，投球障害肩の原因が1つ解明できるわけである．

　図22aの鏡視像のような複合損傷は，程度の差こそあれ，一般的に投球障害肩でみられるものである．では，正常の形態をしていた肩関節がこのような関節唇や腱板の損傷を起こすには，関節にどのような力が加わったと推測できるであろうか？

■ 後上方関節唇(図22b, c)

　後上方関節唇は，この症例では，上腕二頭筋長頭腱に至るまで関節窩縁に沿って線維方向に断裂している．このような断裂が起こるためには，まず，後方関節唇が関節窩縁から剥離され，剥離した関節唇が関節窩縁から関節窩の方向，つまり前下方に牽引される必要がある．これは上腕骨頭が剥離した関節唇を関節窩との間ではさみ込み，伸展の動きとともに前下方にスリップさせることで可能となる．この際，上腕二頭筋長頭腱が逆方向に動けば，さらに効果的に線維方向への断裂を生じさせることになる．

投球障害肩の画像所見

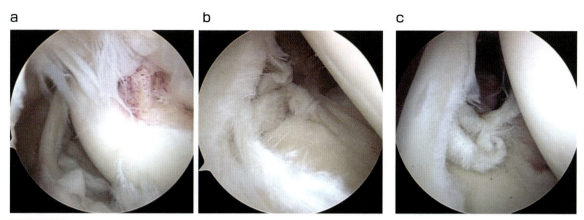

図22　複合損傷（関節が壊れる）
a：複合損傷。
b，c：後上方関節唇の断裂。
上腕二頭筋長頭腱に至るまで線維方向に断裂している。
後方関節唇が剥離すると，剥離した関節唇は関節窩方向に牽引される。その際，上腕二頭筋長頭腱が逆方向に動くと容易に損傷が生じる。

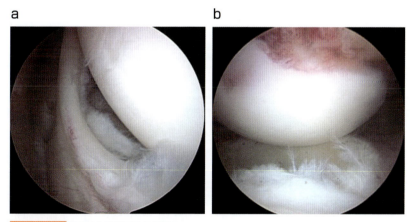

図23　後下方関節唇の損傷
関節唇の外方からの捲れ込みは，後下方関節唇を前上方に牽引する力が加わったことによる。原因としては，内旋時の後方関節包の伸張性の低下と上腕骨頭の前上方へのスリップの可能性が考えられる。

■ 後下方関節唇（図23）

　後下方関節唇は，形態的には損傷が少ないようにみえるが，関節窩方向に捲れ込んだようになっている。関節唇が捲れ込むためには，この関節唇を前上方に牽引あるいは押し込む力が加わったことになる。可能性としては，肩関節の内旋に際して後方関節包の伸張性の低下と，上腕骨頭の前上方へのスリップが原因となりそうである。
　もし，後関節包の伸張性の低下があれば，水平外転位や水平屈曲位で内旋角度の減少がみられ，内旋運動時には伸張性がないために過度に関節包を牽引し，内旋角度を確保するために肩を前方に突き出したり，体幹を傾けるようなスキルがみられるはずである。ボールリリース時には水平内転・内旋位で後下方の関節包が牽引されるが，肩甲骨の外転不良が加わると，さらに牽引力が強まることになる。

43

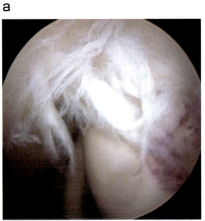
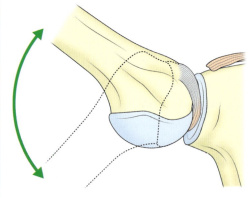

a 上腕骨の回旋を伴うと一層効果的にこの腱損傷が生じる。

b 関節窩上後縁とのぶつかり合いの条件．
①肩甲上腕関節が60°以上の外転位をとる
②大結節のfacetが関節窩上後方に接する位置にくる
③上腕骨頭が前下方にスリップする

図24 腱板関節包側断裂が生じるメカニズム

■ 棘上筋腱（図24）

　棘上筋腱の大結節近くの部位に部分断裂がみられる．この症例では，肩関節を外転していくと，約120°の外転位で腱板断裂部が後上方関節唇とぶつかり合う状態が観察できる．つまり，internal impingementを生じていることになる．断裂端は大結節にほぼ平行に亀裂があり，この断裂部と後上方関節唇がぶつかり合うためには，肩関節が外転位をとった際に大結節の腱板付着部が関節窩後上縁に接する位置にこなくてはならない．そのためには，上腕骨頭が前下方にスリップする状態が必要となる．

　大結節にほぼ平行に断裂するためには，関節窩の後上方部分で大結節付着部をヒンジのようにする，つまり関節窩から上腕骨頭が浮き上がるようになるか，前下方にスリップする際に上腕骨の回旋が加わると，より効果的にこの断裂を生じさせることができるはずである．さらに急激な筋収縮によって，腱板の深層と浅層の牽引力の差も損傷の原因の1つと考えられる．

a：23歳，社会人野球外野手　　b：20歳，大学野球外野手

腱板関節包側部分断裂

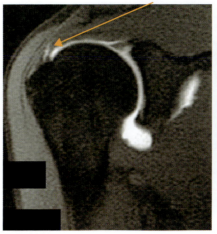
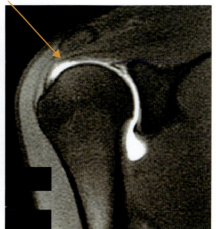

図25 MRI斜位冠状断像

a

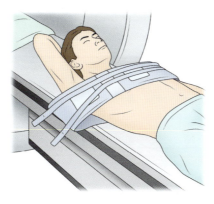

b

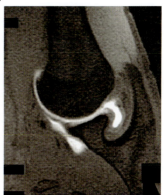

図26 外転外旋位（ABER）
撮像肢位（a）と画像（b）

外来での組織損傷の診断

　腱板や関節唇の損傷を形態学的に診断するためには関節鏡が有用であるが，外来で行うわけにはいかない．現在，外来での検査として多用されているのがMRIと超音波であろう．

　MRIは肢位とスライスの方向を工夫することで軟部組織の変化をとらえることが可能であるが，MR関節造影（direct法）にて関節包を膨らませることで，断裂部への造影剤の浸入やABER（abduction and external rotation）肢位にすることで，前下方関節包の緊張具合や関節包面部分断裂部のたわんだ像，後上方関節唇の損傷やinternal impingementをとらえることができ，診断率も2002年当時で90％まで上げることが可能であった（**図25〜29**）．

a：斜位冠状断像　　　　　b：外転外旋位での斜位横断像（ABER）
腱板部分断裂

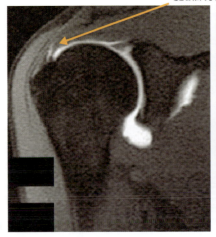
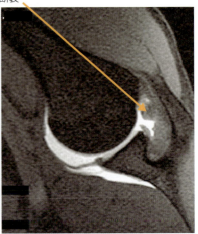

図27 MRI像（23歳，社会人野球外野手）

a：斜位冠状断像　　　　　b：外転外旋位での斜位横断像（ABER）

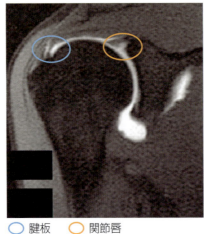
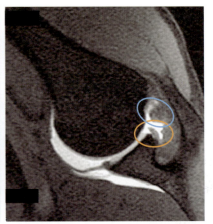

図28 Internal impingement　　○腱板　　○関節唇

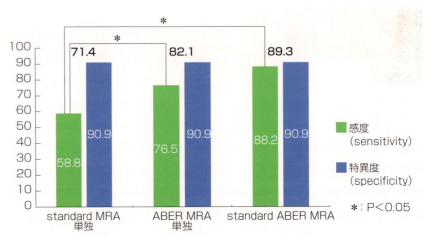

図29 腱板関節包側部分断裂の診断率

スポーツ障害肩28例。16〜31（平均：21.5）歳。
（鈴木一秀．第28回日本肩関節学会，2001より）

＊：$P<0.05$

感度 (sensitivity)
特異度 (specificity)

投球障害肩の画像所見

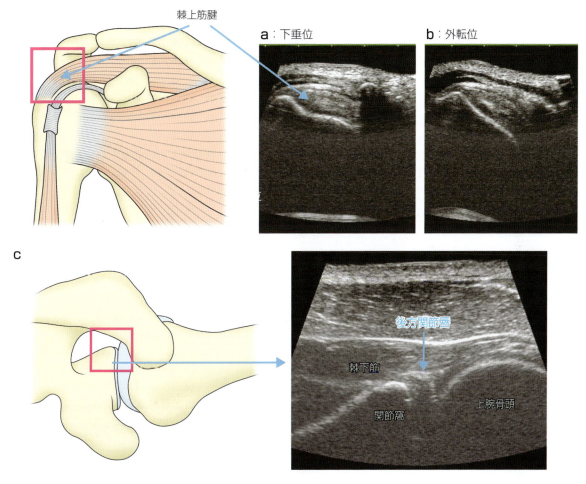

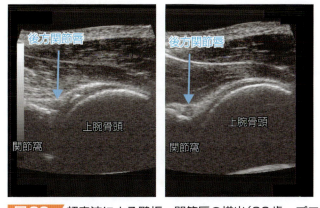

図30 超音波による腱板，関節唇の描出（26歳，プロ野球投手）
a，b：外転による部分断裂した棘上筋の動きおよび肩峰下滑液包壁の状態
c，d：肩関節の後方動揺性および後方関節唇の動揺性

　　超音波による腱板や関節唇の描出も盛んに行われるようになり，検査機器も高画質でコンパクトになったことで，現場での検診にも多様されてきている（図30）。

47

投球障害肩を診る

投球障害肩の病態診断テスト

多くのテストは肩甲骨の動きを制限し，関節窩と上腕骨頭を非生理的な位置関係にして，骨・靱帯・軟骨構成体と腱板との間で刺激を生じさせて症状を誘発させている。これらのテストでは，テスト自体が陽性であることは病態の存在を示しているが，患者さんは，このテストを行うような非生理的な肩の動きを行って，症状を呈するような病態を発生させてきた結果をわれわれにみせてくれていることになる。

Neer's impingement sign

Neer CS 2nd. Impingement lesions. Clin Orthop 1983；173：70-7.

Charles S. Neer 2ndが1983年に報告した方法である。

肩甲骨を上からおさえ，上方回旋を制限しながら，他動的に上腕骨を肩甲骨面で90°外転させ，肩峰下アーチ下で腱板あるいは肩峰下滑液包を刺激することで疼痛を誘発するテストである（図1）。このsignが陽性で，その後，局所麻酔薬を注射して症状が消失すれば，Neer's impingement signが陽性と診断する。

Crank test

Liu SH, et al. A prospective evaluation of a new physical examination in predicting glenoid labrum tears. Am J Sports Med 1996；24：721-5.

1996年にStephen Liuが報告したcrank testは，患肢を肩甲骨面で160°挙上，肘屈曲位とし，検者は一方の手で患者さんの上腕骨軸に沿って軸圧を加え，もう一方の手で上腕骨に内・外旋を加える手技である。疼痛やクリックが誘発されれば陽性として，SLAP損傷の診断に用いている。

この手技では肩甲骨の動きを制限できないため，関節窩と上腕骨頭との位置関係が曖昧になる。関節鏡でinternal impingementの症例を鏡視してみると，ある程度の挙上角度があれば，関節窩に対して軸をぶらす動きをしたほうが，SLAP損傷部位と腱板関節包側部分断裂の衝突現象を再現しやすいことがわかった。そこで，一方の手で肩甲骨の動きを制限し，他方の手で軸圧を加え回旋させながら，さらに外転を肩甲骨面だけでなく，屈曲や伸展方向に上腕骨を動かすことで，関節窩上方と上腕骨頭とのぶつかる部位で損傷状態を診断する方法に改変した（図2）。

投球障害肩の病態診断テスト

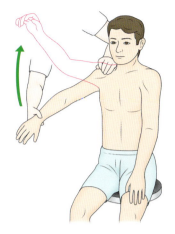

図1 Neer's impingement sign

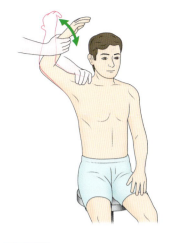

図2 Modified crank test

a
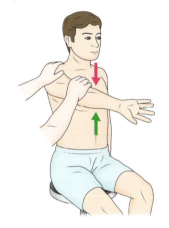

b
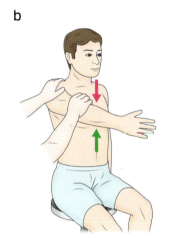

図3 O'Brien's test
a：Thumb down
b：Thumb up

O'Brien's test

O'Brien SJ, et al. The active compression test a new and effective test for diagnosing labral tears and acromioclavicular joint abnormality. Am J Sports Med 1998 ; 26 : 610-3.

　Stephen O'Brienが1998年に報告したテストで，著者は，ボールリリースからフォロースローにかけての状況に似ているこのテストを行っている。

　肘伸展でthumb downとし，前方挙上してやや水平屈曲の肢位で上肢を持ち上げるように力を入れさせ，それに下向きの抵抗を加える（**図3a**）。この手技で肩関節の前上方あるいは後方の深い所に疼痛が出て，thumb upさせて行うことでこの症状が消失すれば陽性と判断する（**図3b**）。挙上あるいは水平屈曲の角度によって，さまざまな関節組織に機械的刺激を与えることができるので，関節内の状態をイメージしながら行い，どんな症状なのかを聞くことが大切である。

投球障害肩を診る

病態から診断・治療への考え方

　画像検査の進歩によって，病態診断自体は高い確率で可能となっている。病態が診断できたことで治療方針をどのようにして決めればよいのだろうか。
　「肩関節の組織が壊れていることがわかったから，その損傷を手術的に治せる技術と道具があるから，だから手術療法を選択すればいい。」
　「病態の診断がついたのだから，運動療法での治療を開始すればいい。」

NO！

　では，病態診断ができた段階で，何を目安にこれからの治療方針を決めていけばいいのだろうか？
　念頭に置かなくてはいけない以下の5つのポイントを理解しておくことが大切である(図1)。
①病態を治療しても同じ機械的刺激が加わればまた損傷する。
②同じ病態であっても機械的刺激の原因は患者さん個々により異なる。
③機械的刺激を生じる因子をリストアップして，どこの機能を変えれば機械的刺激が軽減し，効率よく肩を使うことができるようになるかを考える。
④理学所見をとりながら，体幹・肩甲帯などの運動を介助して変化を診ることも重要な情報になる。
⑤肩の運動機能は身体各部からの影響を受けるので，病態診断だけでは治療方針は決まらない。

　病態は生体にさまざまなことが起こって，その結果生じた組織の損傷である。
　画像所見・理学所見をもとに病態診断をすることで，「病態発生のストーリーを考える」のが「診断」である。
　そして「病態から考えた病態発生のストーリーを変える」のが「治療」になるので，機械的刺激を生じる因子をリストアップし，どこの機能を変えれば機械的刺激が軽減して効率よく肩を使うことができるようになるかを考える。
　この一連の流れのなかで最も大切なのが「患者さんを診る」ことで，理学所見をとる際に，体幹・下肢・肩甲帯などの運動を介助して変化を診るなど，「病態から考えた病態発生のストーリーを変える」にはどうしたらよいかを考えるのが「外来診察のポイント」である。

病態から診断・治療への考え方

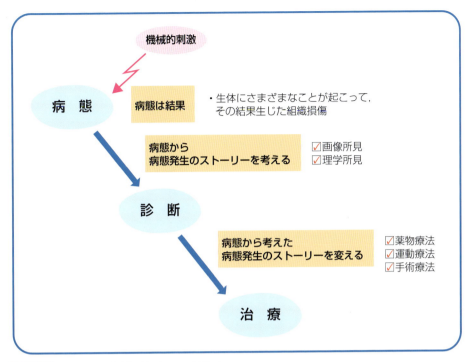

図1 病態から診断，治療への考え方

外来診察のポイント

診察とは，
病態から考えた
病態発生のストーリーを変えるには
どうしたらよいかを考える
プロセスである。

理学所見でみつける
投球障害肩の治療法

理学所見でみつける投球障害肩の治療法

理学所見をとる重要性

病態発生のストーリーを変える

　「病態」が，その組織に生じた機械的刺激の結果とするならば，身体各部にさまざまなことが生じた結果，肩関節に機械的刺激が加わったと考えられる。つまり「病態」は，生体に生じた出来事の結果をわれわれにみせてくれているので，病態から身体各部の機能的問題点を抽出することで「病態発生のストーリーを考える」ことが診断を行う目的となる。

　「治療」とは，病態診断および理学所見による機能診断から得た「病態発生のストーリーを変える」ことである。

　病態発生のストーリーを変えるための方法が，薬物療法，運動療法や手術療法であるので，理学所見をとる際には，「病態から考えた病態発生のストーリーを変えるにはどうしたらよいかを考える」ことがポイントになる。

「運動軸のブレ」と「肩への生理的範囲を超える動き」の見極め

　理学所見をとるときは，肩関節に加わる機械的刺激が肩の安定化機構の「運動軸のブレ」によって生じているのか，「肩への生理的範囲を超える動き」を必要とされて無理を強いられているのか，によって治療のターゲットが違ってくる。

　「運動軸のブレ」によって生じているのならば，運動軸のブレをコントロールする相対的な腱板機能を向上させることが必要となり，「肩への生理的範囲を超える動き」を必要とされているのであれば，肩関節以外の部位の運動機能の向上が必要となるので，これらを見極めることも理学所見の大切な目的である。

　理学所見をとるということは，病態を診断する手段としてではなく，むしろ，症状を取り，機能を回復させる治療法を探すために行い，どうやってこの病態を発生させたかの答えを探し，治療法を考えるために必要不可欠な行為と位置付けることができる。

　理学所見は，基礎と臨床現場を繋ぐ橋渡しの役割を担っている（図1）。

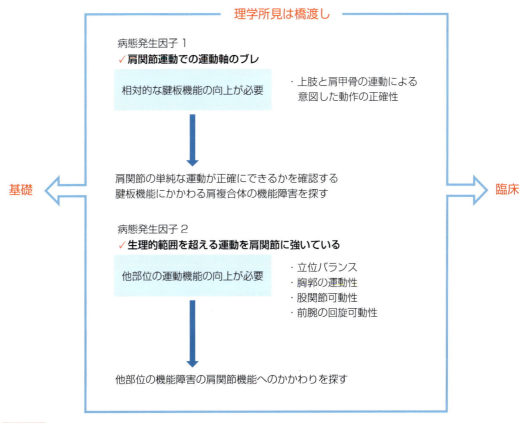

図1 理学所見の位置づけ

理学所見でみつける投球障害肩の治療法

投球動作に必要な身体機能

ボールリリースの瞬間がすべて

　投球という動作は，ボールを目的とするところに動かすためにボールにエネルギーを伝える全身動作である。

　ボールを離す瞬間，つまり，指からボールを離す瞬間にすべてが決まることになる。このボールをリリースする瞬間を選手が思い通りに行うためには，

　①指・手関節が意図した通りに動かせること，

　②同時に肘の伸展動作が行えること，

が要求される（図1a，b）。

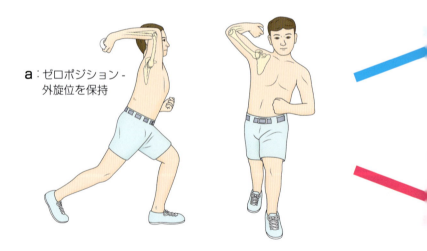

a：ゼロポジション - 外旋位を保持

図1　投球動作に必要な肘の伸展運動

投球動作に必要な身体機能

肘の伸展動作がボールリリースの前段階とすると，上腕骨軸を肩甲骨面から投球方向に動かす動作および肩甲骨面での挙上外旋位（ゼロポジション－外旋位）を保持する能力が必要となる（図1b）。

ゼロポジション－外旋位を保持する機能が低下していると，投球方向に動いている体幹と投球側の上肢との運動方向が異なるため，肩関節にはさらなる外旋動作が，肘関節にはさらなる外反動作が必要になる（図1c）。

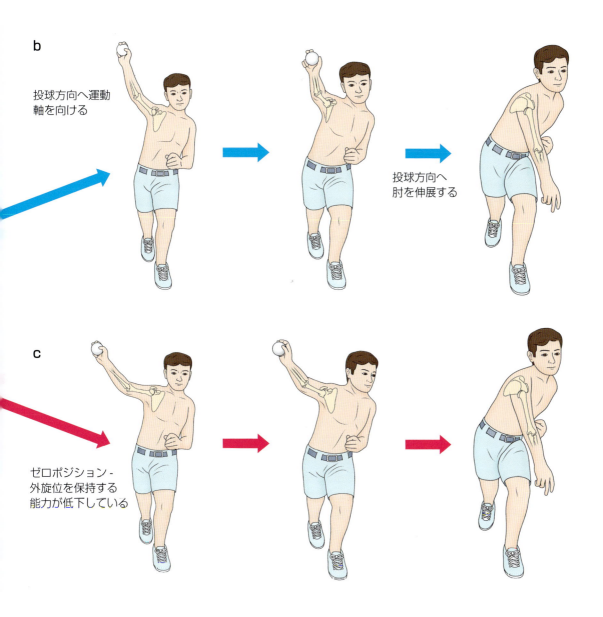

各関節に最低限必要な運動機能

投球動作を一連としてとらえると，超高速ビデオで動作解析をしなければならないくらい速いだけでなく，複合動作なので，一つの動作を遂行している因子も複数存在している．そのため，ある瞬間の動作が遅かったりおかしかったりした際に，どの機能の改善を図れば解決できるのか，その情報は考えにくい．

そこで，一連の動作を一つずつに分けて"機能的問題点"をリストアップすることで，野球を知らなくても，スポーツに関する知識がなくても，一般整形外科医，理学療法士あるいはアスレチックトレーナーでも，選手の状態を理解し，機能的問題点を抽出し，治療する方法を探すことができることが必要だと考えている．

図2では，右投げ投手の一連の動作を取り上げ（①〜⑧），最低限必要な機能をリストアップした．

①〜⑧の各瞬間に最低限必要と考えられる運動機能を関節ごとにまとめたのが表1である．

個々の機能が何らかの原因で1カ所でも障害されると，その組合わせで行われる投球フォームは当然，影響すると考えられる．動作解析で検討してみると，股関節や足関節の運動性の制限が，肩・肘に負荷をかける状況を作る可能性のあることも確認できる．

どのようなスポーツ競技であってもこの投球障害を治療する方法と同じ手法を使うことで，治療に結びつけていくことができる．治療を考える際には，図2のように，各瞬間ごとに必要な運動機能のリストアップをしながらそれらを一つ一つ診ていくことが大切であり，それが理学所見をとるということである．

理学所見で診ていく際，その場で投球動作という早い瞬間（シャドーピッチング）を再現させる必要はまったくない．一つ一つの関節運動の正確性を診ることで行おうとしている動作は推測することはできるし，診断・治療の方法を考えることも可能である．

表1 右投げ投手の投球動作で最低限必要な運動機能

肘	右肘関節 回内位伸展機能	左肘関節 回外・屈曲
肩	右肩甲胸郭関節 　上方回旋機能 　固定機能 右肩関節 　外転・外旋・内旋機能	左肩甲胸郭関節 　上方回旋機能 左肩関節 　外転・内旋機能 　外旋・内転・伸展機能
体幹	体幹 　保持機能 　胸郭・骨盤の分離平行運動	
下肢	右股関節 　立位保持機能 　伸展・内旋可動域 右下肢の蹴り出し 右足部機能	左股関節 　屈曲・内旋可動域 　屈曲可動域と支持機能 　屈曲位内転可動域 左膝支持機能 左足部機能

必要な運動機能

①**右側での片脚起立**
- 右足部機能
- 右股関節の立位保持機能
- 体幹の保持機能
- 左股関節の屈曲・内旋可動域

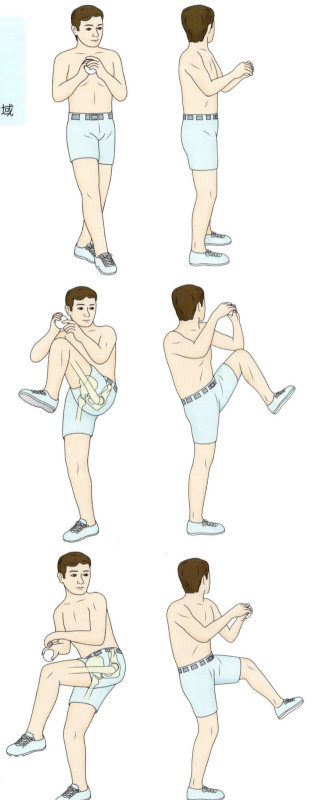

図2 右投げ投手の投球動作①

必要な運動機能

②左上肢のリード
- 左肩甲胸郭関節の上方回旋機能
- 左肩関節の外転・内旋機能

③右上肢のリード
- 右肩甲胸郭関節の上方回旋機能
- 右肩関節の外転機能

④左側への体重移動
- 左股関節の屈曲・内旋可動域
- 右下肢の蹴り出し
- 胸郭・骨盤の分離平行運動

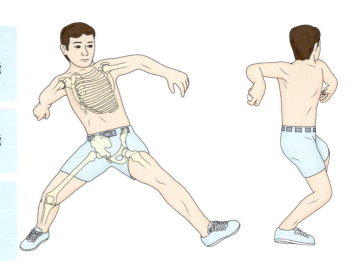

必要な運動機能

⑤左足の着地と体重の支え
- 左足部機能
- 左膝支持機能
- 左股関節の屈曲可動域と支持機能
- 体幹の保持機能

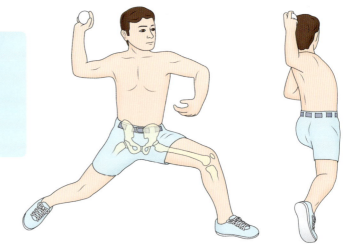

必要な運動機能

⑥左上肢による引きつけ
- 左肩関節の外旋・内転・伸展
- 左肘関節の回外・屈曲
- 右肩関節の外転・外旋位保持

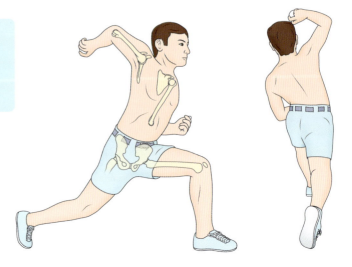

図2　右投げ投手の投球動作②〜⑥

投球動作に必要な身体機能

必要な運動機能
⑦体幹の左回旋
- 体幹の左回旋（骨盤の左回旋）
  ・左股関節の屈曲位内転
  ・右股関節の伸展・内旋
- 右肩関節の外転・外旋位保持
  ＋水平内転機能

必要な運動機能
⑧右肘の伸展・ボールリリース
- 右肩甲胸郭関節
  ・上方回旋機能
  ・胸郭上の固定機能
- 右肩関節の外転・外旋保持機能
- 右肘関節の回内位伸展機能

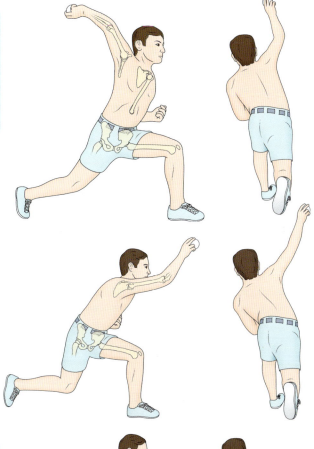
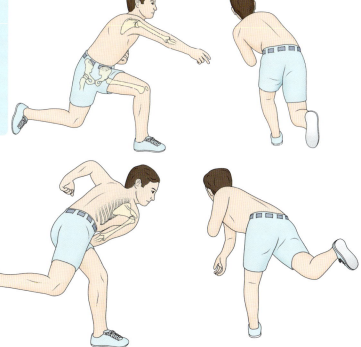

図2　右投げ投手の投球動作⑦〜⑧

複雑な動作（複合動作）も単純な動作の組み合わせ！

　例えば「肩」だけを取りだしてみると，右肩と左肩でいろいろな機能（動作）が必要とされていることがわかる（表2a）。これらの動作をどんどん単純化していくと，両肩とも内旋・外旋，外転・内転，ゼロポジションでの外転・外旋，という動作にたどりつく（表2b）。これらが正確にできることが肩に求められている最低限必要な動作ということになる。あるいは，これらの動作ができれば肩としては十分である，ということがいえる。

　肩に対して理学所見で診なければいけないポイントは，内旋・外旋，外転・内転，これらの動きが正確にできているかどうかということである。

　肘関節でいえば屈曲・伸展が正確にできれば，前腕でいえば回内・回外が正確にできれば，股関節でいえば屈曲，内旋，内転，伸展の動きが正確に，可動性があってできれば，関節として十分なのである。

　複雑な動作（複合運動）も実は単純な動作の組合せである。肩の動きを単純化していくと，これだけ「内旋・外旋，外転・内転」の動きしかしていないので，この単純な動きを外来で診るということは，実は複雑な動きをしている投球動作の必須因子を診ていることに他ならない。投球動作という複雑な動きを単純化していきながら，投球動作に必要不可欠な単純な動き（関節運動）が正確にできていることを診ていくことが大切なのである。

　単純な動作が正確にできなければ，複合的動作が絶対にうまくいくわけがない。

ターゲットを絞りながら治療へアプローチ！

　理学所見で単純な関節運動を診て，それができないときは原因となるさまざまな因子を探し，治療する。治療して単純な関節運動が正確にできるようになったら，もう一つ足し算したもの（複合運動）を行ってみる。うまくいくはずのものができなければ，それはそこの「連鎖」がうまくいっていない，複合運動への繋がり方がうまくいっていないことになるので，その連鎖部分に対する治療のアプローチを考えればいい。

　一つ一つ治療のターゲットを絞りながらアプローチしていくことが大切である。

表2　右投げ投手の投球動作に必要な肩としての動きの単純化

表1 より

肘	右肘関節 回内位伸展機能	左肘関節 回外・屈曲
肩	右肩甲胸郭関節 　上方回旋機能 　固定機能 右肩関節 　外転・外旋・内旋機能	左肩甲胸郭関節 　上方回旋機能 左肩関節 　外転・内旋機能 　外旋・内転・伸展機能
体幹	体幹 保持機能 胸郭・骨盤の分離平行運動	
下肢	右股関節 　立位保持機能 　伸展・内旋可動域	左股関節 　屈曲・内旋可動域 　屈曲可動域と支持機能 　屈曲位内転可動域
	右下肢の蹴り出し 右足部機能	左膝支持機能 左足部機能

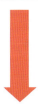

a：肩のみの動きの抜粋

肩	右肩甲胸郭関節 　上方回旋機能 　固定機能 右肩関節 　外転・外旋・内旋機能	左肩甲胸郭関節 　上方回旋機能 左肩関節 　外転・内旋機能 　外旋・内転・伸展機能

b：肩関節に必要な動きの単純化

肩	必要な動き				
左肩関節（リード側の動き）	内旋	外旋	外転	内転	
右肩関節（投球側の動き）	内旋	外旋	外転	内転	外転位＋外旋位

単純な関節運動の正確性を診る！

外来で診ている単純な関節運動が本当に正確な動きをしているのか，注意することが大切である。

a：正確な動き

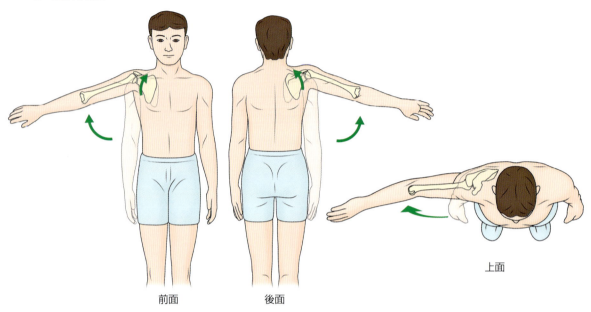

b：機能不全がある動き（肩甲骨が外転・下方回旋する）

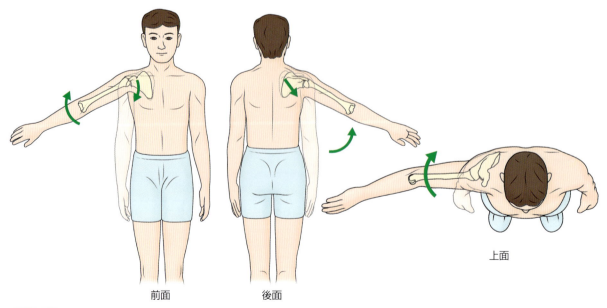

図3 外転

投球動作に必要な身体機能

a：正確な動き

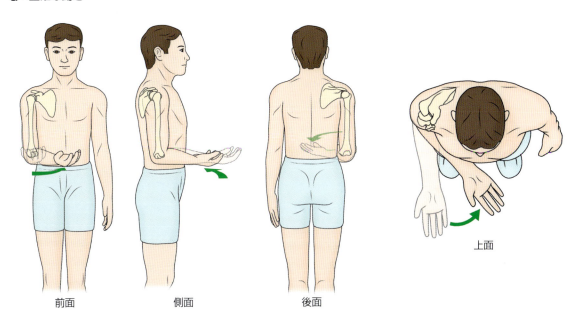

前面　　　側面　　　後面　　　上面

b：機能不全がある動き（伸展が生じやすい）

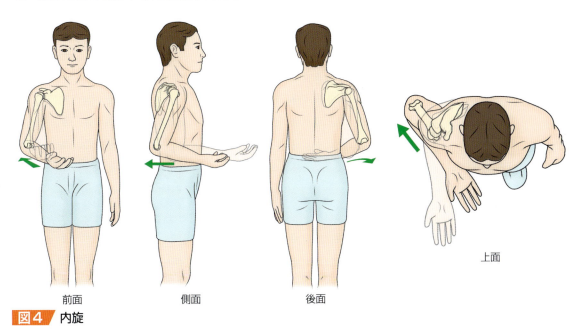

前面　　　側面　　　後面　　　上面

図4　内旋

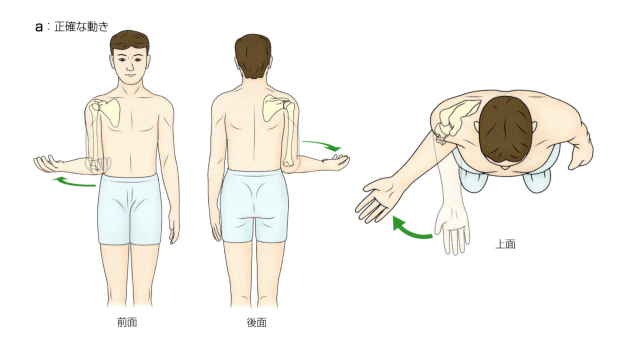

a：正確な動き

前面　　　後面　　　上面

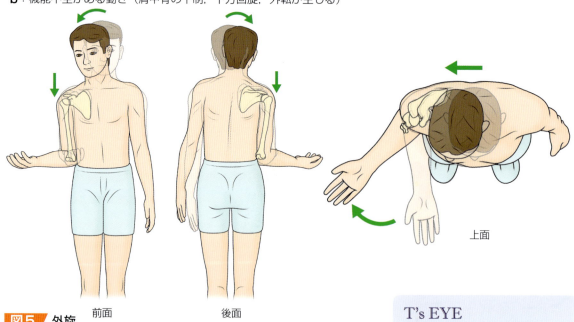

b：機能不全がある動き（肩甲骨の下制，下方回旋，外転が生じる）

前面　　　後面　　　上面

図5　外旋

T's EYE
- みかけ上のwinging
- 外転運動で肩甲骨が上腕骨の動きに追従できず，下方回旋したり，外転したりすることで，手の位置が思った所にいかない。
- 肩甲骨が下に動く
- 肩の内旋運動のはずが，肩の伸展＋外転運動になっている

必勝坊や：この子にどうやって教えますか？

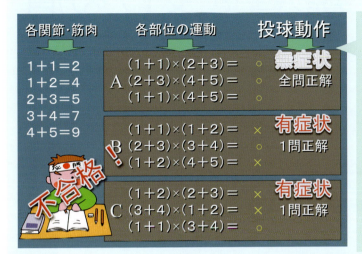

・この子は足し算，かけ算や（　）の使い方ができないわけでなく，（1+2）を間違える子だと指導者が気づくかどうかがポイントである。（1+2）の関わる問題が全部できていない。そこで（1+2=3）を教えてあげれば全問正解（無症状）になる。合格させるためとはいえ（1+2）以外のこと，かけ算などを教えても意味がない。まちがっているところの共通項（1+2）の存在を探すことが重要である。

・投球動作では，まず関節運動を単純化してその動きが正確にできることが大原則である。例えば，内旋運動で伸展し，手の位置は内側に向いていても関節運動として違っていれば，関わっている筋も違っている。それが複合動作の際には必ず関わってくるので，補正が必要になり，さらにおかしくなってくる。これらをフォーム（投球動作）として診るのはわれわれ医師側である。

不合格！

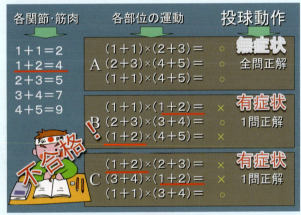

合格！

身体各部から影響を受ける肩

理学所見でみつける投球障害肩の治療法

テープ貼付程度の動きの制限が影響する挙上動作

　肩関節の挙上という複合動作をみると，例えば胸骨から腹部にかけてテープを貼るだけで，姿勢はやや円背となり，頚部が屈曲して顎が前に出てくる(図2b)。この状態で制限のないときと同じイメージで挙上動作を行うと(図1)，屈曲角度のみならず外転角度にも制限が生じ，不足した動きを補正するために肘関節の屈曲を無意識に行いながら手指を直上に向ける動作が行われてくる(図2a)。

　この角度の差は，肩関節をさらに外転あるいは屈曲したり，腰椎や胸椎の伸展を用いたりする動作で補正を試みようとするため，肩関節あるいは脊柱に本来行う必要のない負担を強いる結果へ導くことになる。

広背筋の運動性低下が投球動作に及ぼす影響

　右側の広背筋の走行にテープを貼ると，右肩を下げて後方に引っ張られる姿勢となり，この状態で最大挙上をさせると，右肩の屈曲角度も外転角度も減少してしまう(図3)。

　もし右投げ投手がこの状態になってしまうと，以下のような投球動作を行う可能性を秘めていることになる。

①右肘の位置はイメージよりも低くなるので肘下がりのフォームとなり，体幹を左に傾けて補正する動作が追加されてくる。

②イメージよりも肘は前方にあるので，肘を後ろに引く動作が追加されるが，すでに左への体重移動と体幹の左回旋が始まっているため，肩関節は体幹と肘の運動方向の差によって過伸展が強要される。その結果，internal impingementを生じる肢位をとることになる。

③ボールリリースは，後方に動いていった前腕を投球方向に引っ張ってくる必要があるので，手の位置は体幹から離れ，体の開きが早いフォームで手投げとなり，肘関節にも負担のかかる動きとなってしまう。

身体各部から影響を受ける肩

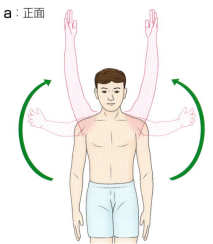
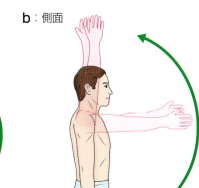

図1 制限のない挙上動作

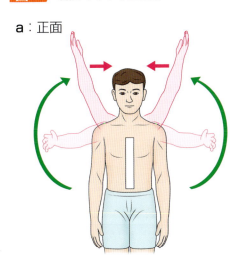
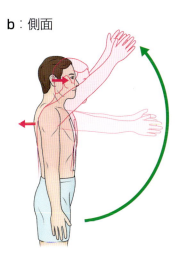

図2 胸腹部に制限のある挙上動作

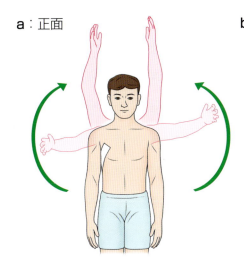
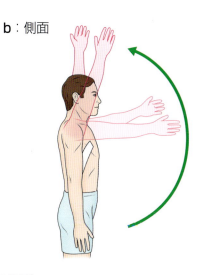

図3 腋に制限のある挙上動作（広背筋の拘縮）

投球動作の動作解析からみた股関節・足関節の影響

　投球動作全体が2秒ほどの速い動きであるために，運動連鎖に問題がないかどうかという解析も多く行われている．基本的には，体表にマーカーを付け，ハイスピードカメラで動作をとらえ，マーカーの座標により動作を解析する方法である．解析結果のデータは確かにわかりやすいようにみえるが（図4），ときとして得られたデータのみに診断の根拠を求めるあまり，選手という存在を忘れてしまっている状況があることも否めない．

　この動作解析の問題点を挙げるとするならば，被験者の機能的な評価がなされていないことである．

　被験者の機能評価の必要性を考えるために，まず，①大転子，②肩峰外側，③肘関節の上腕骨内・外顆，④手関節の橈尺骨茎状突起にマーカーを付け，通常の投球を行わせた（図5a）．

　次に股関節の内旋を5°に制限するように包帯を固定し，同様に投球を行わせた（図5b）．

　その後，捻挫の際に行うテーピングで足関節を固定し，投球を行わせた（図5c）．

　股関節や足関節の可動域制限を人為的に行い，これら3つの条件下で同一被験者に同じ感覚で投げさせた．

　股関節の内旋制限をした状態（図5b）では，肩の最大スピード後で肘の加速が始まっており，ベクトル方向の差から肩関節に負担が生じる結果であった．

　足関節のテーピング（図5c）では，肩から肘へとつながる運動連鎖が肘から肩へと逆転していた．つまり，肩が肘・手の加速に参加できないために肩・肘に負担がかかり，さらに肘の最大スピード後に手の加速が始まることから，肘関節への負担が生じる可能性が示唆された．

　これらの結果は，被験者が無症状であっても，例えば股関節や足関節の関節可動域に制限がある場合には投球動作の分析結果に多大なる影響を与え，これを単に動作解析で無症状であるから健常者として正常な動作結果であるとされてしまう危険性を示唆するものである．

身体各部から影響を受ける肩

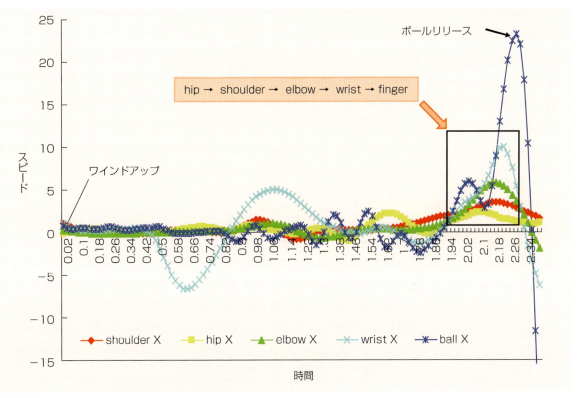

図4 ボールリリース直前の正常の運動連鎖

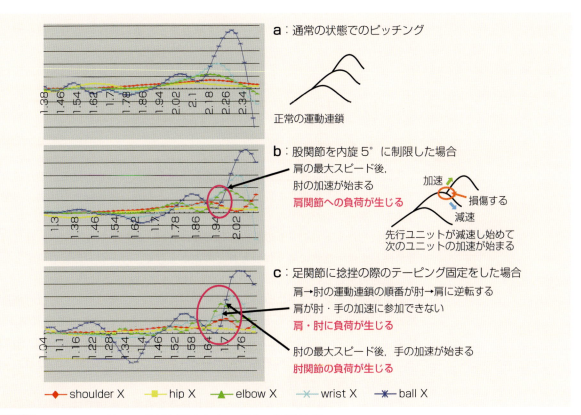

図5 股関節や足関節に可動域制限を加えた場合の運動連鎖

理学所見でみつける投球障害肩の治療法

投球動作における
イメージとの差

投球動作への思い込みが治療を難しくしている

　投球動作という一連の動きのなかで,
①体幹寄りの腕を前にしてボールを投げているので,肩関節は屈曲位になっている,
②さまざまな分解器写真やビデオをみても,オーバースローでの投球時には腕は150°あるいはそれ以上の外旋位をとっている,
③投球側は利き腕なので当然,非利き腕であるリード側よりも筋力は勝っている,
④走ったり投げたりしているスポーツ選手なので,片脚起立や片脚でのジャンプくらいの基本的な動作はできている,
という誰もが疑問をもたないような事柄が一見理にかなっているようであるが,病態発生のメカニズムからすると納得のできない事柄だらけで,多くの「？マーク」がついてしまった。
　そこで,これら4つの「？マーク」を取り去るために仲間の協力を得ながら検討を行った。

ボールリリースは肩関節屈曲位で行われる？

　体表マーカーは皮膚上であるため,ランドマークとなる骨の位置が動作によってどのくらい誤差を生じているかは,当然のことながら動作解析の結果に影響を与える。測定誤差だけでなく,マーカーを結んだ線分が何の動きを示しているかを明確にしたうえでデータの分析を行わなければ,誤解を生みやすい。特に肩甲骨に関しては,肢位により体表と骨との差が大きく,マーカーの装着場所としてどこが適切か難しい。
　肩甲骨の体表マーカーについて検討を行った結果,装着部位としては肩峰遠位端と烏口突起が適切であるとの結果を得ることができた。そこで被験者個々に,体表マーカーの座標に単純X線像との補正を加えた肩甲上腕関節角度（図1b）と,従来の分析法である両肩峰を結ぶ線と上腕とのなす角度（図1a）のボールリリース時の比較検討を行った。
　その結果,投球時のボールリリース時に疼痛を有する症例では,両肩峰のマーカーと上腕骨軸のなす角度は,健常者と同様に水平屈曲位でボールをリリースし

投球動作におけるイメージとの差

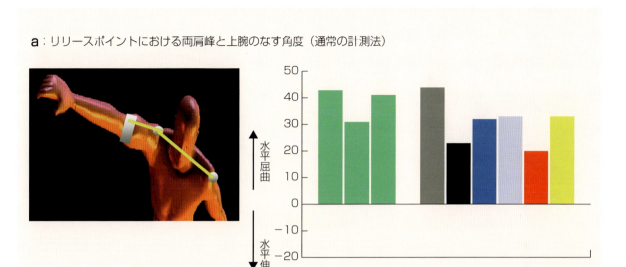

a：リリースポイントにおける両肩峰と上腕のなす角度（通常の計測法）

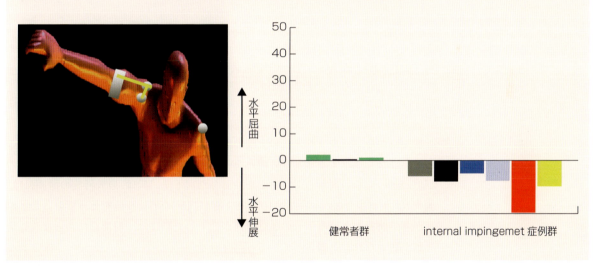

b：リリースポイントにおける関節窩面と上腕のなす角度（単純X線像で補正）

図1 ボールリリース時の計測法による比較

ていた．
　しかし，ボールリリース時の関節窩に対する上腕骨軸の角度は，健常者では垂直であるにもかかわらず，internal impingementの症例では，肩関節としては水平伸展位になっていることが確認できた．みかけ上とはまったく異なった結果が得られたことで，病態の発生原因を推察する根拠となった．

73

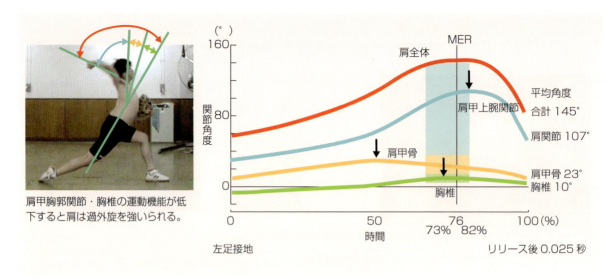

図2 最大外旋位における肩関節の外旋角度
(宮下浩二, ほか. 投球動作の肩最大外旋位における肩甲上腕関節と肩甲胸郭関節および胸椎の角度.
日臨スポーツ医会誌 2008；16：386-94.より)

肩甲胸郭関節・胸椎の運動機能が低下すると肩は過外旋を強いられる。

最大外旋位では肩関節は150°くらいの外旋を生じている？

　加速期からボールリリースの上肢の動きは，肩甲骨・体幹が連動・対応することで無理なく遂行することが可能となる．全身運動でのこの一連の動きに，どの部位がどのくらい関与しているかを検討した宮下浩二氏は，最大外旋の瞬間には，胸椎10°＋肩甲骨23°＋肩関節107°で合計が145°の外旋肢位をとっていることがわかり，胸椎および肩甲骨の運動機能が低下した際には，肩関節にさらなる外旋運動が強いられると報告している（図2）．

　矢内利政氏の研究でも，オーバースロー投手とアンダースロー投手の肩甲上腕関節運動の角度変化から，2名の投手にはリリースポジションに大きな違いがあるが，肩甲上腕関節の変化パターンは類似し，最大外旋時の肩甲上腕関節角度は，外転角約85°，水平伸展角10°未満で，ほぼ「ゼロポジション」となっていると報告している（図3）．

　また，投球時の肩複合体の運動をみても，胸郭に対する上腕骨の外旋角（約115°）は，肩甲骨の後方傾斜（約15°）と肩甲上腕関節の外旋（約100°）からなり，最大外旋時の胸郭に対する上腕骨の外転角（約110°）は，肩甲骨の上方回旋（約25°）と肩甲上腕関節の外転（約85°）で行われており，肩関節自体が115°を超えるような外旋は生じていないと報告している（図4）．

投球動作におけるイメージとの差

| 図3 | オーバースロー投手とアンダースロー投手の肩甲上腕関節運動の比較 |

上段は最大外旋時（時刻＝0s）の身体肢位．
下段は肩甲上腕関節角度の変化パターン（縦軸は角度，横軸は最大外旋時を基準とした時刻〈s〉）．

両投手にはリリースポジションに大きな違いがあるが，肩甲上腕関節の変化パターンは類似している．最大外旋時の肩甲上腕関節角度は，外転約85°，水平伸展角10°未満で，ほぼ「ゼロポジション」になっている．
（矢内利政．バイオメカニクスからみた肩関節インピンジメント症候群．臨スポーツ医 2013；30：417-26．より）

a：オーバースロー投手
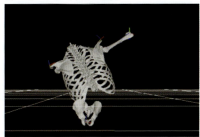
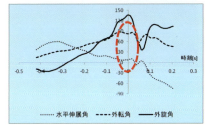

b：アンダースロー投手
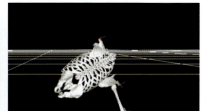
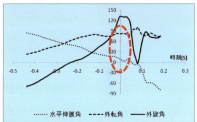

a：胸郭に対する上腕骨の運動
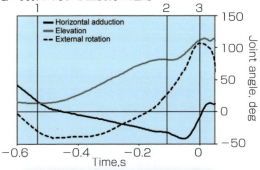
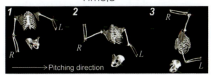

b：肩甲胸郭関節の運動
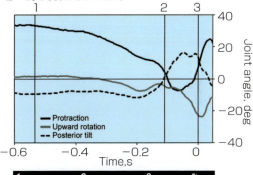
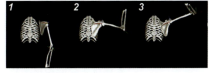

c：肩甲上腕関節の運動
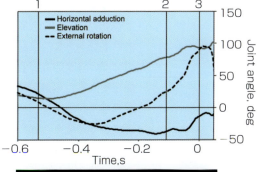
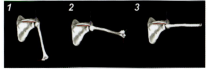

| 図4 | 投球時の肩複合体の運動 |

最大外旋角（胸郭に対する上腕骨の外旋角約115°）は，肩甲骨の後方傾斜（約15°）による貢献と肩甲上腕関節の外旋（約100°）による貢献からなる．最大外旋時の外転角（胸郭に対する上腕骨の外転角約110°）は，肩甲骨の上方回旋（約25°）による貢献と肩甲上腕関節の外転（約85°）による貢献からなる．

上段：縦軸は角度，横軸は最大外旋時を基準とした時刻(s)．
下段：3つの局面（①上腕挙上開始時，②ストライド足接地時，③最大外旋時）における身体肢位．
(Konda S, Sakurai S, Yanai T. Configuration of the shoulder complex during the arm-cocking phase in baseball pitching. Am J Sports Med 2015；43：2445-51．より)

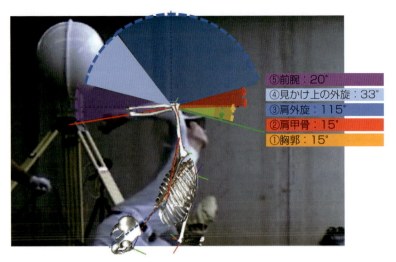

図5 投球の加速期の上肢の肢位は各部位の角度の合算

　矢内利政氏のこれまでの研究結果をわかりやすくまとめてみた（図5）。一見，肩関節が200°くらいの過外旋を起こしているようにみえるが，実際には，胸郭15°，肩甲骨15°，肩関節の外旋115°，撮影角度によるみかけ上の外旋33°，前腕の回旋による20°の合算として198°という角度が作り出されているという。つまり，投球の加速期にこの位置にボールを持っていく必要があり，合算にかかわっている部位の運動機能がもし低下していれば，肩関節や肘関節がその不足分を補うために非生理的な動きを行わなければならない必要が出てくるということである。

投球側は非投球側よりも筋力がある？

　ゼロポジションは肩関節の安定した肢位であるが，肩複合体としてみた場合には，ゼロポジションでも回旋運動が可能であり，特にゼロポジションでの外旋位を保持する能力は，投球動作のなかでも重要な肢位である（図6）。この外旋筋力は，ボールリリースの基本である仰臥位でのボール投げ上げ動作にも影響を及ぼすと考え，測定を行った（図7）。

　投球の加速期に肩痛を有する症例では，健常者に比べ，非投球側でも外旋筋力の低下がみられ，投球側ではさらに筋力の低下を示した。このゼロポジション近似位での外旋筋力が低下した状態でボールの投げ上げを行わせると，肘関節の伸展運動の移行準備ができず，肘・手関節ともに外側への移動傾向が認められ，肘関節の伸展運動に代わって肩関節の内旋運動が生じ，肩および肘関節の障害の一因になると考えられた。

投球動作におけるイメージとの差

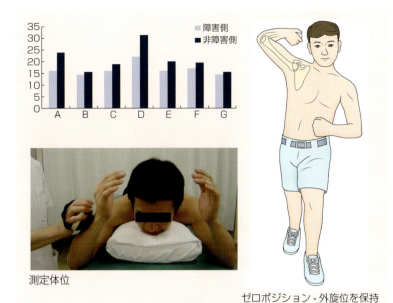

図6 ゼロポジション近似域での肩関節外旋位保持力の測定

健常者群：平均35.3±8.4 N
障害側：平均16.75±2.56N
非障害側：平均20.85±5.25 N
障害側の外旋筋力が有意に低値を示している(危険率5％)。

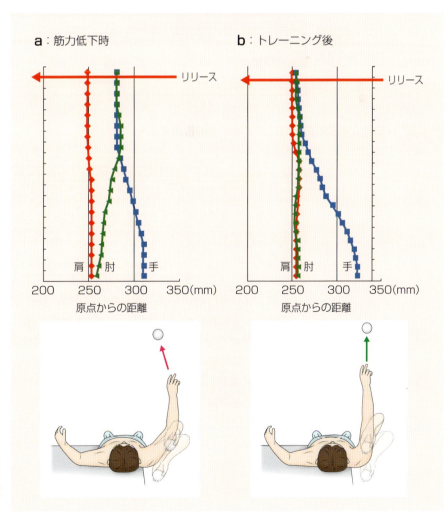

図7 仰臥位でのボール投げ上げ動作に影響する外旋筋力

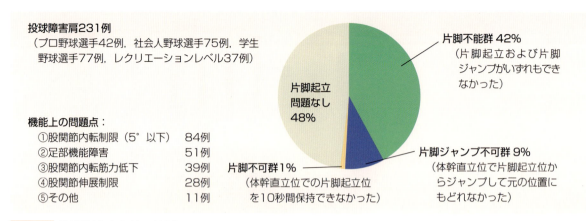

図8 片脚起立安定性の検討

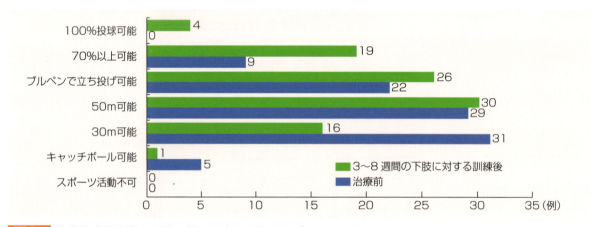

図9 片脚起立不能群の下肢に対する治療前後のスポーツレベル

野球選手は安定した片脚起立はできる？

　スポーツ選手でなくても，普通に歩いたり走ったりできるのであれば，片脚起立や片脚ジャンプをして元の位置にもどるくらいはできて当たり前と思っている人がほとんどであろう．

　投球障害肩で受診した231例の野球選手で，本当にできるか否かを調べてみた．片脚立位の保持が10秒間できなかった片脚不能群が1％，片脚ジャンプをして元の位置にもどれなかった片脚ジャンプ不能群が9％，両方ともできなかった片脚不能群が42％と，約半数の選手でできないことがわかった（図8）．これらの選手には，股関節の可動域制限や筋力低下，あるいは足部機能低下など，下肢の機能的問題点が生じていた．

　下肢機能の低下は，投球動作において肩への負担を生じる一因になりうると考え，上肢には一切アプローチせず，機能低下を生じていた下肢に対する運動療法だけを行ってみると，3～8週間で投球レベルの改善が得られた（図9）．

　投球障害肩として受診する選手のなかには，下肢の問題を解決するだけで肩複合体への負担を減弱させ，その結果，病態は存在していても症状が消失し，全力で投球ができるようになることもあるということがいえる．

Dr.筒井の
投球障害肩外来

患者さんを診察する目的

症状の原因を探る

　選手は投球時，あるいはそれ以外の際に，なんらかの症状があることで自分の満足いくようなプレーができないために，それを解決してもらおうとして医療機関を受診する。

　医療機関を受診しても，問診をして，理学所見をとって，X線検査をして，その結果，単純X線像では骨に異常がなく，理学所見でも陽性所見に乏しく，病態診断もままならずに投薬され，「何週間か休め」とだけいわれる選手をみかけることがある。これでは何のために医療機関を受診したのかわからない。しっかりとした病態診断と症状が発現する原因（なぜ，どうして症状が出るのか）が説明されなければ，練習を再開することで同じ刺激が関節に加わる結果，また，同じような症状を繰り返すことになる。

　練習をやれば痛くなり，休めば治ることを繰り返すことでチームからも忘れられ，精神的にも落ち込んでいってしまう。こんな不幸な選手を作らないためには，症状の原因をしっかり診断し，何をすべきで，何をすべきでないかを説明することが，医療機関としてはごく当たり前の話である。

■ どのような診断を行えばよいのだろうか？

　症状があるということは，関節組織に症状を出すだけの損傷があるはずである。軟部組織の損傷が多い肩関節にとって，MRIは診断に有効な検査法であるが，鏡視下所見の結果から理学所見のとり方を考えてみると，まずは①腱板の筋収縮による痛みの誘発，②不安定性（特に前方および前下方），③挙上による肩峰下アーチとのインピンジメント，④関節窩上の上腕骨頭の接触部分を他動的に動かすことでの関節唇への刺激によるインピンジメントなどを中心に診ることで，症状の原因である病態診断は大まかにできる。

治療法を決定する

　症状を説明できるような病態診断ができたならば，次は「その症状を出さないようにする」ための治療法の選択である。

　生理的な動きのなかで症状が誘発されるようであれば，損傷組織に対する投薬・注射，局所を刺激しないための安静が必要で，あるいは手術などが選択される状況である可能性も高い。

　もし，生理的な動きのなかでは症状を誘発することができず，非生理的な状態を作ることで症状が誘発されるようであれば，その状況を回避するための運動療法が有効なはずである。

多くの症例では，肩甲骨を固定して他動的あるいは抵抗をかけ，上腕骨を動かすことで症状の誘発ができるので，その動きを生じるような運動機能の問題点を検索し，運動機能を改善させるような運動療法を選択する。

治療の過程で，どうしても運動軸の安定化が確保されないようであれば，運動療法の方法やアプローチの考え方を変えることで解決できることも多いが，手術による関節の安定化が必要となる場合もでてくる。

肩関節としての機能を判断する

理学所見から運動機能を診断するのは難しいとよくいわれる。なぜならば，病態診断自体が形態診断であるため，理学所見もそのために行っていることが原因であろう。生理的な関節運動の範囲で単方向への自動運動が正確にできるか否かで，運動機能のスクリーニングが可能である。

正確に（さまざまな代償運動を伴わないで）単方向の運動ができないようであれば，徒手的に運動を介助してみる。それで症状が消失するようならば，運動療法で運動機能の向上を図る。

診察の重要性

組織が壊れているから「手術」，病態がわかったから「運動療法」。それでは「診察」は必要ないのだろうか（図1）。

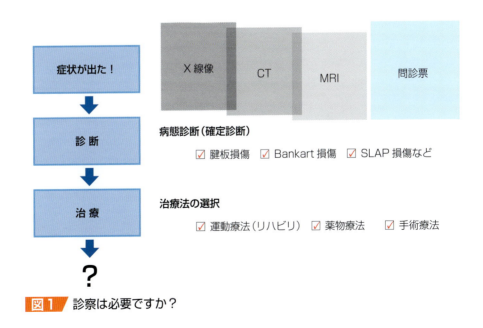

図1　診察は必要ですか？

診察は，症状を取り機能を回復させる治療法を探すために不可欠なプロセスである(図2)。そのプロセスでは，
　①患者さんが行おうとしている動作と，行った動作の違いをみつけることが大切。
　②違ったことをしていると認識してもらうことが大切。
　③診察中に動きの改善を実感させることも大切。
　このように損傷に至ったストーリーを変えるための情報を得ることが外来診察のポイントである。

診察時に必要な意識と認識

①目の前にいる患者さんをとにかく診る。
②目の前の患者さんをどうすれば治せるか，そのためには何をすればよいのかを常に考える。
③投球障害肩で受診した患者さんが，ボールリリースを症状なくできる状態ならば「運動療法」で投球まで回復させることができるはずである。患者さんの心と身体との対話から，解決策を探すためのヒントを引き出す最善の努力をする。

患者さんを診察する目的

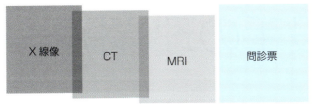

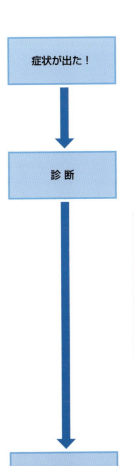

病態診断（確定診断）

☑ 腱板損傷　☑ Bankart 損傷　☑ SLAP 損傷など

診察　①ストーリーの構築：病態（組織損傷）に至る過程の確認
・どのような過程を経て（機械的刺激の連続＝投球動作をし続けて）きたためにこの病態（組織損傷）に至ったのかを知るために診察を行う。
②ストーリーの変更：機械的刺激を取り除く手段（治療法）の発見
・病態（組織損傷）を治療しても機械的刺激を取り除かなければ再発は必至！
・機械的刺激を取り除く（症状を取り除き，機能を回復させる）手段（治療法）をみつけ出すために診察を行う。
＊同じ症状でもストーリーは個々に異なるので，治療法も個々に異なる。

治療法の選択

☑ 運動療法（リハビリ）　☑ 薬物療法　☑ 手術療法

図2 診察は治療法選択のカギを握っている！
病態とは：機械的刺激の連続により生じる組織損傷である。
診察とは：患者さんの症状（痛みなど）を取り除く手段を探すプロセスである。

右投げ投手の理学所見

診察開始！

　診察は，患者さんを呼び入れた際の立ち振る舞いや言動なども含め，全身のさまざまな身体機能をチェックすることから始まる。

　診察は，患者さんと初めて会う場であるので，まず，信頼関係を築くことから始まる。基本は，目を見て話し，最初の一言としての「挨拶」が大切である。この一瞬がうまくいかないと，言動に信頼を築くことは難しくなる。

　問診票に記載された内容を確認しながら，以下の点も聞いていく。
①肩に関して何にどう困っているか。
②周囲の環境や選手の置かれている状況。
③肩とは関係がないと思って記載されなかった他の部位の障害。

　これらのことを聞いている間，患者さんも診察する側も立ったままで行う。話をするときの表情はもちろん，口の開け方，体重のかけ方などの足部の状態を含めた立位バランスなども含め，問題点を抽出していく。

　立位で話をしながら，表情・話し方，頭から足先までの左右バランスを観察するが，特に「体重のかけ方」と「上肢のアライメント」を診ることが重要である。
①体重のかけ方：左右どちらかに偏っているのか，踵荷重になっていないか，を何気ない問診の最中に診る。
②上肢のアライメント：手を自然に垂らした状態での指先の位置，前腕の回内・回外，肘の角度，肩の位置を診る。上肢全体のアライメントは，上肢の使い方の結果をみせてくれているので，どの動きを多く行っているかを推察できる重要なポイントになる。

　野球をした経験のある整形外科医や理学療法士あるいはトレーナーも多いと思うが，野球選手の診察をする際には，自分の経験を基にした観念的な話から診断や治療を行うことは避ける。

■ 気をつけの姿勢から始める

チェック！

　立位：良い姿勢がとれるか否かを診る。
　前面：両つま先が同じ角度で開いているか，肩のラインが左右同じか，顔，特に顎関節の位置に左右差が生じていないか，両手の置かれた位置が体側にあり，中指の先が外果方向を指しているか（図1a）。
　側面：耳介・肩峰・大転子・外果が一直線になっているか（図1b）。
　後面：踵部が揃っているか，両踵部を結んだ直線に対して両殿部・両肩甲帯部が平行になっているか（図1c）。

右投げ投手の理学所見

a：前面から

　①顔貌
　②顎の左右差
　③筋のレリーフ
　④左右肩峰の高さ
　⑤鎖骨のレリーフ
　⑥胸郭の形態
　⑦ウエストライン
　⑧足部の左右差

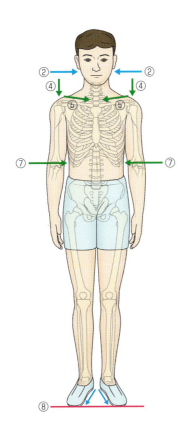

T's EYE
✓ 左右対称になっているか（特に，つま先の方向，手指の位置，肘の状態）。

b：側面から

　①耳介・肩峰・
　　大転子・外果の
　　ライン
　②円背・腰椎の
　　前弯

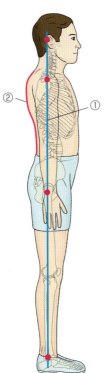

c：後面から

　①肩甲骨の位置
　②棘下筋の
　　レリーフ
　③両踵・両殿部・
　　両肩のライン

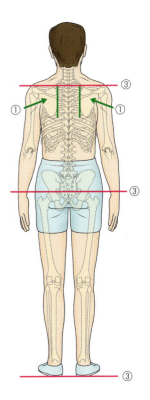

図1 視診のポイント

基本動作

■ 右片脚起立，そして左片脚起立の順に

体重移動は右から左になるので，まず，左下肢を挙げた右片脚起立，同様に右を挙げた左片脚起立の順で行わせる。

チェック！

右片脚起立
- ✓ ワインドアップ時の時間を自分で作れるだけの足部機能が，右足部にあるのか（**図2**）。

左片脚起立
- ✓ 加速からボールリリースまでの体重を支えるだけの能力が左足部にあるのか。

片側の足に体重が乗った際には足趾が使えることが大前提となるので，片脚起立はきわめて重要なチェックポイントになる。体重移動がうまくいかないと右に体重が残ったままで投球することになるので，結果として手投げになる可能性が出てくる。

- ✓ 足部の後外側に体重が乗ったり，股関節が外旋したりする動作がなければ合格である。

再チェック！

足部を含め股関節・体幹に問題がありそうならば，つま先の位置の床にマークをつけ，その場で閉眼してもらう。そのままの体勢で，股関節90°，膝関節90°に挙げて20歩足踏みを行ってもらう。

- ✓ 同じ場所にとどまることができれば合格である。
- ✓ 足を上げた際に後方重心になると，足を下ろしたときには元の位置よりも前に足が着くことになるので，20歩足踏み後にはスタート時とは違う場所に立ってしまうことになる。

何が悪くてどのようにして動いていったかを説明することで，選手が理解しやすくなる。

右投げ投手の理学所見

a：気をつけの姿勢

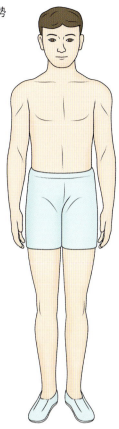

> **T's EYEs**
> ✓ 立位バランスを保つための補正の動きがないか。
> ✓ 股関節の屈曲動作に外旋運動や体幹の伸展・屈曲運動が加わっていないか。

b：正確な右片脚起立（90°屈曲）

前面　　側面

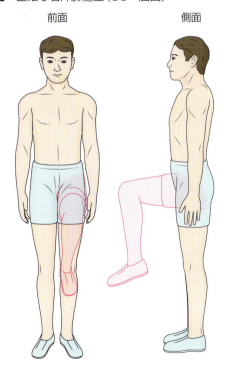

c：機能的問題がある右片脚起立（90°屈曲）

前面　　側面

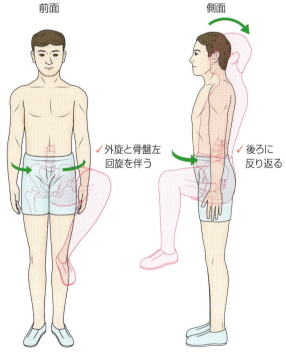

✓ 外旋と骨盤左回旋を伴う
✓ 後ろに反り返る

図2　片脚起立のチェックポイント

股関節90°，膝関節90°に挙げた際にどのようにして不安定さを補正しているのか，下腿がまっすぐではなく，足部に内方（股関節外旋）の動きが出ているかなども診る。

特に，左側でこの現象（股関節の屈曲に伴う外旋運動）が生じると，ワインドアップで股関節を内旋させながら体重移動しなければならないのに外旋してしまう動作を，骨盤あるいは体幹を時計回りに回旋運動させることで補正せざるをえなくなり，結果として身体の開きが早いフォームになってしまう危険性が生じてくる。

■ 体幹の運動性を診る

立位のままで，前屈および後屈してもらい，余分な動き（例えば前屈とともにどちらかの骨盤を後方に引いてくる）が生じないかを診る。

他動運動

■ 他動運動で左側の肩関節を診る

投球に際して先行する部位であり，また症状もないので，選手が安心して腕を診させてくれる。

肩の診察は，力を抜いてもらって他動的に内旋・外旋・外転・屈曲の可動域を測定することから始める（**表1**，**図3**）。この段階で力を抜いて他動的に可動域を測定させてもらえなければ，患者さんの信頼は得ていないと考えるべきで，さらなるコミュニケーションの向上を図る必要がある。

■ 他動運動で右側の肩関節を診る

力を抜いてもらって他動的に行っているにもかかわらず，筋による防御的な収縮が生じたり，他の部位の動きで可動域を拡げようとしていないかを診る。

表1 他動的可動域での疼痛，リラクゼーションの確認

疼痛の発現	考えられる病態
最終可動域に至る以前	関節包内の炎症が強い
最終可動域	関節包の癒着，肩峰下などとの刺激

右投げ投手の理学所見

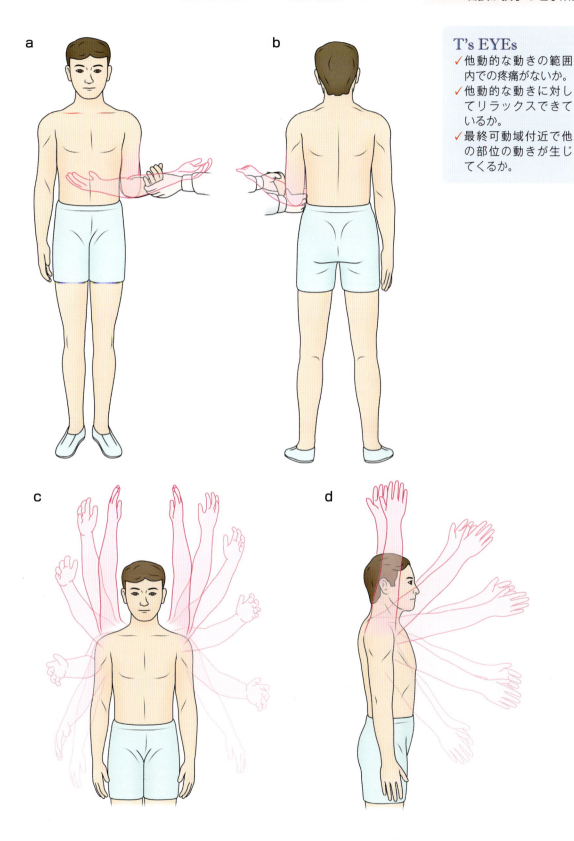

T's EYEs
- ✓ 他動的な動きの範囲内での疼痛がないか。
- ✓ 他動的な動きに対してリラックスできているか。
- ✓ 最終可動域付近で他の部位の動きが生じてくるか。

図3 他動運動のチェックポイント

自動抵抗運動

■ 肩関節の単純な運動方向である内旋・外旋・外転の自動抵抗運動で，左肩関節周囲の筋を収縮させた際の変化を診る

　抵抗運動の基本は等尺性収縮で行い，そのまま等張性収縮に移行する場合もある．無症状側であるのでフルパワーで行ってもらうが，このとき正確な関節運動ができるか否かが最も重要なポイントになる．

　肩甲骨の固定性や動きに問題はないのか，あるいは他の筋肉の関与がみられたり，運動の方向が変わったりしていないかなど，ウォーミグアップや基礎トレーニングにおいて行われている両上肢を使った基本的な動きによる影響を診る．

　筋肉は単純な繰り返される運動に対しては学習しやすい組織なので，マシーンを使った，あるいはフリーウェイトによるトレーニング，あるいは過負荷でのトレーニングによる筋の使い方の癖などが出現しやすい．

　外転抵抗運動時に外旋や伸展動作が加わるのであれば，それだけでフォームが悪くなり，投球側に負担がかかることが推測できる．

■ 肩関節の単純な運動方向である内旋・外旋・外転の自動抵抗運動で，右肩関節周囲の筋を収縮させた際の変化を診る

　非投球側の所見をとった後，投球側をまったく同じ方法で所見をとる(図4)．症状を有していることが多いので，抵抗の加え方には十分に注意をして行う．

　基本は，相手の出す力で上肢がわずかに動く程度に抵抗をかけるように，力の入れ方を相手の力に合わせて変化させる．

　正確な関節運動ができるか否かが最も重要なポイントになるのは非投球側(左肩)と同じであるが，肩甲骨の固定性や動きが左肩と同じようにおかしいのか，左肩とは異なる動きで対応するのかなど，トレーニングによる影響を差し引いて，投球動作によって投球側(右肩)にどのような影響を与えているのかを診る．病態が存在している場合には，自動抵抗運動で容易に症状が誘発されることもあるので注意が必要である．

　肩甲骨の胸郭上の固定性・運動性を介助したり，下垂位よりも若干屈曲位や伸展位で行わせ，疼痛の出現や胸郭・体幹の運動の関与などの変化があるかを診ることが大切である．

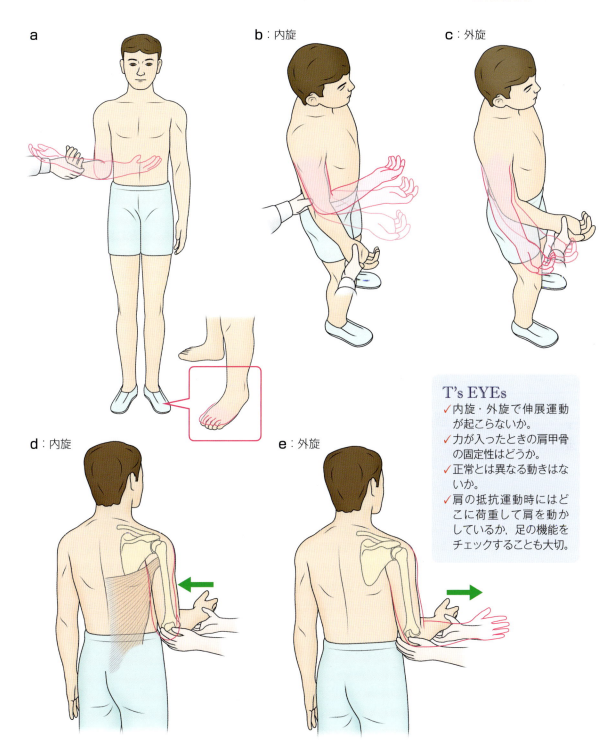

図4 内・外旋運動のチェックポイント
指示した運動（患者さんが意図して行っている運動）の正確性を診る。
異なる運動が行われていたら，その動きによる投球動作への影響を考える。

■ 内旋抵抗運動(図5)

チェック!

①肩前方の疼痛：肩甲下筋・大胸筋・広背筋などの求心性収縮に伴う疼痛が考えられるが，内旋時に伸展運動が同時に行われた場合には，上腕骨頭が前上方方向に偏位していって前上方関節唇・腱板疎部(RI)・上腕二頭筋長頭腱(LHB)を機械的に刺激することで生じた可能性がある。この場合は，肘を少し前方に置いて内旋運動を行わせ，上腕骨頭が関節窩の前上方を刺激しにくい位置関係として，症状の変化から病態(変化がなければ，収縮した筋の腱部分由来の疼痛。疼痛が軽減・消失したならば，腱板疎部の滑膜炎・前上方の関節唇損傷・上腕二頭筋長頭腱の結節間溝での損傷など)を推察する。

②肩後方の疼痛：肩甲骨の固定機能が低下している場合などに関節窩と上腕骨頭の位置関係が崩れ，後方関節包への機械的刺激を生じることで後方の疼痛が発現することがある。肩甲骨を胸郭上に保持し，同じ手技を行わせて疼痛が消失すれば，関節内圧の変化に反応しない程度の滑膜炎を考える。

内旋運動時に伸展運動が生じることで後方の疼痛が生じる場合には，広背筋および大・小円筋腱，上腕三頭筋長頭腱の刺激による疼痛を考え，腋窩後壁を押さえて内旋の等尺性収縮運動を行わせ，症状が消失すればこれら後壁を形成する筋腱のストレッチを行わせてみる。

■ 外旋抵抗運動(図5)

チェック!

①肩後方の疼痛：肩下垂位からの外旋運動は，肘を90°屈曲位・前腕回外位(手掌を上に)で行う。等尺性収縮で後方の疼痛が出現したならば，等張性収縮を行わせ，その疼痛の変化を診る。等尺性収縮を外旋角度を増加させて行わせることで疼痛が軽減あるいは消失したならば，外旋角度が増加するほど三角筋後部線維よりも棘下筋・小円筋の収縮が筋力に影響を与えるので，腱板自体の損傷は少ないと考えることができる。また，肩関節の回旋中間位(下垂位)で外旋の等尺性収縮を行わせると，肩甲骨の胸郭への固定機能が低下している場合には，肩甲骨内縁が浮いてきて，みかけ上の翼状(肩甲骨の外転)を呈することがあり，その結果，肩関節は伸展位となる。後方関節包は弛緩するとともに上腕骨頭と後方関節窩縁との間で挟み込みなどの刺激を受ける状態となるので，炎症が強い場合には疼痛をだす可能性がある。

②肩前方の疼痛：肩甲骨が胸郭上に固定されていて，上肢下垂位での等尺性収縮では筋収縮している部位に負担がかかっているので，腱板損傷がある場合には，棘下筋腱あるいは棘上筋腱の損傷部分への収縮刺激によって後方あるいは外方の疼痛を生じる。等尺性の外旋抵抗運動で前方に痛みが生じたとすれば，関節窩と上腕骨頭の位置関係が変化したことが考えられる。

肩甲骨の胸郭上の固定機能低下で，外旋に伴い肩甲骨の外転方向への動きや下方回旋方向への動きが出てくると，上腕骨頭により腱板疎部を中心とした肩関節の前上方への機械的刺激を生じて，同部由来の疼痛が出現する。その際には，肩甲骨の胸郭上の固定を左手で介助し，疼痛症状が軽減・消失するなどの変化が生じるかを診る。

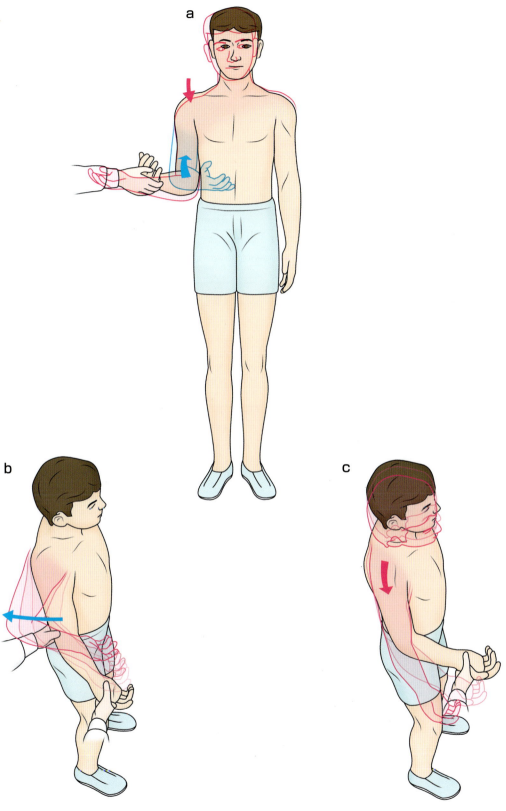

図5 内・外旋運動：機能的な問題がある場合によくみられる動き
赤矢印：下制　　青矢印：伸展

表2 自動抵抗運動でのパワー・疼痛，運動の正確性

a：下垂位での内・外旋・外転抵抗運動

疼痛の発現	考えられる病態
肢位による差なし	関節内圧上昇に伴う組織刺激
肢位による差あり	上腕骨頭偏位に伴う組織刺激
運動方向による差あり	収縮腱板由来
※下垂位での内旋で後方の疼痛あり．下垂位の外旋で疼痛なし．	もし，肩甲骨の介助で疼痛がなくなったら肩甲骨との位置関係で刺激をしているだけである．

b：45°外転位での外転抵抗運動

疼痛の発現	考えられる病態
肢位による差なし	動かない部分は肩峰下由来
肢位による差あり	動いた部分は腱板由来
運動方向による差あり	収縮腱板由来
※下垂位で外転は肩峰下との位置関係が変わることで確認する． 　Thumb upで疼痛あり（三角筋後外方） 　　動いた部分（腱板）からの疼痛である． 　Thumb downで疼痛あり（三角筋前外方） 　Thumb upで疼痛あり（三角筋外方） 　　動かない部分（肩峰下）からの疼痛である． 　Thumb downで疼痛あり（三角筋外方）	

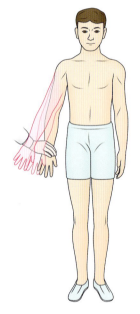

図6 外転抵抗運動のチェックポイント
下垂位から45°までの抵抗運動を行わせる．

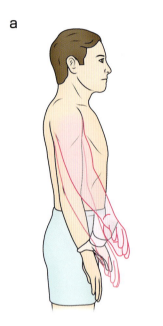 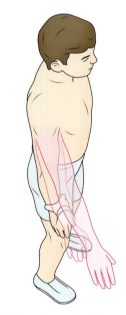

図7 外転抵抗運動：機能的な問題がある場合によくみられる動き
a：指示した方向への動きができない．
b：同時に外旋運動が生じる．

外転抵抗運動（図6）

チェック！

運動方向は肩甲骨面で，検者の股関節外側を目的に動かすような位置に立って行う．指示した所に手が動くか，外転動作以外の動きが行われていないか，疼痛などの症状がどこにどのように出るのか，肩甲骨が上肢の動きに連動しているか，などを診る．その後，肩甲骨の動きを検者が介助した際の症状の変化を診る．

Thumb downでの下垂位で等尺性抵抗運動，下垂位から肩甲骨面45°外転挙上位までの等張性抵抗運動，肩甲骨面45°外転挙上位での等尺性抵抗運動をthumb upでも行い，筋収縮・剪断方向への刺激・肩甲骨と上腕骨との位置関係による症状の変化から病態診断を行う．

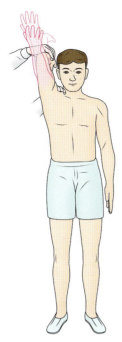 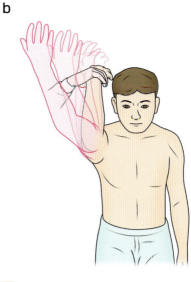

図8 ゼロポジションでの肘伸展運動
肘の位置が動いてしまう場合は，肩甲骨の固定性の低下が考えられる（**b**）。
ゼロポジションでの外旋運動を行わせ，肩甲胸郭関節の筋の再教育を行う。

ゼロポジションでの肘伸展運動（図8〜10）

チェック！

　肘の位置を動かさずに肘の伸展の等尺性運動が行えるかどうかを診る。

　回外位だけでなく，回内位でも同様に肘の伸展を行わせ，ボールリリース時の状態を確認する。肘の位置が固定できない場合には，肩甲胸郭関節および前腕の機能的問題があると考える。

　前腕回外位・肘90°屈曲位からの肩関節外旋運動を行わせ，上肢の動きに肩甲胸郭関節が対応するように筋活動を学習させる。その後，肘伸展運動を行わせてみるとできるようになっていることが多い。そうであれば，この運動を日常のトレーニングの1つに組み入れることで，ボールリリースの際の肘伸展が意図通りにできるようになることが患者さんも理解できる。

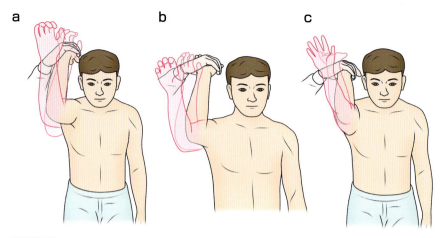

図9 ゼロポジションでの肘伸展運動への前腕の影響のチェック

肘が，前腕の回内位で動き，回外位で動かない場合は，肩甲骨の固定性はよいが，前腕の回内筋の影響で肘が固定できないと考え，回内筋を緩めてから再度行わせて比較する。

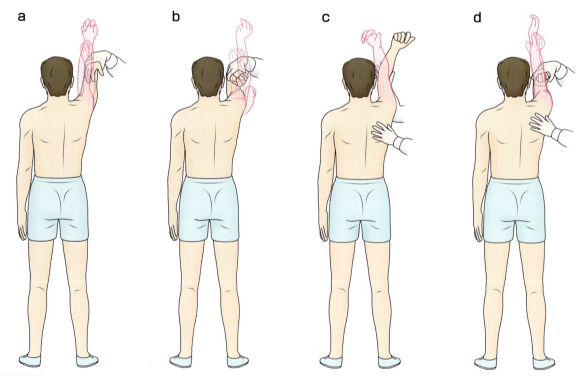

図10 ゼロポジションでの軽いリズミカルな外旋運動

ゼロポジションでの軽いリズミカルな外旋運動を数回行わせることで筋内の活動を覚えさせると，肩甲骨が安定することが多い。

「損傷に至るストーリー構築」の手順

①理学所見や画像所見を基に，運動生理に基づいた事実の積み重ねから，選手の運動機能的問題点を抽出する。
②その運動機能的問題を抱えたままでは投球動作あるいはバッティング動作にどのようなフォーム上の変化が生じるかを推察・検討する。
③その結果，関節組織にどのような機械的刺激が生じることになるかを推察・検討する。
④現在の病態が発生することになったであろうという「損傷に至るストーリー」を構築する。

「損傷に至るストーリーを変える方法」を伝える

①上肢の意図した動きが正確にできなかったのは，腱板なのか，肩甲骨なのか。
②肩の運動機能に生理的範囲を越える負担を与えているのは，体幹，胸郭，下肢，前腕なのか。
③外来の場で変化を見せる，実感させることで，何をすればどのようによくなるのかが患者さんに伝わる。

診察が終了した時点では，患者さんが監督やコーチに指摘され，悩んでいたことを指摘できるくらいの情報を得ることができるくらい，選手に「損傷に至るストーリー」を明確に説明することが大切である。

手術する，しないはどう判断するか

手術と判断する前に

　治療法として保存療法(主として運動療法)で治せるか，手術療法が必要かの判断は難しい。例えば，肩関節の運動時に肩甲帯に対してなんらかの徒手的な補助をすることで症状の軽減がみられるならば，まず，徒手的に補助するような機能を引き出す運動療法により治療することが可能なはずである。あるいは可動域制限の原因を除去することにより症状が改善する場合も，運動療法のみで治療することが可能と考える。

　手術療法を必要とした症例がどのくらいの比率かという問いに対しての答えは，実はあまり意味がない。母集団としての症例の組織損傷の状態が，施設による差が大きく，程度の軽い症例が集まる施設では当然低くなるし，他の施設での治療でなかなか治らないからといって訪れる症例の多い施設では，手術適応の症例が増えてもおかしくない。過去のデータや経験からすると，全症例の10％弱の選手が手術療法を受けている。術後，完全復帰までの期間も平均6カ月程度で，約80％が競技に完全復帰できるまで手術手技などが進歩してきた。また，運動療法の進歩も著しく，約80％は運動療法単独で競技に完全復帰しており，脱落症例は約10％ということになる。

手術療法の適応 (図1)

①疼痛などの症状が一進一退して持続し，運動療法が進まない。
②構造的な破綻によって機能的な回復が望めない。
③各パーツの機能的な回復が得られた状態であっても症状が残存している。
④選手の置かれている社会的要因で手術が望ましいと医師が判断した。

腱板損傷に対する保存療法の限界

　保存療法の限界は，以下の状態である。
①残存腱板機能の向上が得られない。
②上腕二頭筋長頭腱の代償機能が使えない。
③肩甲骨や体幹の代償機能が使えない。

①機能的な向上が得られたが，解剖学的損傷が症状をだしている場合
・運動機能は良好である。
・構造的な損傷による症状が残存している。

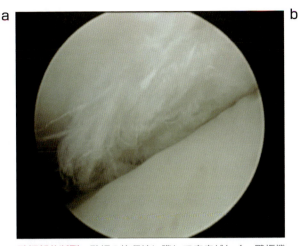
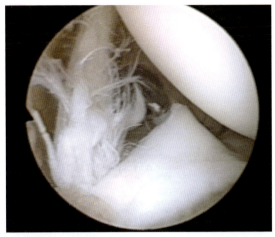

腱板部分断裂：腱板の筋収縮に際して疼痛がなく，腱板機能は獲得できたが，断裂端が瘢痕化し，インピンジメントの症状が持続している。

関節唇損傷：剥離あるいは断裂した関節唇が関節窩と上腕骨頭の間に挟まり，関節窩上の上腕骨頭の生理的な範囲での動きでも刺激症状が続いている。

②解剖学的損傷のために機能的な向上が得られない場合
・運動機能は不良である。
・構造的な損傷の修復により機能向上の可能性がある。

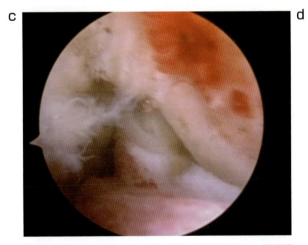
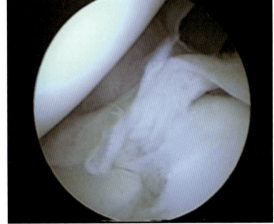

腱板部分断裂：腱板の筋収縮に際して疼痛があり，腱板機能を高めるための肩の自動運動などの運動療法ができない。

関節唇損傷：関節窩から剥離することにより，関節の不安定性が生じ，運動療法で筋の機能を向上させても関節の安定した運動が不能である。

図1 手術療法が適応される要因

腱板部分断裂に対する手術は，どこまでの断裂が修復を必要としているか議論に決着をみていないが，修復を必要とする損傷形態を次のように考えている．
①腱板の筋収縮によって線維方向への断裂が拡大していく病態．
②筋収縮の力が腱を介して大結節に伝わらない状態．
③断裂端が遊離し，挙上・回旋で刺激を繰り返している状態で，断裂端を蒸散させても断裂部の瘢痕化が望めない状態．

以上のような状態以外は，動作時の機械的刺激を軽減させるために断裂端を蒸散させ，運動療法によって腱板の機能を向上させることが可能な状態に変えることで，手術的な操作は十分と考える．

関節唇損傷に対する保存療法の限界

保存療法の限界は，腱板や肩甲骨の運動機能が改善しても，外転挙上時の回旋あるいは伸展・屈曲に伴う違和感や疼痛がとれない場合である．

投球障害肩にみられるSLAP損傷は，基本的には蒸散させるのみで症状の消失が図れる．

関節窩から剥離している症例は決して多くはなく，軸運動の際に不安定性が生じる肢位で，関節唇が剥離している場合にのみ縫着を行う．

上方の関節唇はもともと可動性のある部分であり，他の部位の関節唇とは関節窩縁への付着形態が異なる動きがあることで上腕二頭筋長頭腱の機能が保たれているので，上腕二頭筋長頭腱の起始部の可動性を制限するような関節唇の縫着術は，行うべきではないと考える．

関節唇・関節包・関節上腕靱帯複合体の損傷に対する保存療法の限界

保存療法の限界は，挙上時の運動軸のブレが容易に生じる場合であり，この病態はほとんどが手術療法の適応になると考えている．

関節上腕靱帯が断裂したり，関節唇・関節包複合体が関節窩から剥離したりすると，関節包の緊張を保つことができなくなるので，このような状態に対しては断裂部を縫合し，関節包の緊張を作ることで運動療法による筋活動の向上など機能的な回復を図る．肩関節の機能的な回復が得られれば，関節包の特定部位に対する伸張刺激は消失するので，結果として，術後良好な成績が得られる．

ただし，関節唇が関節包とともに剥離している状態は，関節包にかかる張力のベクトルが変わるため，縫着しなければ解決には至らない．また，前上方関節唇損傷や上関節上腕靱帯の損傷であるpulley lesionは，症状がとれにくい病態であり，速やかな修復手術が必要とされることが多いと考える．

投球障害肩に対する理学療法の考え方

　投球障害に限ったことではないが，理学療法の核となる目標は何かをしっかりと認識することは，理学療法の役割を明確化し，適切な対応を図るための計画を立てる際に非常に重要となる。
　また，他職種と連携をとり，チームとして投球障害に取り組むためには，この核なる目標を踏まえて対応することが必要不可欠である。
　ここでは，理学療法の歴史と核となる目標の確認，さらに理学療法にかかわる因子について考える。

投球障害肩に対する理学療法の考え方

セラピーの基本原則

セラピーの語源

　「セラピー」という言葉は，元来，古代ギリシャ神話の"セラピス神"から付けられたといわれている(図1)。現在は海中都市となっているエジプト，アレクサンドリア地方のカノープスに，このセラピス神が祀られたセラピス神殿が建てられ，その後長い間，健康を祈願する重要な巡礼地とされていた[1]。

　このセラピス神殿に訪れると聖なる不思議な力により，肉体的・精神的に健康な状態にもどることができる。つまり，肉体的・精神的苦痛を取り除いてもらえる場，癒しを与えてもらえる場として信じられていた。この「苦しみからの解放を促す」ということから"セラピー"という言葉が生まれたとされている。よって，セラピーの基本的な目標は，「苦しみの是正」であるといえる。苦しみの是正は人により異なり，条件，状況によっても異なることから，最終的には本人の行動変容を促すことが大切になる。

セラピーを踏まえた理学療法

　このセラピーの基本を踏まえた投球障害肩に対する理学療法は，他の疾患と特別に異なることはない。しかし，投球という特殊な場面の問題であるがゆえに，ときにプレーができるかどうかに固執してしまい，本来の目的を見失ってしまうことも多い。セラピーの基本原則は苦しみの是正であり，一般的には，改善が期待される場合は当然改善を，改善が難しい場合には維持を，そして損失されたものに対しては受け容れと代用を必要とする。

　勝敗あるいは能力を期待するものであるか，参加を期待すべきものであるか，かかわりを期待するものであるか，本人が望むレベルによって苦しみはまったく異なる。スポーツ活動においては，受傷前のレベルに完全にもどることは望ましいが，必ずしもそれが約束されるものではない。また，生活に直結するプロ野球あるいは社会人野球と，レクリエーションレベルの野球，そして教育の観点も含まれる学生野球とでは，考慮すべきことが大きく異なることにも注意が必要である。

　セラピーは過去を踏まえ未来を見据え，今，プレーができるかということも大切ではあるが，今後，再び苦しみを招くことがないように，受傷に至った経緯などから，関節にかかる負担に影響するさまざまな因子の改善と，何よりも選手自体の行動変容を促すことが非常に重要となる。

　野球活動に受傷前と同じようにかかわることのできない時間は，決して無駄な時間とは限らない。逆に，関節にかかっていた負担が問題であることを考えると，

セラピーの基本原則

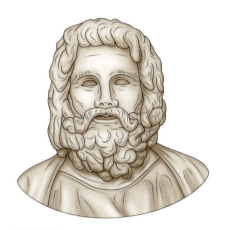

図1 セラピス神

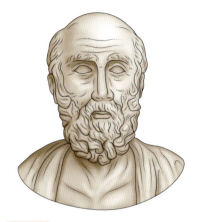

図2 ヒポクラテス

　関節にかかる負担を是正できることにより，受傷前よりもパフォーマンスが上がることも実際にはある．さらに，投球は投球速度が速いという物理的な要因は確かに有利ではあるものの，受傷をきっかけに技術的側面への再考を促す非常によい機会となることも多い．身体機能の回復・強化を短期間で図ることも重要であるが，今，この時間を将来に向けてどれだけ有効に，意味のある時間として使い，そのことを選手にいかに伝え，理解を得て，共同の作業として進めていくかが大切となる．そして，今後このような苦しみに会うことがないように，あるいは不運にも遭遇した場合，どのような行動を図るべきか適切に判断できるよう導くことも重要であり，プレーあるいは練習の中断の判断を安易にセラピストが決定しすぎないよう，セラピストである自分自身の思考の検証も大切である．

医学の祖"ヒポクラテス"

　実際の医学的なセラピーは，医学の祖である"ヒポクラテス"から実施されていたといえる（図2）．

　ヒポクラテスはギリシャ医学の最高峰とされ，いまだに最も偉大な臨床医家とされている．ヒポクラテスは，健康と病気を自然の現象として科学的に観察し，医術をそれまでの魔術と引き離した最初の人物とされている．特にその対応は，外科的な治療，投薬による治療は否定しなかったが，われわれの体のなかには，健康に復そうとする自然の力"physis"があり，それを助けることを自分の任務とした．

　実際の治療法は，食事を適当にし，新鮮な空気を吸い，睡眠，休憩，そして運動を規則正しくとり，生活を整えさせるものであったという．そのほかに，光，水などの物理療法，マッサージなどの徒手療法，さらに森林浴などのリラクゼーションなど，食事，環境，心理，理学といったさまざまな方法を取り入れ対応していたという．「ヒポクラテスの誓い」は医道を説く名言とされ，医学に身を置くものにとって非常に重要なものである．この誓いは，これまでもそしてこれからも大切にすべきであり，常に自らの行動をこの誓いと照らし合わせ，顧みることが必要であろう[2]．

投球障害肩に対する理学療法の考え方

理学療法の役割

理学療法の役割には，以下のようなものが挙げられる。
①医師の指示の下に，リスク管理をしっかり認識したうえでの治療の一助。
②受傷(病態)によって引き起こされた機能障害への対応。
③投球障害は,そのほとんどが特別な誘因のない非外傷性であるため，受傷(病態)を引き起こした，あるいは，引き起こすに至った誘因の追求ならびにその是正。
④今後，どのような行動の選択(予防)が必要か検討し，継続して実施可能な無理のない選手本人の行動および取り巻く環境に応じた配慮(周囲の対応)の指導，教育と習慣化へのサポート。

これらの対応は，時期，状態，能力，状況，活動レベルに応じて，主としてどのような対応が選択されるべきか異なるが(優先度の選定)，それぞれ独立しているのではなく，すべて関わり合い，影響しあっていることが多く，その繋がりについても考慮し，対応することが望ましい。

さらに，肩関節はその構造的特徴から，他の部位の問題が肩関節への負担を招いていることも多く，局所への対応もとても大切である。また全体からの影響を考慮することも非常に重要であり，頑なにルール化して扱うのではなく，時期，状態，能力，状況に応じて臨機応変に対応することが望ましい。

投球障害に対する理学療法は，図1に示すように多岐にわたる。勝ち負け，あるいは職業スポーツだけを扱うわけではないため，ただ強化につなげるだけでなく，続けられる，楽しむといった部分も重要な理学療法の役割である。

治療の一助 （手当て　治療）

理学療法の役割のなかでも基本的な役割として，医師の指示に従う治療の一助は，古くからリハビリテーション，あるいは後療法として行われている。特に手当て(treatment)，治療(cure)といったこの期では，あくまでも医師の指示に従った医療が原則であり，患部の安全が第1優先されることはいうまでもない。この時期は，練習そのものも中断されることもしばしばであり，患部以外の機能維持も考慮しなければならないが，患部への影響を常に意識し，注意する必要がある。

また投球障害は，その多くが繰り返される負担により引き起こされ，他の関節機能の問題を肩が代償し，過負荷の状態となっていたとうこともも少なくない。他の部位の問題の残存が，患部改善の阻害因子となることもあり，患部への影響には十分気をつけながら，予防(prevention)への対応も含め，同時に対応していくことが望ましい。

また，練習の中断が長期化すればするほど，自己否定が強くなることから[3]，

理学療法の役割

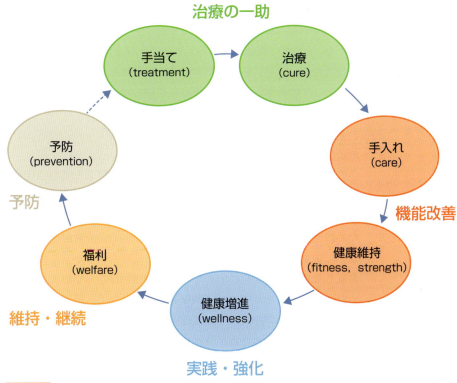

図1 理学療法の役割
あらゆる他職種と連携したチーム対応がなされる。

*牛島和彦氏（著書）の体験談「投球を中断している間，プロに入ってからの自身の投球で記録に残っているものをすべて何回も見直し，なぜ打ち取れたか，なぜ打たれたかを，復帰したときのことを想定して自己分析し，さらに後輩への指導からその是非を確認していた」のように体験談[4]の伝達は，有用な対応の1つと考える（p.312参照）。

実際に投球するだけが練習ではなく，観察すること，自分のプレーを振り返ること，さらに，休んでいるこの時間にしかできない肩を使わないパフォーマンスアップの練習など，今後のための行動変容を促すことも重要となる。

機能改善

　　　　リスク管理の必要性が低くなりつつある，手入れ（care），健康維持（fitness）のこの期は，治癒した状態ではなく，あくまでもその途中の段階であり，リスク管理の必要がないわけではない。この期は後療法の範疇である，低下した機能の改善に加え，投球に必要な機能の再構築を目指すことが対応の中心となる。手当て（treatment），治療（cure）の期でも，他の関節機能の改善を図ってきたとしても，実際の投球動作へステップアップする際に判明しなかった問題が影響することがあり，生理学的回復過程に準じて，あるいは単なる数値的改善が得られているからといって，必ずしも目標のレベルを遂行できるとは限らない。むしろ，できているからといって安易にレベルアップを図ることは非常に危険であり，自覚される問題がなくとも，機能的

評価を定期的に実施し，機能的変化の有無をしっかり見極め，レベルアップあるいはレベルダウンの状態に応じて指示することが望ましい．

競技レベルの高い選手であっても急にレベルをもどすことは避け，初心者レベルから，1つずつ確認しながらレベルアップを図るべきである．

投球動作は，単に関節機能の改善で得られるものではなく，いわゆる身体の使い方としての基本的動作の獲得もこの期では重要となる．

実践・強化

この期は実践が中心となり，競技レベルを上げるための強化がなされる．

当然のことながら，身体的負担を強いることが前提であり，特に競技レベルが高い場合は，パフォーマンスレベルのアップは必然である．スキルアップを図るためには，過剰な保護はかえって問題となることを考慮して対応しなければならない．いかに練習をハイレベルで参加し続けられるかも重要であり，選手自体が自覚しない身体的変化に応じて対応しなければならない．

この期でのスキルアップは単なる強化ではなく，継続される負担を強いることにより，より効率的な，そして局所的な負担分散を図る，全身運動の獲得を目指す期でもある．そのため，フォームの変化などについては専門的な視点での観察が大切であり，指導者との連携を密に取らなければならない．

さらに選手自身は，自身のカラダの調整を自らどのように図るかを学ぶ，以後の自己管理に重要な期でもあり，身体的変化の自己評価の方法と対応を指導し，実践させ，どのような変化のときにどのような対応を図るべきか自覚させることが重要となる．

維持・継続

福利（welfare）に相当するこの期は，プロスポーツなど競技レベルが高い場合は，いかに身体への負担を抑え，競技レベルを保つかということになるが，アマチュアスポーツにおいては，いかにスポーツ活動を継続し，心身の健康（幸福感）を保つことに役立てていくかという意味になり，勝敗や達成感なども大切な要因ではあるが，いかに中断することなく楽しみ続けられるかということも大切になる．

この期はどのようなレベルでの参加かにより対応は大きく異なり，無理をしてでも高い競技レベルでのプレーを続けなければならない場合と，教育の一環として競技を行っている場合，余暇を楽しむために競技を行っている場合，健康維持（fitness, strength）のために競技に参加している場合など，最も大切にすべきことは何かを踏まえた対応がなされなければならない．

予防

予防（prevention）が中心となる期は，選手自体も特別な自覚がないことが多く，プレー自体もプレーレベルが維持されていることが多い．また，一般的な問題抽出の評価では特別な所見は得られず，様子観察にとどまることが多い．

しかし，実際には目的とする作業に問題がないだけであり，同一肢位の保持や動作の偏りが，緊張部位・平常部位の筋緊張の分布傾向，あるいは関節内運動の偏りに反映されていることが多い．通常通りにプレーしていたとしてもさまざまな要因が日々関わり，何をきっかけとして姿勢，運動傾向が偏るかわからず，また，意図をもった練習の継続も姿勢，動きの傾向に偏りを招くことがある．そのためこの期は問題抽出ではなく，現行の姿勢ならびに作業，運動傾向を明らかにするための身体的特徴，傾向を探ることが重要となる．

チームとしての対応

理学療法は，すべてにおいてつながりのなかで意味が見出せる．例えば投球動作では，単に関節運動が整ったとしても，実際の投球という動作が適切に遂行されるとは限らず，可動域や筋力などの参考値に近ければそれでよいとは限らない．動きが不足することはもちろん，動きが大きすぎることも，投球動作のなかでは問題となることもある．また，単独の筋出力は一部の関節への過負荷となることがあり，偏った筋力増強は投球障害の誘引となってしまうこともありうる．

可動域拡大も筋力強化も，障害予防やパフォーマンスアップのためには大切となることは間違いないが，可動域が拡大し，筋力がつけば目的が達成されるとは限らず，必ず何を目的としているのか，さらにどのような点に注意しなければならないのかを踏まえた対応がなされなければならない．

また，レベルアップを図るための強化がなされる場合には，それに伴う影響を考慮して対応することが大切であり，理学療法は他部門とのかかわりのなかで対応を決定されることが多い．

特に，投球フォームは，身体的特徴や運動学習の過程の違いにより個別性が高く，選手自体の投球フォームに対しての考え方，あるいは指導者の考え方が非常に重要となる．理学療法部門は力学的な観点からの問題点を提示することは大切であるが，投球フォームに対して勝手な考えを押しつけることは望ましいとはいえず，各選手に適したフォームと身体機能をチームとして十分検討し，対応することが望ましい．

また，構造的破綻をきたした投球障害に対しての対応も，病態の状態・改善レベルによって，理学療法に求められる対応は異なり，どの期であっても，理学療法単独でかかわることは少なく，チームの一員として役割を果たさなくてはならない．

投球障害肩に対する理学療法の考え方

理学療法にかかわる他因子

　理学療法の役割は多岐にわたる。また，その目的から単に構造的修復，機能的再建だけではなく，選手の行動を含めた総合的な対応が図られる。そのためそれらすべてにかかわる因子を踏まえて対応することが重要であり，特に心理的因子，指導者の言動を含めた環境因子は理学療法にかかわる重要な因子となる。

心理的因子

　症状（愁訴）の改善，ならびに予防，再発防止のためには，心理的因子が選手自らの積極的対応を促すために必要な事柄となることは確かである。知識，技術の研鑽は当然のことであるが，心理的因子への働きかけも重要となる。

■ 準備状態と解釈[5,6]

　理学療法を進めるうえで考慮すべき心理的因子には，身体的対応と同じく，選手個々に合わせた対応が必要であり，画一的な対応では十分ではないことを考慮しなければならない。

　まず考慮すべきは，選手自体の病態，機能状態，実施すべき対応の必要性など，理学療法に対する準備状態である。一般的に，準備状態は以下の5つに大別される。

①前熟考期：準備状態にはほとんど関心をもっていない。
②熟考期：準備状態に少しは関心をもつが，積極的な対応をする意志はない。
③準備期：準備状態に興味をもち，多少は自ら対応しようとする。
④実行期：すでに対応を始めている。
⑤維持期：積極的に6か月以上対応を続けている。

　①〜⑤の各状態に応じた対応を図り，いかに上の準備状態へと導くかが重要となる。また，準備状態に応じた指示・説明が必要となり，さらに準備状態に応じた援助，成し得たときの恩恵の具現化などにより，モチベーションの維持を図ることも重要である。

　準備状態は，何が問題で，何が重要であるかなど，選手自体の適切な解釈が重要になる。臨床上で指示に従う遵守性も重要で，正しい解釈をもち，遵守性に優れている場合に最も良好な状態が保たれる。どちらも低い状態が不良な状態を招くことはもちろんであるが，単に遵守性に優れているより，しっかりとした正しい理解をしている症例のほうが，良好な結果が得られている。

投球障害の状態は、やはり選手側が弱い立場であり、こちらの指示に対して単に従っているだけのことが多い。単なる指示に終わらないよう、正しい解釈をもっているかどうかを確認することも重要である。

■ コーピング[7]

人は問題に直面したときに対応するタイプとして、大きく3つに分類される。

①頑張るタイプの積極問題焦点型。
②プラス思考で考える積極問題情動型。
③問題から距離をとる消極回避型。

これらのタイプ、はあくまで傾向であり、どのタイプが望ましいということではない。
①の頑張るタイプは、頑張りすぎ、上限を設けないとやりすぎにより逆に改善を阻害することも多い。
②のプラス思考タイプは、ときとして、下限を設定しないと不十分で終わることも多い。
③の問題から距離をとるタイプは、実行に移すこと、あるいは継続して続けることが困難となることもあり、対応、指導にも注意が必要である。

①の頑張るタイプは上限設定、②のプラス思考タイプには下限設定、③の問題に距離をとってしまうタイプには9割続けられることを一緒に考える、実施、継続することを宣言させるのが望ましい。特に、9割続けられるかどうかの判断は、あくまでも選手であり、セラピスト側の判断で決めつけてはならない。

これらのことを踏まえ、言葉を含めた対応を図ることが望ましい。これらの傾向を推し測る尺度も多々報告されているが、最も危険なことは、尺度によって導き出された結果を押しつけることであり、あくまでも傾向であり、日々の対応などから予測し、対応することが望ましい。

■ 気分・感情の影響

投球障害肩の場合、可動域、筋力などの改善も重要であるが、肩に負担となる負の運動学習により障害がもたらされることもしばしばであり、負の運動学習の改善も重要なポイントになることが多い。運動学習においては、学習すべき運動を繰り返し実施することで再学習されるため、同じ運動を繰り返すことができるかは非常に重要となる。

その代表的な運動学習として、内・外旋運動が臨床上用いられる。鈴木は、自己催眠療法でも用いられるこの内・外旋運動が、気分・感情の変化により運動の周期性に影響がでることを確認し、特にうつ・落ち込み傾向で運動の周期性が乱れる、つまり同じ運動になりにくくなると報告している[8]。

この傾向は肩の運動に限らず，歩行周期にも表れており[9]（図1），うつ・落ち込み傾向は運動学習の阻害因子になることが考えられる。気分・感情の変化は一般的なものであり，特別な変化ではない。運動学習を効率的に獲得されるためには，気分・感情のコントロールを図ることも大切であるが，日常的な変化であることを考えると，運動実施時に周期性が保たれるようリズムに合わせ，同じ幅で同じ強さとなるような工夫が必要となる。

環境因子

投球障害は，関節にかかる負担の増強によって生じるものであり，構造的破綻による機能障害を扱うという，後療法的な対応だけでは不十分であることが多い。どのような負担が投球障害を引き起こしたのか，どのようなストーリーにより問題が生じてきたかを明らかにし，対応することも重要な役割である。そのなかで，環境因子は非常に重要な項目となる。

一般的に環境因子というと，練習場所の状態，気候などが挙げられるが，関節にかかる負担は，心理的因子，技術的因子と相互に関係する選手を取り巻くすべての項目が環境因子となる。投球障害に関わる環境因子とは，一般的なプレー環境に関わる因子のほか，使用する道具，指導者の言動，選手が参考にする指導書なども重要な因子であることを忘れてはならない。また，それらの因子が相互に関係することも十分に注意しなければならない。

■ 関節への負担にかかわるプレー環境の影響例

投球動作は全身運動であり，さまざまな身体的影響がかかわる。特に選手は，パフォーマンスの維持，つまり，球速，コントロールの維持を図るため，他の身体的影響を上肢帯でまかなおうとするため，関節への負担を招いてしまうことも多い。

球速に関してレベルの高い選手は，上肢の筋力よりもむしろ下肢の総合的な筋力の影響が伺えるとの報告もあり，下肢機能も重要な因子として扱う必要がある[10]。

グラウンドの堅さは下肢への影響が強く，著者の経験からではあるが，堅いグラウンドでは足部に，比較的柔らかさのあるグラウンドでは股関節周囲に疲労が観察され，使用グラウンドの変更後に腰部あるいは肩の疲労を訴えることが多く，使用グラウンドの状態に応じたコンディショニングの必要性を体験している。

グラウンドは排水性を考慮し，フェンスへ向かって傾斜をつけていることが多い。長時間グラウンドに立つ場合，同じ位置での練習は傾斜に伴う身体的対応が起き，姿勢変化を伴うことがあるので注意が必要である。これらの変化は個々に確認する時間がなく，選手それぞれがセルフチェックすることが重要であり，準備体操時に単に運動をこなすのではなく，自分の体の状態を確かめるということを認識させることが望ましい。

同じ運動を複数名で行わせる準備運動は，一列に並ばせて実施させることから運動の比較がしやすく，身体的変化を早期に確認できる重要な場である。準備運動をさせる側も，単に運動を提供させるだけではなく，身体的状態を確認するための運動として指示し，確認することも大切となる。

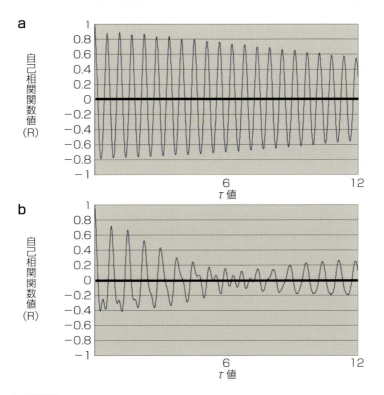

図1 歩行時における足部運動の周期性
自己相関値が1, −1に近いほど周期性が高い。
a：運動速度の規律性が比較的保たれている例
うつ・落ち込み傾向が低い（全データより一部抜粋）。
b：運動速度の規律性が破綻をきたしている例
うつ・落ち込み傾向が高い（全データより一部抜粋）。 （文献9より）

　マウンドの傾斜と堅さは投手にとって非常に重要な要素であり，パフォーマンスに直結するため，たびたび問題となることがある。
　特に問題となるのが，踏み込んだときの制動力である。傾斜が強い，あるいは粘土質のように急激に足部の運動が制動を受けると，前方への勢いへと利用することができるが，そのためには足部だけではなく，自身の身体も制動できることが前提であり，自身の身体が足部の制動のために前方へ動いてしまうと逆にパフォーマンスの低下をきたしてしまう。
　身体自体の制動は肩甲骨の機能も担っており，過剰な制動が必要な場合は肩甲帯の機能が身体の制動に使われ，投球動作への関与が不十分となることがあり，結果として，肩甲上腕関節への負担増強を招くことになる。つまり，マウンドの状態により肩周囲の疲労度が大きく影響するということであり，自覚するマウンドの状態についてインタビューしておくことも重要な情報収集となる。
　さらに，グラウンドの状態と道具，シューズとの関係も重要である。堅い場所で衝撃吸収機能をもつシューズは，衝撃の緩和を果たしてくれるが，人工芝のようなグラウンド自体にクッション性をもつ場合，両者が関わると反発の仕方が変

わり，また時間的な差を生じた本来経験しない力が加わることも予測される（**図2**）。良し悪しではなく，かかわりのなかで影響が大きく変わることもあり，原因を単体で求めるだけではなく，関係のなかで見出す姿勢も重要となる。

　①グラウンドが変わっただけか，②シューズが変わっただけか，③相互の関係か，少なくともこの3点からの仮説が必要となる。

■ 使用する道具の影響

　身体の運動は，目的の動作を遂行するためにさまざまな変化をきたす。前腕に回内運動ができにくくするようテーピングを施すと，①リリースポイントを後方にずらし，肩の内旋運動の要素を強くするタイプ，②それぞれがインステップしてリリース時の手の向きを合わせるタイプ，③体幹の回旋を弱め，手の向きに合わせた運動にするタイプなど，その対応は選手それぞれといえる。

　故意にテーピングを施した結果ではあるが，これらの影響は使用していた道具の違いによっても容易に想像できる。実際，投球練習中での経験として，指導者が投球動作を観察し，グローブを変えさせただけで動作が大きく変わり，投球動作全体の流れがスムーズとなり，肩への負担が減少したことがある。

　投球時には非投球側の動きも非常に重要であり，グローブを握りつぶすような動作も投球動作のなかでは大切な動きの一つといえる。グローブの硬さが不十分であると，一連の動作の流れが崩れ，投球全体の動作に影響を及ぼす。投球動作のなかからそれを疑い，グローブの変更を指示することもある。実際，プロ野球選手の投手のグローブのなかには，著者では閉じることのできないような硬さでも不十分として，グローブを換える選手もいる。

　身体部門を扱うものには，グローブの影響による投球動作への影響を見極めることは難しいが，道具の変更として，グローブの変更があったか，いつから同じグローブを使用しているか，などの情報収集も影響する重要な因子の1つとなる。このように他部門の見解も非常に重要であり，こまめな対話が必要である。

　このほか，シューズ，スパイク，バット，バッティンググローブ，ウェアなど，身体の動きにかかわる道具は数多く存在し，いちいち管理できないため，やはり動きの変化に常に注意を払い，確認することが大切であることはいうまでもない。あくまでも影響する因子の1つであり，仮説を立てる場合に必要な情報であることを念頭におく必要があるものとして捉える。

　グラウンドの堅さと身体の変化について前述したが，堅いグランドでソールの固いスパイク，柔らかいグラウンドでソールの柔らかなスパイクでは，身体への負担を強くすることになるため注意が必要である。

■ 言語的影響

　環境要因のなかで特に問題となるのが，言語的影響であるともいえる。人の基本である"考える"とは言語行動を示しており[11]，身体で受けた刺激から類推・派生をもち，行動へと移す。この類推・派生は，選手個々の基準（弁別機能），動機づけによるもので，必ずしも画一的なものとはならない。かけられた言葉がどのように理解され，実行されるかは，結果がでなければ確認できず，言葉をかけた指

理学療法にかかわる他因子

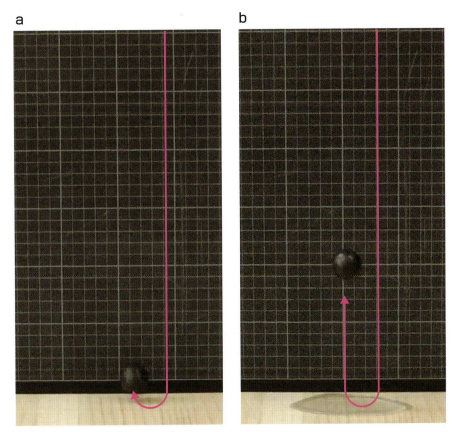

図2 素材による衝撃吸収の変化
a：衝撃吸収され，跳ね上がりの距離がほとんどない。
b：衝撃吸収材同士の場合，跳ね上がりの距離が増大してしまう。

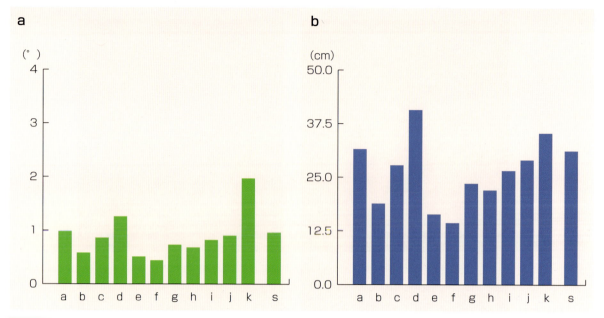

図3 踏み込んだ足の位置の違いによるボール到達位置の差
a：踏み込んだ足の角度の誤差
b：踏み込んだ足の角度の誤差から算出されるホームベース上でのボールの位置の誤差

導者，あるいは医療従事者の意図と大きく異なることも多い．また，言葉をかける指導者あるいは医療従事者が自身の思い込みを押しつけていることもあるため，選手以上に注意を払う必要がある．

まっすぐ立つ

投球時，踏み込む足の位置のわずかのずれであっても，他の身体運動がまったく同じであると，手から離れたボールが到達する位置は大きく違ってしまう（図3）．

この差を防ぎ，コントロールに影響を及ぼさないために「まっすぐ立つ」という指導がされる．これを「背部をまっすぐにする」と解釈した場合，運動時の荷重は後方へ偏りすぎてしまうことがあり，その結果，後方への動きを抑制する，あるいはバランス保持のため投球動作への影響を強く与えることがある．

本来，「まっすぐ立つ」とは，身体運動がなされても荷重点は前後しない状態を保持することであり，その確認として，その場ジャンプにより自分の荷重位置が前すぎていないか，後ろすぎていないかを確認することができる（図4）．前に荷重点がある場合ジャンプすると前方へ（図4b），逆に後方へ荷重が偏っている場合はジャンプにより後方へ着地位置がずれてしまう（図4c）．

理学療法にかかわる他因子

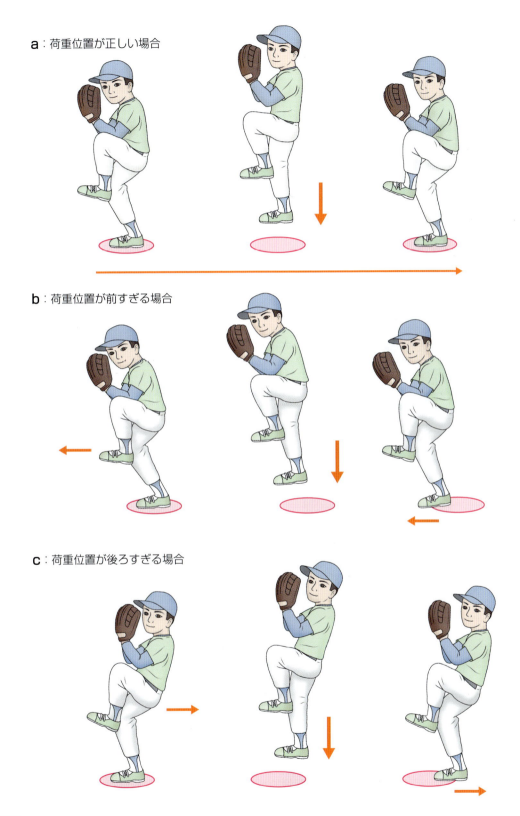

図4 その場ジャンプによる荷重位置の確認

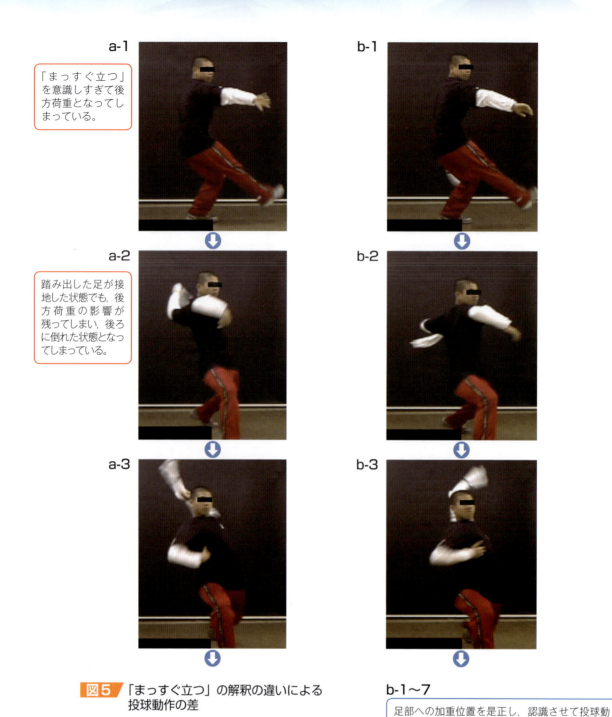

図5 「まっすぐ立つ」の解釈の違いによる投球動作の差

a：認知(体感)前
　背部をまっすぐにして投球している。
b：認知(体感)後

a-1 「まっすぐ立つ」を意識しすぎて後方荷重となってしまっている。

a-2 踏み出した足が接地した状態でも，後方荷重の影響が残ってしまい，後ろに倒れた状態となってしまっている。

b-1〜7 足部への加重位置を是正し，認識させて投球動作を開始しただけで，aでみられるさまざまなバランス保持のための動きは消失し，身体全体での動きとなり，さらに運動の前方成分も保たれている。

　図5は代表的な症例である．「まっすぐ立つ」の解釈を間違え，背部をまっすぐにして投球を行っていたが(図5a)，どこが最も適切な荷重位置かを確認させ，確認した荷重位置から投球動作を始めるよう指示しただけで，投球動作全体が大きく異なることが理解できる(図5b)．

理学療法にかかわる他因子

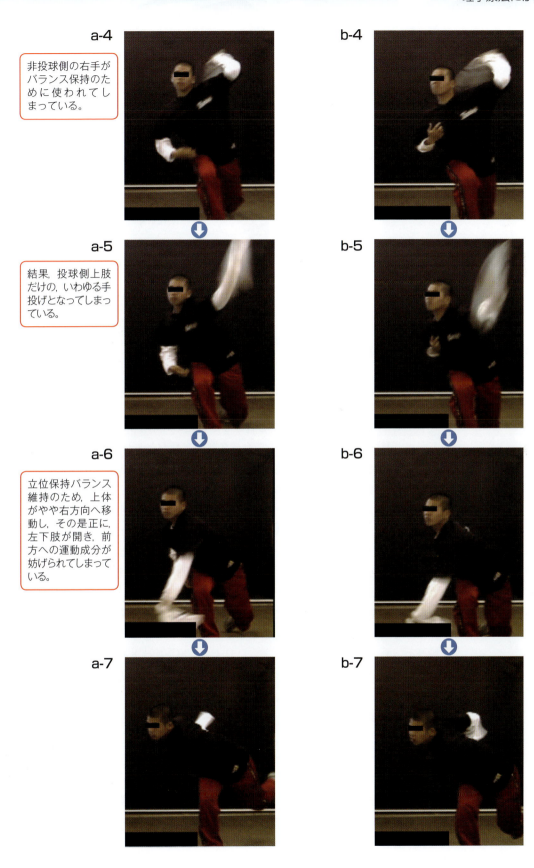

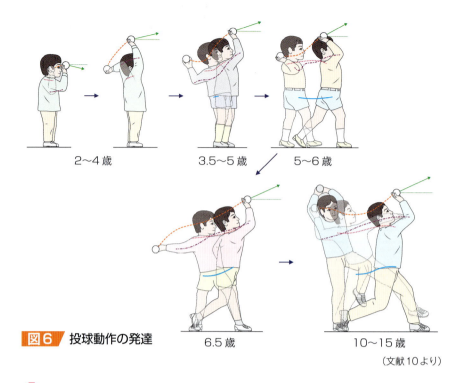

図6 投球動作の発達

（文献10より）

目標点をしっかり見る

　コントロール，目標点にボールを到達させるためのポイントとして，「目標点をしっかり見る」ことが指導される．身体各部の運動がかかわればかかわるほど，距離，速度の点で有利にはなるものの，目標点にボールを到達させるうえで，投球にかかわる身体の運動が多くなればなるほど，難しくなる．

　投球の発達は図6のような変化が報告されている[12]．初期の動作は上肢のみであり，コントロールの点では優れているが，距離，速度を上げるためには当然のことながら上肢への負担が強いられることになる．このことにおいては誰もが認めることであるが，「目標点をしっかり見る」が「目標点に顔を正対しておく」となってしまっていることが多い．

　目標点に顔を正対させた状態では上部体幹の十分な回旋運動が損なわれてしまい，十分な運動エネルギーを蓄えることができないだけでなく，関節窩の向きと上腕骨の運動方向とに差が生まれ，肩に対する負担を増強させてしまうことになる（図7a）．また，頭頂を中心とした回転運動では，上腕の軌道を考えると円運動となり，ボールを離すタイミングがほんのわずか違っただけでボールの到達する点が大きく変わってしまうなど，逆にコントロールの問題を引き起こしかねない（図8）．

　「目標点をよく見る」ことは大切なことであっても，目標点に顔を正対させることとは異なり，投球開始初期であるならば他の身体各部の動きはほとんどなく，さらに目標点までの距離も短いことが多いため，「目標点に顔を正対させる」ことと「目標点をしっかり見る」こととほぼ同じになるが，投球レベルの上がった投げ方の場合には，「目標点を見る」ことと，「顔を目標点に正対させる」こととは異なってしまうことに注意が必要である．

理学療法にかかわる他因子

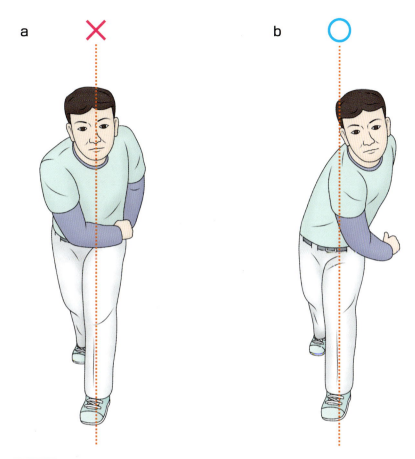

図7 顔を目標点に向けたときの体幹の動き
a：顔を目標点に向けすぎると体幹の回旋が制限され，肩甲上腕関節への負担が増す。
b：顔を少し傾けることで体幹の回旋制限がなくなり，肩甲上腕関節の負担もなくなる。

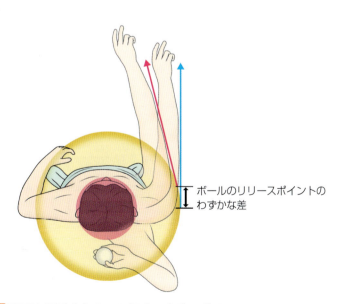

図8 頭頂を運動中心とした場合の上肢の動き

ボールは体の正面で捕球する

同様の指導のなかに,「ボールは体の正面で捕球する」と指導されることがあるが,これは「目標点をしっかり見る」と大きな違いがある。投球時には肩への負担が増すことが危惧されるが,捕球時に身体の正面を向けることはパフォーマンスにかかわる事柄となる。無理に身体の正面で捕球しようとすると,送球へのスムーズな動きを阻害してしまい,実際の試合では好ましい動作とはいえないこともある。しかし,身体の正面で捕球するためには打球の見極め,素早い移動が必要となり,練習で身体の正面捕球が可能になるということは,片手で捕球できる範囲も広がるということになる。

実際プロ野球の練習で,コーチのノックを受けているときは身体の正面での捕球に専念し,自主練習で二人一組になり,片手での捕球練習を別にしている姿があった。

周りからの言葉がけは選手のパフォーマンスアップ,ならびに障害予防のためにかけられることが多いが,本当の意味,狙いをはっきりさせることが重要であり,指導者からかけられたという言葉に対しても,否定や肯定にとどまらず,本来の意味や狙い,注意点を明確にすることが大切になる。

セラピストがかける言葉も同様で,成書に記載されているものを形だけ真似るということにならないよう,意味と目的をはっきりさせ,選手個々に合った指導とし,選手の受け取り方,理解の程度を必ず確認することを忘れてはならない。

投球障害肩に対する実際の評価

　投球障害肩とは病態診断ではなく，各種病態を総称したものにすぎない。代表的な病態だけでも，上腕二頭筋長頭腱炎，腱板損傷，関節唇損傷，肩峰下滑液包炎，関節包炎，腱板疎部損傷，炎症性滑膜炎などが挙げられ，その病態の違いにより治療法は異なる。

　投球障害肩の愁訴は，動作によって，あるいは日によって変化がみられることが多く，単に病態に起因するものだけでなく身体的機能ならびに環境因子などさまざまな因子がかかわり，現れるものと考えられる[13]。

　特に投球動作は，各関節運動によるエネルギーの伝達，つまり全身運動であるため，細部にわたる身体機能の評価は非常に重要であり，肩関節の機能障害が病態発生の原因となるのはもちろんのこと，他の身体機能の障害も二次的に肩の障害を誘発することもあることから，肩に限らず，全身にわたる評価が必要となることが多い。さらに，投球障害肩は日常生活動作では愁訴を訴えることは少ないものの，選手自体の認識がないだけで，姿勢，形状の左右差など，愁訴はもちろん，自覚されない体表から観察される情報も重要な情報となることが多い。

投球障害肩に対する実際の評価

可動域

可動域に対する考え方

　肩関節の可動域は非常に大きく，多様な運動が可能となっている。しかし，その動きは肩甲上腕関節の単独的運動でまかなわれているのではなく，他の解剖学的関節，機能的関節が一緒となった関節複合体として機能している。

　可動範囲が十分に保たれているかということも重要な確認事項であるが，運動域の減少は，上腕骨を安全に動かすことに問題を生じると，危険を察知し，関節自ら動きを制御した結果となっていることもある。つまり，構造的に運動が制限されている場合と，危険を察知して運動を抑制している場合の両者が可動域の減少をもたらしていると考えられる。もし関節自らが危険を察知して運動を抑制しているならば，安易に肩甲骨に対する上腕の動きを強要することは危険を伴うことになる。

　肩関節の安全は運動学的な視点だけでは不十分であり，力学的な視点での確認が必要となる。特に上腕の動きに際し肩甲骨の向く方向は，力学的負担を考えると非常に重要であり，どちらかを基準とした動きの範囲だけではなく，どのようにでも対応できうるかどうかが重要であり，関節としての働きである運動ではなく，その運動を構成する相互の骨の相対的位置変化，上腕骨の動きに対し，肩甲骨はどのように移動するべきかといった，骨の移動という観点からの確認が必要となる。

　実際の運動では，運動開始前のそれぞれの骨が適切な位置関係の状態にあるか，運動中，瞬時に最も適切な位置関係へと移動できるかが重要なポイントとなるが，体表から見極めることは難しい。そのためにも特定の肢位における運動の範囲だけではなく，動きの質・変化・傾向をあらゆる状態下で確認し，結果を統合して仮説を立て，再度妥当性を検証する必要がある。

肩甲胸郭関節の一般的評価

■ 角度による計測

　静的な評価として一般的な方法は，角度計測によるものであるが，肩甲骨の動きは性別，体型の違いにより異なるため，角度による運動範囲の計測は，左右の差で確認されることが多い。また，肩甲胸郭関節は解剖学的関節と異なり，機能的関節であるため，角度による評価は肩甲骨のすべての動きを網羅するものではなく，一部の動きを評価するものである(表1)。

　このほか，任意の垂直線に対する肩甲棘の角度を計測したり，上腕骨長軸と肩

可動域

表1 肩甲帯の可動域計測
（日本整形外科学会，日本リハビリテーション医学会制定）

部位名	運動方向	参考可動域角度	基本軸	移動軸	測定肢位および注意点	参考図
肩甲帯 shoulder girdle	屈曲 flexion	20	両側の肩峰を結ぶ線	頭頂と肩峰を結ぶ線		
	伸展 extension	20				
	挙上 elevation	20	両側の肩峰を結ぶ線	肩峰と胸骨上縁を結ぶ線	背面から測定する	
	引き下げ（下制） depression	10				

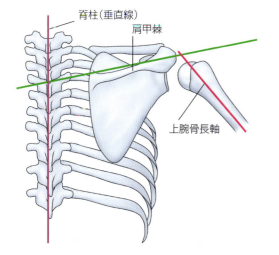

図1 肩甲骨の角度変化計測法
脊柱または上腕骨長軸と肩甲棘とのなす角度より計測する。

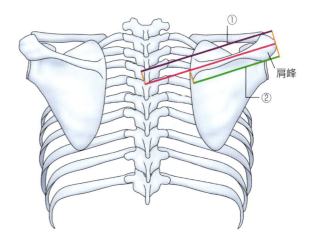

図2 肩甲骨の計測法
DiVetaらの方法[14]．
①：第3胸椎棘突起から肩峰後角までの距離．
②：肩甲棘内縁から肩峰後角までの距離．

甲棘とのなす角度を計測することにより（図1），肩甲骨の動きを評価する方法も有用である。ただし体幹の動きによる影響が強いため，体幹の影響を削除するか，体幹の動きを分別する手段が必要となる。

■ 長さによる計測

肩甲骨の動きを体表から計測する方法として，DiVetaらの報告が代表的方法として挙げられる[14]。計測法は，安静立位で第3胸椎（Th3）棘突起から肩峰の後角までの距離と，肩甲棘内縁から肩峰後角までの距離を測り，肩甲骨最大内転位，最大外転位での第3胸椎棘突起から肩峰の後角までの距離を再計測する（図2）。安静，肩甲骨最大内転時，肩甲骨最大外転時でのTh3棘突起から肩峰の後角までの距離を肩甲棘内縁から肩峰後角までの距離で除し，個体間の差，つまり体格の違いを考慮した肩甲骨の移動能力を調査するものである。

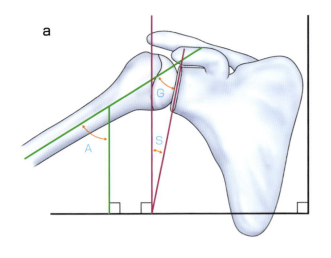
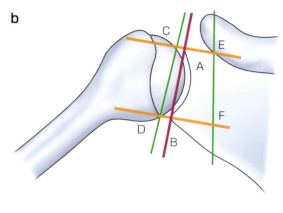
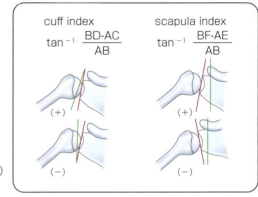

図3 X線評価による肩甲骨の角度変化計測法
a：Poppenらの方法[16]
　A：arm angle（任意の重力線に対する上腕骨長軸の角度）
　S：scapular angle（任意の重力線に対する肩甲骨関節窩の角度）
　G：gleno-humeral angle（上腕骨長軸と肩甲骨関節窩のなす角度）
b：Scapula-45撮影法による計測

　この方法は角度変化ではなく，胸郭上の移動距離を調査するものである．本評価法は，あくまでも立位安静時における肩甲骨内転・外転運動を調査する方法であり，上肢を挙上し肩関節を内・外旋した肢位では，肩峰後角を触診することが難しく，測定された値がばらついてしまうという報告もあり[15]，基本的な限られた肩甲骨の運動性の評価にしか用いることができない．しかし，肩甲骨の動きが十分であるか否かは非常に重要な因子であり，体格による差を考慮したDiVetaの方法は有用な方法といえる．

■ X線評価

　Poppenらの方法は，X線正面像から肩甲骨の動きを評価するもので，肩甲骨関節窩上端と下端とを結ぶ線分が任意の垂直線（重力線）とのなす角を計測し，肩甲骨の上方・下方回旋の動きを調査しようとするものである[16]（図3a）．しかし，通常のX線正面像はやや上方からの投影であることや，関節面が重なって投影されることが多いため，鈴木らは関節面に対しX線が水平に投影され，肢位を症例ごとに合わせることで関節面が重ならないように投影したScapula-45撮影法を報告している（図3b）．その結果は表2の通りである[17,18]．

表2　Scapula-45 撮影法の健常値

	cuff index		scapula index	
	下垂位	45°挙上位	下垂位	45°挙上位
無負荷	−1.82±5.2	−1.11±2.1	−2.81±4.4	+12.30±4.1
3kg負荷	−2.60±9.9	−1.51±1.5	−4.81±4.0	+13.76±4.4

肩甲上腕関節の一般的計測

　一般に用いられる可動域の計測は，日本整形外科学会，日本リハビリテーション医学会の定める計測法に準じて実施されるが（表3），あくまでも肩関節複合体としての評価であることを認識すべきであり，肩甲上腕関節の評価ではない。これらの計測法は一般的な比較として用いられることを主眼としており，他者との比較，一定の基準設定には適しているが，関節複合体を構成する個々の関節に対する詳細な評価としては適しているとはいい難い。簡易的な肩甲上腕関節の計測としては，立花らが報告する肩甲棘に対する上腕骨長軸とのなす角度（spino-humeral angle）が代表的である[19]（図4）。

　しかし肩甲上腕関節は運動範囲が大きく，関節可動域制限にかかわる因子は複雑であり，特に回旋運動は関節肢位の違いにより制限にかかわる因子は異なるため，代表的肢位だけでの計測結果では制限因子を特定することは難しい。肢位の違いによる可動域の変化も重要な情報となるため，さらなる肩甲上腕関節の可動域における詳細な評価が必要となる。

　肩甲上腕関節の他動運動における可動域制限において，筋は自発的な収縮がない限り制限因子としては働かないとされている。しかし，実際の臨床では，筋の緊張などにより可動域の制限因子となっていることも多く，他の因子と分別することが重要となる。一般的には可動域終末肢位において，制限因子と考えられる筋の筋腹を把持または圧迫する，制限因子と考えられる筋が担う関節運動が誘発されることで確認される。

　肩甲上腕関節における通常の関節可動域制限因子は，主として関節包および靱帯によるとされているが，関節内にある関節上腕靱帯はときとして関節包に癒着しているようであったり，関節包の一部が肥厚しているかのように観察されることから，機能的には関節包の機能と類似するものと考えられる[20]（図5）。

　関節包の構造は網目状の走行をした何層にもなるコラーゲン線維束でできており，その内部（関節面側）は絨毛構造となっている。関節包の背側は非常に薄く，腹側は厚くなっており，互いに約90°で交差するコラーゲン線維束で構成されている。

　関節包を前・後・上・下に分類し，その緊張状態を確認した報告や，関節包に穴を開け，その際の上腕骨頭下降率の計測から，scapular plane（肩甲骨面）上，肩甲上腕関節角度20〜30°付近，内・外旋中間位で全関節包の緊張が釣り合うと推察されている[21]。この肢位を基準として，肩関節の運動に際し，緊張する部分が運動の制限因子となる。ただし関節包の張力釣り合いの特徴から，内

表3　肩関節の可動域計測

（日本整形外科学会，日本リハビリテーション医学会制定）

部位名	運動方向	参考可動域角度	基本軸	移動軸	測定肢位および注意点	参考図
肩 shoulder（肩甲帯の動きを含む）	屈曲（前方挙上）forward flexion	180	肩峰を通る床への垂直線（立位または座位）	上腕骨	前腕は中間位とする。体感が動かないように固定する。脊柱が前後屈しないように注意する。	
	伸展（後方挙上）backward extension	50				
	外転（側方挙上）abduction	180	肩峰を通る床への垂直線（立位または座位）	上腕骨	体幹の側屈が起こらないように90°以上になったら腕を回外することを原則とする。 →［Ⅵ．その他の検査法］参照	
	内転 adduction	0				
	外旋 external rotation	60	肘を通る前額面への垂直線	尺骨	上腕を体幹に接して，肘関節を前方90°に屈曲した肢位で行う。前腕は中間値とする。 →［Ⅵ．その他の検査法］参照	
	内旋 internal rotation	80				
	水平屈曲（水平内転）horizontal flexion (horizontal adduction)	135	肩峰を通る矢状面への垂直線	上腕骨	肩関節を90°外転位とする。	
	水平伸展（水平外転）horizontal extension (horizontal abduction)	30				
その他の検査法						
肩 shoulder（肩甲帯の動きを含む）	外旋 external rotation	90	肘を通る前額面への垂直線	尺骨	前腕は中間位とする。肩関節は90°外転し，かつ肘関節は90°屈曲した肢位で行う。	
	内旋 internal rotation	70				
	内転 adduction	75	肩峰を通る床への垂直線	上腕骨	20°または45°肩関節屈曲位で行う。立位で行う。	

可動域

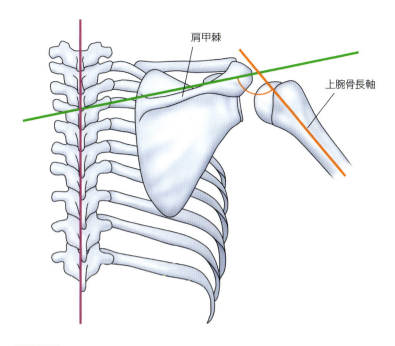

図4 Spino-humeral angle
肩甲棘と上腕骨長軸のなす角度より計測する。

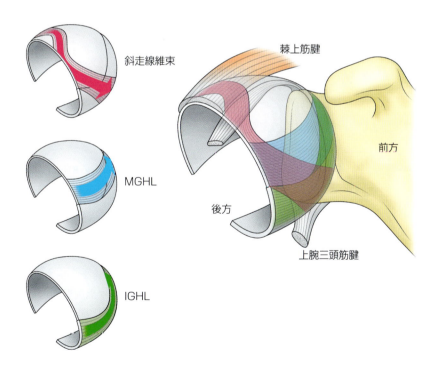

図5 関節上腕靱帯の走行
下関節上腕靱帯は上腕骨頭の下方部から関節窩後下方に走行している。
MGHL：中関節上腕靱帯　　IGHL：下関節上腕靱帯
（文献20を参考に作図）

旋・scapular planeを越えての水平内転は後方の線維が，外旋・scapular plane を越えての水平外転は前方の線維が制限因子として働くと考えられる。また，scapular plane 45°位からの挙上では下方の線維が，下制では上方の線維が，それぞれ制限因子として働くと考えられ，上肢挙上に際しては肩甲骨関節窩に対し上腕骨頭の回旋運動を伴うため，関節包全体がねじれ，関節の安定化が図られるとされている。いずれにしても，この基準となる肢位の把握は重要であり，この肢位を基準として各肢位における回旋角度の変化を確認することでさまざまな有用な情報が得られる。

■ Scapular planeの確認法

一般的に生体では，自動・他動にかかわらず上腕の動きに伴い肩甲骨の運動が生じる（肩甲上腕リズム）ため，肩甲上腕関節20〜30°付近は上腕の挙上角度45°付近に当たる[22,23]。

体表から厳密にscapular plane（肩甲骨面）を確認することはできないが，簡易的に肩峰後角と烏口突起部を触診することで確認している（図6）。肩峰後角と烏口突起を結ぶ線は，関節窩面とほぼ平行となり，両者を結ぶ線分に対し直交する方向が関節窩の向く方向となる（図6b）。さらに，この部位を確認することで，肩甲骨の空間上での位置関係，あるいは肩甲上腕関節の位置関係も予測することができる。

肩峰後角と烏口突起を結ぶ線が空間上で水平となった状態は，ほぼ肩甲骨が垂直位になっていると予測でき，空間上で肩峰後角と烏口突起を結ぶ線の空間上での傾きを確認することで，肩甲骨の傾斜を予測することができる（図6c, 7）。

これにより，上腕が空間に位置する状態であっても，つまり下垂位，90°位だけでなく，その途中の角度にあっても，上腕骨がscapular plane上にあれば前腕を回内・外中間位にして肘屈曲90°を保たせれば尺骨の傾斜と，肩峰後角と烏口突起を結ぶ線の傾きと平行にすることで，内・外旋中間位を確認することができる（図6e）。

同時に肩甲棘を触れることで，運動開始肢位からの肩甲骨の回旋運動を確認でき，さらに上腕骨とのspino-humeral angleも簡易的ではあるが追視することができる。

■ 上腕骨後捻角度の確認法

著者は，肩甲棘，肩峰後角，烏口突起を中心に手を添え，さらに手掌で上腕骨部を軽く包むことで（図8），肩甲骨の位置，肩甲上腕関節の位置関係だけでなく，包み込んだ手掌に感じられる圧の変化で関節窩に対する骨頭の移動を推察している（肩甲骨の動きを追従している）。

ただし野球経験者の多くは，投球側において上腕骨頭の後捻が非投球側に比べて大きいことが多いため，左右差を確認することが望ましい[24〜28]。確認法は，仰臥位で大結節部を確認後，内旋位から他動的にゆっくりと外旋させていく。大結節通過後，上腕二頭筋腱溝が直上を向く位置を計測し，外旋角度を左右で比較することにより，大まかな左右差を確認できる（図9）。

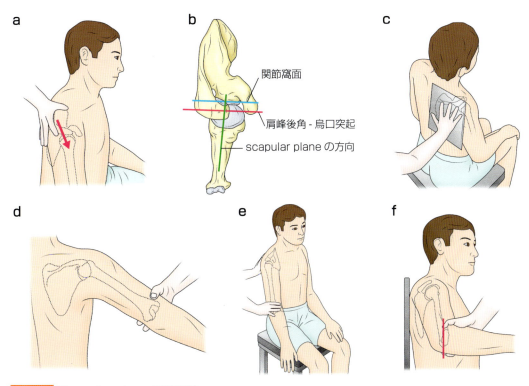

図6 Scapular planeの確認法

肩甲棘の方向と肩甲骨の面からscapular planeを予測する。
a：肩甲棘から方向（赤矢印）を予測
b：肩峰後角-烏口突起を結ぶ線と関節窩面に直交する方向から予測
c：棘窩下より面の傾きを確認
d：内顆・外顆を確認
e：内顆・外顆から内・外旋中間位を決定
f：内顆・外顆を結んだ線（赤線）と棘窩下より確認した面（グレーの板）と平行になる肢位を確認

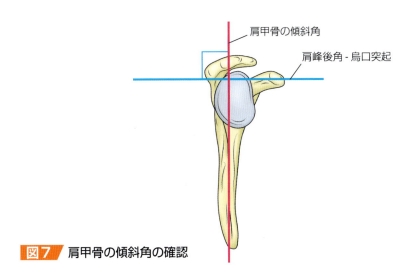

図7 肩甲骨の傾斜角の確認

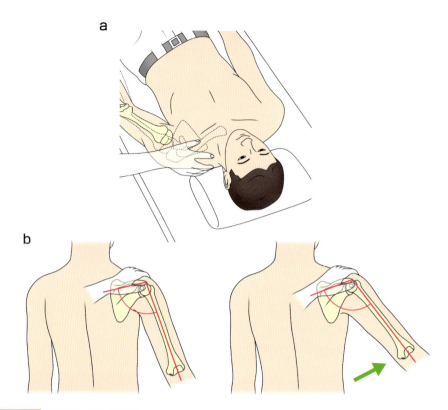

図8 評価時の手の配置
a：仰臥位
　母指で烏口突起，第3，4指で肩峰後角，肩甲棘を確認し，手掌で上腕骨頭を包み込む。
b：立位・座位
　母指球で肩峰後角，肩甲棘，第3，4指で烏口突起を確認し，母指，第2指で上腕骨頭を包み込む。

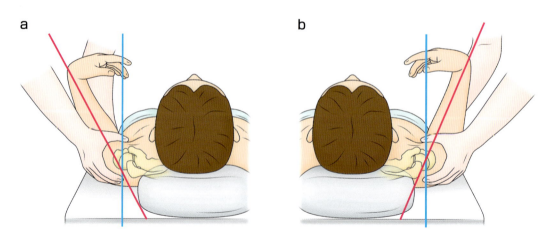

図9 上腕骨後捻角度の確認
上腕二頭筋腱溝を直上に向けたときの外旋角度を確認することで，上腕骨捻転角度の左右差をおおよそながら確認できる。

可動域

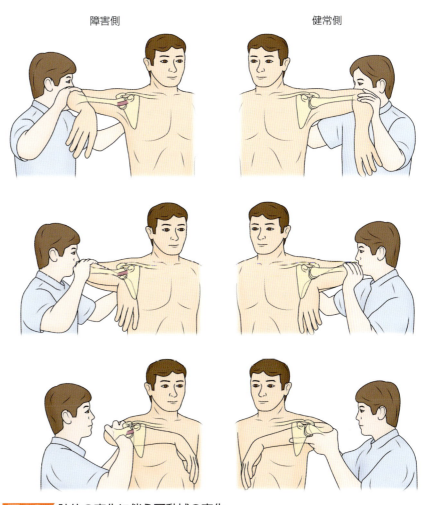

障害側　　　　　　　　　　　健常側

図10　肢位の変化に伴う可動域の変化
障害側：肢位変化に関係なく制限がみられる。
健常側：肢位変化に呼応して可動域も変化する。

　通常，野球経験者は，投球側の外旋可動域増大が認められるが，上腕骨頭後捻角度の左右差，ならびにscapular planeの左右差（肩甲骨の傾き）に注意し，評価する必要がある。特に仰臥位では肩甲骨の傾きを確認することが難しく，左右差を見落とすことが多いため注意が必要である。

■ 可動域に影響する制限因子

　関節包以外の可動域制限因子としては，烏口上腕靱帯が唯一の制限因子と考えれられ，構造上の特徴から特に伸展，下垂位の外旋，挙上の制限に働くとされている。またこれらの関節包，烏口上腕靱帯は，伸張される程度により運動制限の程度が変化するため，肢位の変化に伴い制限角度も呼応する（図10）。従って肢位の変化に呼応せず，突然認められる運動制限や，逆に制限の改善が認められる場合は，関節包，烏口上腕靱帯の軟部組織による運動制限ではないことが多い。そのような場合の可動域終末に感じる抵抗感（end feel）は非常に硬く，spring blockようの制限であることが多い[29]。

■ 他の因子による影響

　肩関節は胸郭上に浮遊する関節であり，また，体幹と上肢を連結する部位に当たるため，さまざまな因子が肩の機能に影響を及ぼす。関節可動域も例外ではなく，姿勢性の影響，他の関節可動域制限が影響する場合など，さまざまな因子が関与する。特に投球障害肩症例においては，前腕および体幹，股関節の因子が肩関節の運動制限に関与することが多い。このような症例は，臨床において結果として肩関節の可動域に制限を認めるため肩関節に対応してしまうことが多く，オーバーストレッチを強いることもあり注意が必要である。

　筋力的な問題がないにもかかわらず，臥位での上肢挙上角度に対して立位での上肢挙上角度が明らかに低下する症例も多く，立位保持のために肩の機能が阻害されているものと考えられ，肩の機能のみならず身体全体の機能改善が必要となるなど，肢位を変えての評価も臨床上重要となることが多い。

投球障害肩に対する実際の評価

筋力・筋活動

肩の運動にかかわる筋

　肩の運動にかかわる筋は，その構造上の特徴から，種々の分類がなされる[30]。

　一般的には，肩甲胸郭関節にかかわる筋，肩甲上腕関節にかかわる筋として分類されるが，起始・停止部位の違いから，肩甲骨・上腕骨間筋群，体幹・上腕骨間筋群，体幹・肩甲骨間筋群に分類されたり，発生学的に神経支配から分類がなされることもある[31]。機能的分類としては，やはり肩甲胸郭関節にかかわる筋群と，肩甲上腕関節にかかわる筋群の分類が理解しやすい。また，肩甲上腕関節にかかわる筋群は，関節の外側を覆うouter muscles（パワーやスピードを発揮するといったパフォーマンス的な役割を担う）と，関節に密接したinner muscles（関節運動に際して関節内の適合を保持し，関節の安定化を担う）に分類し[32〜34]，評価，改善を図るべきと考える（表1）。

■ 筋出力の変化

　筋力に関しても，本当に筋出力が低下しているのか，あるいは，筋力を出せずにいるのか，さらに筋出力を抑制しているのか，数値だけでは判断できないこともある。条件を変え，筋出力の差を比較することで得られる情報を基に仮説を立て，検証しなければならない。

　筋出力の低下は，廃用性などによる筋量の低下や神経系の問題，あるいは心理

表1 肩関節周囲筋の便宜上の分類

起始・停止による分類（Quring, 1946）
①体幹・肩甲骨間筋群（axioscapular muscles） 　僧帽筋，大小菱形筋，肩甲挙筋，小胸筋，鎖骨下筋，前鋸筋 ②体幹・上腕骨間筋群（axiohumeral muscles） 　広背筋，大胸筋 ③肩甲骨・上腕骨間筋群（scapulohumeral muscles） 　棘上筋，棘下筋，小円筋，肩甲下筋，三角筋，大円筋，上腕二頭筋，上腕三頭筋，烏口腕筋
機能的な分類
①肩甲帯筋群 　僧帽筋，大・小菱形筋，肩甲挙筋，小胸筋，鎖骨下筋，前鋸筋，小胸筋 ②肩甲上腕筋群 　・outer muscles（パフォーマンスに強くかかわる筋） 　　三角筋，大円筋，広背筋，大胸筋，烏口腕節 　・inner muscles（関節の安定化に強くかかわる筋） 　　棘上筋，棘下筋，小円筋，肩甲下筋

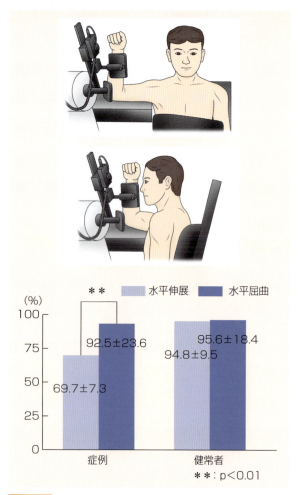

図1 肢位変化による筋出力の変化
Scapular plane上での筋力を基準として計測している。

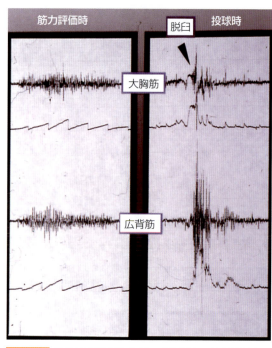

図2 筋出力計測時と軽い投球時の筋活動量

的な作用による抑制などが一般的であるが，強制的な収縮は変性ではない，筋の退化萎縮を引き起こすとの報告もあり（図1）[35]，実際に，スポーツ活動を続けていたにもかかわらず筋出力の低下を認められることもあり（図2）[36]，低下を問題にする以前に，どのような因子で筋出力の低下をきたしているかの総合的な検討および推察が重要となる。

さらに，等速性筋出力評価機を用い，屈曲90°位，外転90°位とscapular plane上90°挙上位での内旋筋筋出力を比較すると，健常者では有意な差は認めないが，反復性肩関節脱臼症例では，脱臼ポジションに近い外転位での筋出力が優位に低下している（図1）[35]。しかし，脱臼誘発肢位に近い上肢の活動では，疼痛や脱臼感を訴えるはずが，機器を用いた脱臼近似肢位での運動では何の愁訴もなかった。図2[36]は，そのなかの例が筋出力計測時とテニスボールの軽い投球時の筋活動を示すものである。筋出力計測時は自覚的には最大であったにもかかわらず，軽く投げようとした動作の活動が大幅に上がっており，同時に脱臼感を訴えている。

特定の肢位における筋出力だけの検討であれば外転位の筋出力の低下が問題と

表2　等速性筋力評価機器を用いた筋力評価に関する報告

a：肩関節内・外旋最大筋力の体重比[39]

	評価速度	体重比
内旋	60deg/sec	20.1%
	120deg/sec	18.8%
外旋	60deg/sec	16.2%
	120deg/sec	14.0%

b：肩関節内・外旋最大筋力と発揮角度[40]

	最大筋力	最大筋力発揮角度
内旋	44.1±7.5ft. lbs	39.8±6.6
外旋	23.3±4.7ft. lbs	32.6±7.5
内・外旋比	0.53±0.1	

c：肩関節内・外旋筋収縮様式による差[41]
ECC：遠心性収縮　　CON：求心性収縮

	評価速度	ECC/CON
内旋	60deg/sec	1.23
	180deg/sec	1.21
外旋	60deg/sec	1.15
	180deg/sec	1.16

なり，強化が選択されかねないが，愁訴との関係や実際の動作との関係を合わせると，筋出力の低下は関節保護のための無意識下での抑制と考えられ，むしろ，強化は危険を伴うおそれがある。

このように，筋力も数値だけで良し悪しが決定されるものではなく，他の因子との関係を総合的に判断し，慎重に評価しなければならない。

肩関節における筋力

左右差についての調査では，著者により若干の差はあるものの，肩のどの運動においても有意な差は認められないことが望ましいと報告され，肩関節の筋力を評価するうえで，簡易的に健側と比較することの有用性が確認されている[37]。遠心性，求心性，収縮様式の違いについての調査では，回旋運動において，遠心性収縮の値が求心性収縮に対し114%と高い値を示すと報告されている[38]。また回旋運動における拮抗する筋間についての調査では，外旋筋力に対し内旋筋力は高い値を示し(**表2**)，このバランスの破綻が肩関節不安定症などの疾患における誘因の1つと推察する報告も散見される[39〜41]。

さらに，肢位の変化に伴う筋力の変化として，前挙・側挙・関節窩面上挙上90°位での内・外旋運動筋力は健常者では有意な差を認めず，同じ90°挙上位であるならば，肢位の変化にかかわらず発揮される筋力は同じであることが報告されている[42]。

関節複合体としての筋力

　肩の運動は，単一の関節による運動ではなく，複数の関節が関与し合いながら遂行される。そのため，肩の最大筋力はあくまでも関節複合体の筋力であることを考慮する必要がある。

　上肢挙上保持を指示し，上肢遠位端に徐々に負荷を加えた結果(図3)では，3kg以上の負荷で肩甲骨ならびに肩甲上腕関節の角度が維持されていた症例は23.5%であり，肩甲骨が上方回旋または下方回旋していた症例は76.5%となっており[43]，健常者においても一定の負荷を加えると関節複合体として筋力が発揮され，単関節の機能評価にはなりにくいことが推察される。

　従って臨床上，肩周囲の筋力評価をする際には，以上の事柄に十分な注意を払って評価し，訓練を施行する必要がある。一般的に行われている徒手筋力評価においては特に重要であり，固定すべき部位をきちんと固定して評価する場合と，固定点を比較的自由にして評価する場合に得られる結果は異なることが多く，これらの差の有無などから，運動選択に際しての有用な情報となることが多い。

筋活動バランス

　肩甲上腕関節の安定した動きは，内側の筋(inner muscles)である腱板が上腕骨頭を関節窩に適合させ，関節の安定化を図るとともに動作時の支点を得るという重要な役割を担っている。この機構が十分に機能して初めて外側を取り巻く筋(outer muscles)が働き，動作に必要な筋収縮を行うことができる(図4)。

　この2つの機構のバランス破綻はさまざまな疾患の誘因となっており，1990年の調査では，スポーツ障害肩の診断を受けた症例の96%に相対的な腱板機能の障害が認められた。7年後の調査では60%となったものの，いまだ高い頻度で相対的な腱板機能の低下が認められている[44]。腱板機能の相対的な低下は単に腱板の機能が低下しているだけではなく，outer musclesが過剰に活動している場合もあり，また，相対的機能の低下を呈する負荷量は症例ごとに異なる。

　腱板機能はouter musclesの活動に対しての相対的な活動と考えられるが，関節の安定は，単に関節を固定するだけならば拮抗する筋との同時収縮によっても十分保つことができる。しかし，関節が適合した状態が作られていることが前提となることを踏まえ，関節の安定化機構を考えると，各肢位において関節運動に先立ち必ず関節の適合がなされる必要がある。また，そのためには関節窩を基準とした上腕骨頭の動きだけでなく，上腕骨頭を基準とした関節窩の動きといった協調運動による関節の適合が図られるはずであり，これらを誘導する働きも腱板の1つの機能とも考えられる。この誘導に果たされる筋活動量は決して大きいものではなく，ごくわずかな活動でもまかなえるものと推察される。

筋力・筋活動

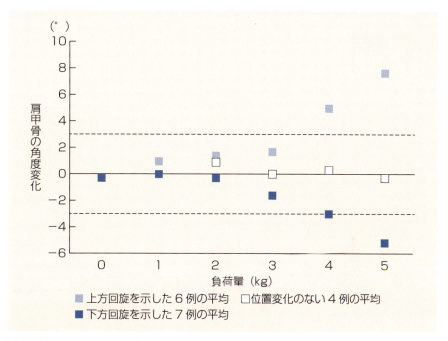

図3 上肢45°挙上保持における肩甲骨の運動
上肢遠位に負荷を増加させることで，健常者でも肩甲骨の動きはさまざまとなる。

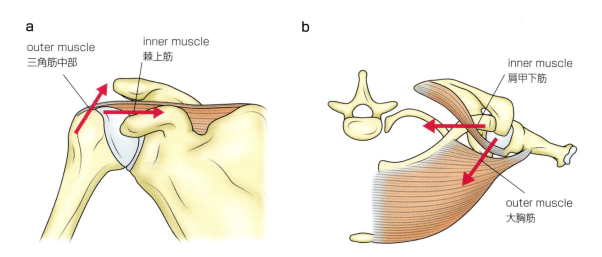

図4 Inner musclesとouter musclesの走行例
同じ運動に関与しても筋収縮に伴う関節へ働く力は異なる。

137

投球障害肩に対する実際の評価

疼痛

　疼痛は，投球障害に限らず，いかなる疾患でも問題となることが多い。確かに投球ができないという観点では疼痛は問題になるが，別の見方をすると，疼痛は構造的破綻(病態)，あるいは負担の限界を伝える危険信号でもあり，身体の異常を示す大切なメッセージでもある。つまり，疼痛は投球動作の遂行を拒んでいるということであり，疼痛を悪者と扱うのではなく，大切な身体からの情報であることを踏まえて対応しなければならない。

　単に痛みだけを排除しようとすることは，身体からの危険信号を無視することであり，その結果，重大な構造的破綻を招くこともある。まず大切なことは，投球が可能になることだけではなく，関節の安全が守られることであり，その先の投球可能につながっていると考えるべきである。実際，他施設において愁訴である疼痛の改善だけで良し悪しを判断し，その経緯と原因の究明がなされないままの投球再開により，亜脱臼に至ってしまった症例も過去に存在する。

　投球中止，あるいは投薬，テーピングによる疼痛の軽減・消失は，問題の把握がなされないままであることが多く，基本的な問題は解決されているわけではないことを認識する必要がある。特に，非外傷性である投球障害は，最終的には肩関節に過剰な負担が強いられた結果であり，疼痛の原因だけではなく，その機序にかかわる問題の抽出と改善も必要となる。

　これらの事柄は，手術療法を施された症例に対しても同様であり，構造的破綻を直視し，その構造的破綻の修復がなされたからといって，関節にかかる負担が軽減されるとは限らない。構造的破綻にまで至った理由の解明と改善を図らなければ，再び障害を招いてしまうおそれもある。単に症状の改善だけではなく，根本的な障害に至る因果関係を踏まえ，あくまでも関節のリスク管理，関節を守ることが大切となることを念頭に置き，対応しなければならない。

理学療法部門における疼痛の扱い方

　疼痛は，心と身体からのメッセージではあるものの，それは問題の排除を訴えているものであり，当然のことながら，結果として疼痛は排除されることが望ましい。

　一般的に疼痛は，3つに分類される。
①構造的破綻による侵害受容性疼痛
②神経因性疼痛
③心因性疼痛
　これらは，直視，画像診断，筋電図，脳波などから確認することができる

ものであるが，実際の疼痛は，この分類にすべてが当てはまるわけではない。Huxleyは，生物の動きはすべて化学的反応と物理的反応，心理的反応が複雑にかかわって生じるもの[45]と提唱しており，人の心の動きも身体の動きも同様に，これらの化学的要因，物理的要因，心理的要因が複雑にかかわり現れるものといえる。特に「複雑にかかわる」とは，多くの因子を含むということではない[46]。同じ因子のかかわり合いであっても，かかわる条件，環境，かかわる因子により，その結果が異なる。さらに，これまでに確認された法則に準じない結果となることもある。また，因果関係において，どちらも原因となったり，どちらも結果，あるいは，どちらが原因・どちらが結果と決めることのできない，相互依存の結果による動きの現れとなっていることもある。

　疼痛という愁訴も心と身体の動きであり，化学的反応，つまり侵害受容性疼痛という構造的破綻により生じる発痛物質を感知しての化学的反応による疼痛や構造的破綻はなくとも，位置異常や関節にかかる負担の集中，メカニカルストレスによる物理的疼痛，それに加えて心理的要因が加わることで現れるものである。これらの扱い方は独立したものではないが，一緒くたにすべきものでもない。

　各要因の疼痛には，それぞれの対応にポイントがあり，それをしっかり認識して対応することが重要である。

■ 化学的反応（構造的破綻）による疼痛

　構造的破綻が要因の疼痛に対しては，当然のことながらリスク管理が第一優先となる。

　原則は医師の指示に従うことであり，理学療法部門が勝手な判断をすることはあってはならない。また，指示であったとしても，構造的破綻部位にかかわるさまざまな変化がみられ，構造的問題となる疑いがある場合は，直ちに医師への報告と指示を仰ぐことが肝要であり，構造的破綻部位の修復を促す一助が基本となる。早期復帰はさまざまな面で大切ではあるが，機能の改善を早期から求めすぎることにより，組織修復を妨げることもあり，注意しなければならない。

■ 疼痛にかかわる心理的要因

　心理的要因の関与に関しては，理学療法が扱う疼痛に際し，非常に重要となる。一般的に侵害受容性疼痛は，知覚領域の活発な脳の活動が認められるが，同時に，情動領域の脳の活動も認められ，この情動領域の活動の違いにより，痛みの感じ方が異なることが報告されている[47]。この知覚領域の活動による疼痛をファーストペイン（1st pain），情動領域の活動による疼痛をセカンドペイン（2nd pain）と分類でき，どちらの対応でも疼痛の程度は改善する。逆に，どちらへの対応を中心とするのかをはっきりさせ，対応することが大切となる。

　疼痛はスポーツ活動，練習を中止しなければならないことが多く，中止の期間が長くなると，自己否定や復帰意欲の低下をきたすなど，復帰に至るまでの過程においての心理的な問題となることも多い。確かな構造的破綻が確認されている場合は，当然のことながら組織修復を第一とすることから，活動停止は必要なことである。しかし，明確な構造的破綻が明らかでない場合は，その理由を明らか

にするためにも，また，今後の予防を図るためにも，運動，動作を一つ一つ確認することも大切であり，ただ単に活動を控えさせるだけの対応とならないよう努めることが大切となる。

復帰に至るまでの過程は，通常の活動・練習に参加できなくとも，そこに至るまでのすべてが実践に反映され，ときに，受傷前よりもレベルの高い活動につなげるためのものであり，単に休ませるものではなく，あくまでも復帰後を想定したものでなければならない。そのためにも，投球以外でもできうるものは積極的に早期から対応を図ることが大切となる。

医学的管理下の状態を終え，徐々に実践の場に入り，レベルアップを図る際，何を基準とするかが問われる。その際，明確な基準は存在せず，生理学的回復過程において問題がなく，医師の許可が得られ，機能的に問題が消失したならば，受傷前のレベルではなく，初歩に立ちもどり一つ一つ確認を行い，愁訴の有無はもちろん，指導者とともにレベルを上げることによって問題となるフォームの変化がみられないか，その後に身体的な問題となる変化がみられないかを確認し，問題がなければ段階的にレベルを上げていくべきである。その過程は，まだ評価の段階と位置付け，疼痛再発をおそれ，無駄な時間を費やさないよう努めるべきと考える。

選手に対しても，治癒したから投球しているのではなく，あくまでも見過ごされた問題が残存していないか確認している段階であることを理解させ，選手本人の感覚的な変化も大切な情報とし，総合的に判断することが望ましい。

さらに，理学療法部門は身体的疼痛だけではなく，精神的苦痛(スピリチュアルペイン；spiritual pain)についても考慮すべきである。精神的苦痛は大きく3つ挙げられる。

①時間存在の損失によるもので，夢や希望を失うこと。
②自律存在の損失によるもので，自分自身による物事の選択権，決定権を失うこと。
③関係存在の損失によるもので，孤立すること，人とのかかわり合いをなくすこと。

けがは当然のことながら将来への不安を掻き立て，活動に参加できないことは自分に対する罪悪感を生み，周りからの目などが気になり，一人孤立してしまうことも多い。また，けがで活動が制限されている状態では，決定権，選択権はなく，言われるがままであることが多い。

けがにより活動が制限される時間は決して無駄ではなく，非常に重要な教育の時間となることも多い。有益な時間とするためには，有益な時間となるよう誘導することが大切であり，理学療法部門が積極的にその役割を担うべきであると考える。そのためにも，この3つの精神的苦痛を認識ならびに配慮し，対応することが重要となる。また，ときには強い意志をもたせるためにも，上記に反することや，厳しい言葉をかけることも必要となることもある。しかし，それも精神的苦痛にかかわることであると認識したうえでの行動で，必ずほかに援助可能な協力体制を準備したうえでなければならない。

■ 物理的要因による疼痛

　物理的要因による疼痛は，主として理学療法部門が扱うことが多い。

　しかし，物理的要因ははっきりとした判定ができず，推察の域を出ないことが多い。物理的な疼痛の代表である，肩峰下の衝突（インピンジメント）は，生体では少なからず起きていることであり，どこから疼痛が出現し，どの程度で消失するか決定することはできず，また，個人間での差も明確ではない。つまり，実証されていない，あるいは，実証できない部分が多く，論理的に判断されることが多い。よって，単一のテストや検査から判断することは難しい。

　類似するテスト，物理的負担を意図的に増減させてのテスト，肢位を変化させての同じテストなどから得られた情報を基に，考えられる物理的因子を予測し，さらにその整合性を確認するための情報収集を図るなど，妥当性の検証が必要となる。それに加え，妥当性の検証は，構造的破綻が確認されていたとしても物理的問題がかかわっている可能性を見出すこともできることから，構造的破綻を考慮し，できうる妥当性の検証をすることも重要となる。

　物理的要因による疼痛は，患者さんが口にする「違和感」も含んで対応することが望ましい。違和感は，通常と違うとの実体感であり，大切な情報となる。一口に違和感といっても，どのような状態であるかは個々で異なることが予想され，疼痛と同様に，再現性も含め検証すべき問題としてとらえる。

　物理的要因による疼痛は，当然のことながら実施している投球動作の影響が強く，技術的な問題により生じることも多い。しかし，投球動作による影響かどうかも一推察にすぎず，妥当性が検証されるべき項目である。そのように考えると，安易な投球フォームの指導は，選手の個性を奪うことにもなりかねないため，非常に注意しなければならないものである。また，身体的問題から投球フォームの破綻も考えられ，理学療法部門は身体的問題の抽出と改善をまず図り，妥当性の検証がなされた後，必要となれば極力，指導者と連携して投球フォームの改善という対応を行うことが望ましい。

投球障害肩に対する実際の評価

投球動作

スポーツ活動における運動の目的は，全身の関節運動を用い，正確に無駄なく必要なエネルギーを伝達することにある．投球動作においても身体のあらゆる部位がなんらかの形で運動エネルギーの伝達に関与し，最終的にボールにエネルギーを効率よく伝達させている．投球動作における運動伝達も一般的な運動伝達と同様であり，一部の関節の動きに伴う末端速度が最大になる直前に，次の部位の運動が開始され，エネルギーの加算がなされる[48]．

投球動作を分析する際には，運動の変換点などからいくつかの「相」(phase)に分類されるが，肉眼的にも「相」の分類が可能であり，連続する身体運動の変化をとらえるには，信原ら[23]の報告に準じた4相の分類が適切と考えられる(図1)[49〜61]．

第1相　wind-up phase

第1相は構えた状態から投球動作に入り，振り上げた膝が最高位に達した時点までを示す．投球障害肩の症状を訴えることがほとんどない相であり，一般的に軽視されやすい相である．しかし，この相は以後の投球動作の準備段階に当たり，この相の破綻はこれ以降の投球動作の破綻につながることが多いため，非常に重要となる．

第2相　cocking phase

第2相は投球方向への移動が開始され，踏み込んだ足が完全に接地した状態(foot plant)までを示す．

ほとんどのプレーヤーはfoot plantに一致し，投球側上肢を振り上げた最高位，トップポジション(top position)が観察される．また，foot plant時の両腸骨を結んだ線に対し，両肩峰を結んだ線は，非投球側に27°回旋していると報告され[62]，体幹ならびに肩甲帯により，この相の終了時までは身体の回旋運動が準備されたまま保たれていることを示す．この体幹および肩甲帯部の運動準備が，運動の伝達に非常に重要な役割を果たし，肩にかかる負担を緩衝しているといえるため，この相の破綻は直接的に肩関節障害を招く危険性があると指摘されている．

投球動作

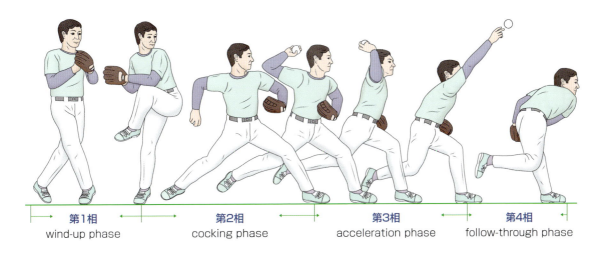

図1 投球動作における4相分類(文献23, p.377より作図)

第3相 acceleration phase

第3相は，投球側上肢を振り上げた最高位であるトップポジションから，ボールを離す瞬間のボールリリースまでを示す。

この相は，体幹－肩甲体－上腕－前腕－手指と，運動伝達の最も活発な相に当たる。そのため，通常でも関節にかかる負担が最も大きくなる相に当たり，それに加え，身体の一部の機能障害を有する場合の影響は多大となる。実際の臨床においてもこの相における肩の愁訴が最も多い。

第4相 follow-through phase

第4相はボールリリース以降，動作の終了までを示す。

この最終相はエネルギーを伝達した後の終了相であるため，一見関節にかかる負担が少ないように思われがちであるが，実際には急激な減速がなされるため，関節にかかる負担は大きく，減速のための協調された運動が破綻することにより，種々の投球障害を招くことも多い。

投球障害肩に対する実際の評価

投球における注意すべき基礎知識

投球動作中の関節運動

　投球動作は，運動エネルギーの連鎖がなされる全身運動として理解されている。しかし，肩甲上腕関節において運動エネルギーの連鎖が要求されることは非常に負担を強いることになり，危険を伴う。実際，矢内は，投球時のトップポジションからボールリリースまでの肩甲上腕関節の運動はみかけ上より少なく，特に水平面上での水平内・外転の動きはほとんどみられず(図1)，また，外旋運動も同様に，体幹ならびに肩甲骨の傾斜によりみかけ上大きな可動域を呈しているだけであり，実際には最大外旋可動域までの運動には至っていないと報告している[63]。

　過去，プロ野球外野手のなかに，外転位90°での外旋が60°で，遠投距離90mを保ちプレーしていた選手が存在する。ポジションや投球の様式など選手によっても異なるため，一概に投球に必要な関節可動域の範囲を決定することはできないが，上記選手のように，肘の伸展運動をうまく使い，肩関節の疼痛や関節にかかる負担が是正されることにより，プレーが可能となる選手も存在することを踏まえると，まずは関節にかかる負担，つまり動作に必要な肩甲上腕関節の動きをいかに少なくするかが大切となる。

　しかし，体幹部の柔軟性，あるいは肩甲骨の動きは，筋群の疲労状態により強く影響を受ける。矢内[63]が報告するように，最も大切なことは最大可動域までの運動を必要としないことであり，肩甲上腕関節の可動域拡大を図らなくてもいいということではない。肩甲骨に対する上腕骨の運動範囲も大切であり，上腕骨と肩甲骨がともに動く範囲も重要である。そして，上腕骨の動きに対して肩甲骨が向き調整を果たせることも重要であり，どれが大切かではなく，すべて大切な準備であることを認識すべきである。

　投球の準備として肩甲上腕関節のストレッチが一般的に行われているが，これも大切であることは間違いないが，そのほかに肩甲骨と上腕骨がともに動く範囲，上腕骨に対して肩甲骨の向き調整ができるための運動も同時に実施すべきである。

　投球動作中に生じる関節運動，特に外旋運動は，能動的な筋収縮による外旋運動ではなく，他の部位が動くことによる受動的な運動であることが述べられている。実際に，身体は前方に移動しているにもかかわらず，ボールの前方への移動は認められず，結果として身体が移動したことにより肩の外旋運動が起きていることになる(図2)。

　一般的なトレーニングは，中枢に対して末梢を移動させることが多いが，投球

投球における注意すべき基礎知識

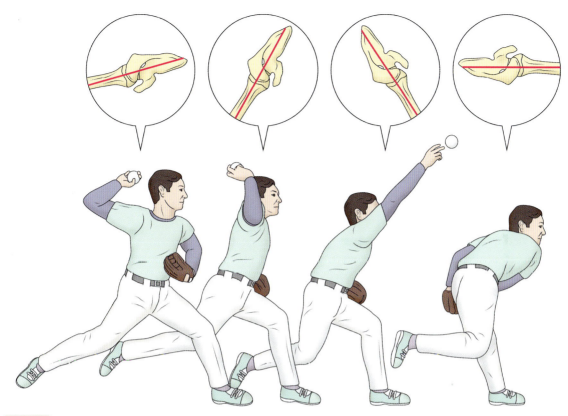

図1 肩甲上腕関節における運動エネルギーの連鎖
投球時のトップポジションからボールリリースまでの肩甲上腕関節の運動はみかけ上より少なく，特に水平面上での水平内・外転の動きはほとんどみられない．

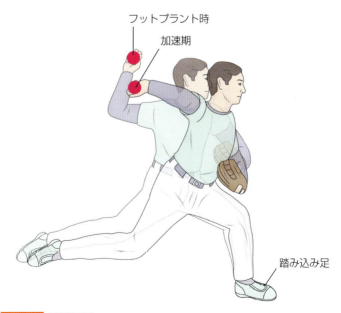

図2 受動運動
動いていない踏み込み足を重ねると，ボールの位置も前方へ移動していないことがわかる．

動作を踏まえると，逆に末梢を基準として中枢側を動かす運動も必要となる．

遠投とピッチング

　投球開始は，構造的問題や身体的機能の問題点の改善がなされて許可されるが，ピッチングの開始については，どの程度の距離が投球可能となった時点で許可するかを問われることが多い．逆に，復帰した投手にアンケートをとった結果，大きく2つに回答が分かれた．
　①30～40mのキャッチボールがしっかりとできた時点で，マウンドからのピッチング開始とした群．
　②ほぼ受傷前に到達可能であった遠投距離を投げることができた時点で開始した群．
　牛島氏（著者）は，遠投におけるボールの投げ出し角度と，実際のマウンドからのピッチングにおける投げ出し角度は異なり，遠投は上に向かって投げることになる．ピッチングでは，最後に押し込む指の感覚が大切であり，上に向かっての投球とは大きく異なる．よって，マウンドからのピッチング開始であるならば，前者の30mのキャッチボールがしっかりとできた時点で開始すべきとしている．
　遠投が悪いわけではないが，遠投の目的は，ピッチング動作のなかのより高度な動きを要求するときに必要になるという．最終的には遠投もピッチングもしっかりできなければならないが，まずは40mまでの投球が可能になった時点でピッチングを開始する．より対打者を意識した投球になった時点で，遠投が妥当ではないかと示している．
　牛島氏はキャッチボールとは30mまで，それ以上は遠投と考えている．特に遠投は，体重移動の練習として牛島氏も重要視しており，この体重移動がしっかりできていることがピッチングにも大切であるとしている．
　遠投を1つのセルフチェックとして使っている選手も多いが，距離が届くかだけに集中してしまうと，過剰な負担を肩甲上腕関節にかけてしまいかねないため，注意が必要と考える．
　下山[64]は投げ出し角度の検証から，マウンドからの投球と類似する距離は，やはり30mの距離の投球であったと報告していることからも，ピッチングという特徴を考慮したマウンドからの練習は，30mのキャッチボールができるかどうかを1つの基準として用いることもできると考える．

投球障害肩に対する実際の評価

肩関節の運動における注意点

関節包後方の影響

　肩関節複合体を構築する関節は，そのほとんどが多軸性関節であり，自由度が非常に高く一部の問題を有しても，それを補償しながら機能を保つよう作用している。そのため一見しただけでは問題点を抽出できないことが多く，見過ごされることが多い。

　逆に肩の動きに不備があるとその原因を単一の問題として決めつけられ，評価がなされる傾向にあるが，肩の動きはさまざまな因子が絡み構成されているため，特に機能的な問題での運動の不備は単一のテストからその原因を突き詰めることは非常に難しい。

　しかし，これまでに報告されている事柄をつなぎ合わせ，つじつまが合うように検証を図ることで排除すべき要因を明らかにすることもできる。

　過去，投球障害の経験がある，あるいは，現在投球障害の状態にある選手は，水平内転および，屈曲90°位での内旋の運動域が減少していることが多い。この状態を関節包後方の柔軟性と扱われることがあるが，他の情報を組み合わせると，関節包後方の影響は排除できることもある。

　泉水[65]，村木[66]らは遺体標本の検証から，水平内転運動，および屈曲90°位での内旋は，関節包下方が制限因子となり，後方の線維は制限因子とならないことを確認し，最も後方の成分の影響を受ける肢位は，軽度外転，伸展位での内旋運動としている。さらに，関節包は上肢挙上に伴い関節がねじられることで，全体が伸張された状態になるとされている。つまり，関節包のいずれの部分であっても，一部に伸張性の問題があるならば，肩甲上腕関節の運動最終域といわれるゼロポジションをとることができないことになる。

　つまり，ゼロポジションが容易にとれながら，水平内転，および屈曲90°位での内旋運動の減少は，少なくとも関節包の影響とはいえない可能性が高いことになる。

　水平内転の運動域減少，屈曲90°位での内旋運動の減少は，安易に関節包後方の柔軟性欠如と決めつけることはできない。

関節運動の軸

　関節の動きは一般的に運動軸が存在することで賄われている。当然のことながら，肩関節の動きにも運動軸は存在するが，ここで問題となるのが，一定した軸をもって運動がなされているかということになる。

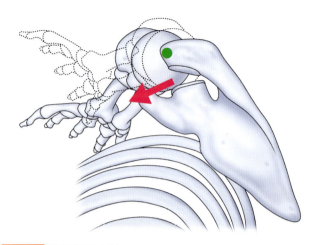

図1　関節運動の軸
上腕骨頭中心で回旋運動がなされると，関節から上腕骨頭は逸脱してしまう（赤矢印）。

信原[23]は関節内の運動として，関節上腕リズムが存在するとし，同一人物がまったく同じ条件でまったく同じ運動を遂行すると，関節窩と上腕骨頭の最も近づく位置が再現されると報告している。ただし，最も近づく点は定点ではなく，関節内を移動しており，その移動の再現性が高いとしている。また肩甲上腕関節内運動は，関節窩に対して上腕骨頭が，①gliding，②rolling，③ship rollの3種の動きにより形成されているとしている。

運動連鎖はエネルギー連鎖とは異なり，隣接する関節の動きにより，能動的ではなく受動的な運動が波及することであり，隣接しあう関節の運動により骨の移動が起こるものである。能動的な運動も受動的な運動も見た目は同じ運動でありながら，運動を司る軸は一定とは限らない。簡単な例でいうならば，上肢下垂位での外旋運動を一般的な上肢の運動により行うものと，上肢を動かさず，下肢を含め上肢以外の身体すべてを動かし，結果として外旋位になるように運動する場合では，同じ関節窩と上腕間の動きであってもその運動の軸はまったく異なる。

下垂位における肩関節外旋運動において，上腕骨中心で運動がなされると，上腕骨頭自体が回旋することとなり関節から逸脱する動きとなってしまう（図1）。

このように考えると，関節運動の軸が普遍的であるのではなく，常に変化し，むしろ運動の軸はどのようにでも変更できうる状態が大切ということになる。

しかし，肩における運動で，その動きの軸が適切かどうかを判定することはできない。動きが滞っている場合，関節運動に必要な骨の動きを想定し，実際に誘導し動きの拡大，円滑性の改善が図られるかどうかといった，確認から推察し，他の情報と合わせてその妥当性を検証しなければならない。

関節運動の機能的問題は，運動開始前の骨配置，運動中の骨間の相対的位置関係が強くかかわり，絶対的位置ではなく相対的な位置の適切性を検証しなければならないことが多い。特に，関節運動は定点での軸運動ではないことを踏まえると，一方がこの位置にある場合，次に起きる運動を考えると，他方の骨はどのように動くことが必要か，など，関節運動を構築する骨の動きを，近位誘導，遠位誘導などから，一つ一つ確認することが必要となる。

肩関節の運動における注意点

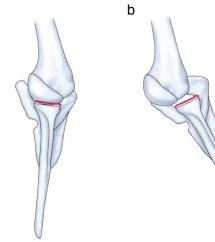

図2 関節窩面の調整範囲の確認
関節窩面の向きの調整ができないと関節は危険にさらされるため，上腕骨頭に対して肩甲骨の面（赤線）が調整できるか確認が必要となる。
a：上腕が安定して動くためには動きに合わせた関節窩面の調整が必要となる。
b：関節窩面の調整ができないと関節は逸脱の危険を招く。

　この考えは他の関節でも同様であり，入谷[67]は，隣接する関節間の動きから，関節運動に必要な相互の骨の動きを想定し，遠位誘導，近位誘導による運動の変化を評価の一環としている。

　代表的なものとして，足関節屈曲運動中に距骨の後方移動，頚骨の前方移動が起きていなければならないことから，遠位である距骨の誘導，あるいは遠位である頚骨の誘導を図り，運動範囲の拡大，円滑性の改善が得られるかどうかにより検証している。

　肩も同様であり，肩甲上腕関節も遠位誘導（上腕骨）での改善，あるいは近位誘導（肩甲骨）での改善が得られるかどうかなど，良し悪しが確認されたことで対応法が決定されるのではなく，どのような条件が最も適切な運動となるかを一つ一つ検証し，必要な対応が選択される。特に機能的な問題で，関節にかかる作用・反作用の力を肩甲骨がどのように受けるか，つまり，肩甲骨の関節窩の向きがうまく調整できるかどうかといった，上腕を動かすための準備が整っているかの検証が重要となる（図2）。

上肢抗重力運動のメカニズム

　上肢挙上は重力に抗する運動であり，また，上肢を空間上に保持することはさまざまな力学的作用を考慮しなければならない。

　重力に逆らい運動する，あるいは空間上に保持するためには，重力に逆らった力を発揮する必要がある。一般的には抗重力筋として上方へ持ち上げる筋群の作用が重要視されるが，肩の構造と特徴から上方へ持ち上げる作用だけが働きとはいえない。

　肩は関節複合体として機能し，胸郭，脊柱の運動も上肢の動きと深く関係することは周知の事実である。この胸郭と脊柱の運動は，上肢最大挙上の10～20％にあたるとして，特に最終可動域の際に深くかかわるとされている。肩甲上腕関節の動きはゼロポジションまでであり，それ以降は関節の遊び（joint play）あるいは，胸郭ならびに脊柱の動きによって遂行されると考えられている。

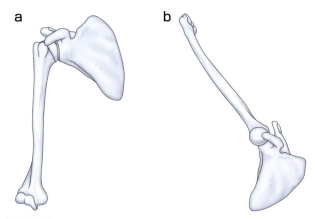

図3 上腕骨と肩甲骨の位置関係

下垂位では，上腕骨頭がぶら下がる位置関係が挙上に伴い，上腕骨を肩甲骨が支える位置関係となる。
a：Hanging jointの状態。関節窩に対し上腕骨頭がぶら下がっている位置関係。
b：Needing supportの状態。上腕骨頭を関節窩が下から支えている位置関係。

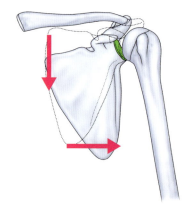

図4 上肢挙上に伴う肩甲骨の動き

肩甲骨は，肩甲骨内角が下方に移動する動きがなければ，関節窩面を上に持ち上げることはできない。

 となると，脊柱で肩甲上腕関節より上方に位置する部分は少なく，胸郭もほとんどが肩甲上腕関節の上方に配置していない。脊柱，胸郭の動きは上肢挙上の後半に強くかかわり，肩甲上腕関節との位置関係を考えると，上肢を上方に引っ張り上げているのではなく，下から押し上げる形で上方への運動を行っているということになる。

 重力に抗した運動ならびに保持は，力学的な観点から関節窩と上腕骨頭との間の作用・反作用の関係が重要な因子となる。作用する力が，関節窩面に対しどのような角度であるかにより，関節内の運動を抑制する必要性が生じ，上肢の動きと関節内の作用・反作用の方向は非常に重要となる。少なくとも，胸郭，脊柱の作用として上肢を押し上げるという力であるならば，最も効率よく働くためには関節窩が上腕骨頭の下側に位置し，関節窩で上腕を押し上げる形態が望ましいことになる。

 実際に，上腕骨頭の位置が固定されているとすると，肩甲骨関節窩は相対的に上肢の挙上に伴い，上腕骨頭の下側に位置するように動いている（図3）。

 上肢下垂位では，上腕はぶら下がった形態であるhanging jointから，上肢最終挙上位では，上腕骨頭を下から支える形態であるneeding supportになっている（図3）ことからも理解できる。立原ら[68)]は，上肢挙上の際の肩甲骨ならびに胸郭，脊柱の動きを確認すると，肋骨の上方への移動を認め，上肢挙上に際し重要な役割を担っていると報告している。このときの肩甲骨の動きは関節窩面の向きとして，肩甲棘の延長線と脊柱とのなす角度により計測されるが，肩甲棘延長線と脊柱の交点の位置から，肩甲骨の関節窩面が上方を向くためには，肩甲骨の内角が下方へ下がる運動により遂行されていると考えられ，肩甲骨内角部は上方への動きではなく，下方への動きである重力方向への動きが大切となることになる（図4）。

 肩関節は胸郭上に浮遊した関節としてとらえられ，事実，下から支えられてい

肩関節の運動における注意点

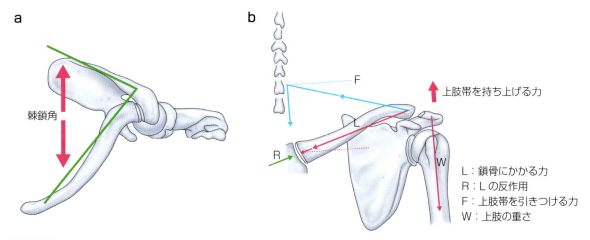

図5 棘鎖角調整能力の必要性
適切な方向への力を生み出すためには，棘鎖角の調整能力が必要となる．
a：脊柱側に引きつける力を作るためには，関節窩面の向きが重要であり，同時にそれを可能とさせる棘鎖角の調整能力が必要となる．
b：上肢は上方へ持ち上げる力よりも，脊柱側に引きつける力により空間保持がなされている．

L：鎖骨にかかる力
R：Lの反作用
F：上肢帯を引きつける力
W：上肢の重さ

る構造ではない．しかし，その構造上の特徴である肩鎖関節と胸鎖関節の空間上での高さに違いがあり，胸鎖関節が低位にあることから，肩鎖関節部に水平方向の力が加わると胸鎖関節を基準に上方への力へと変換できるようになっている[69]．

つまり，上方へ引き上げる力ではなく，肩甲骨を脊柱側へ引きつける力により上方への力に変換できる．この機構は，上腕骨を関節窩に押し付ける作用・反作用の力を生み出す，さらに，上肢を空間位に保持するため非常に有利なものとなっている．

しかし，それも肩甲骨関節窩面の向きが上腕骨頭を引きつける力に対しどの方向になっているかが重要であり，鎖骨の位置と関節窩面の向きによっては，上方ではなく前後への力となってしまうこともあり，棘鎖角(肩甲骨棘と鎖骨とのなす角度)の調整能力が必要となる(図5)．

腱板機能

■ 構造的特徴

腱板の機能は肩関節の運動において重要であることは間違いない．その構造も非常に複雑なものとなっていることが特徴として挙げられる．

基本的に腱板は，①棘上筋，②棘下筋，③肩甲下筋，④小円筋の筋により構成され，筋内に腱(筋内腱)が走行し，筋がその腱を中心に羽状に広がっている．筋内の腱はそのまま腱部でも軸となる腱のまま走行している(筋内腱)．各筋の腱は，棘上筋1本，肩甲下筋は蟹の脚用に広がる複数，小円筋1本，棘下筋1本といわれている[70]．

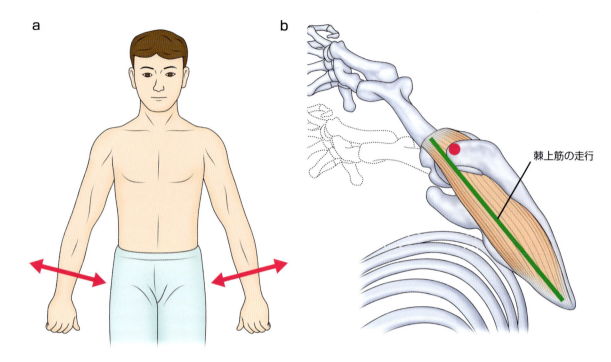

図6 上肢内旋位と外旋位での挙上運動
a：内旋位での運動では，棘上筋は前方安定性のための活動が予測される。
b：棘上筋の走行から，上肢内旋位では前方部の安定性に関与する配置となる。

　各筋の走行で特記すべきは棘上筋と棘下筋の走行である。これまで上腕骨頭上部を覆っていた部分は棘上筋と考えられていたが，望月ら[71)]の報告では，上腕骨頭上部を覆っているのは棘下筋であり，下垂位における上腕骨頭中心よりも棘上筋の走行は前方となっており，下垂位において，棘上筋は外旋ではなく内旋にかかわると推察されている。しかし，上肢挙上に伴い上腕骨頭中心の位置が変化することから，一定の上肢挙上角度を超えると棘上筋は外旋運動へと関与が変化すると考えられる。残念ながら個人差なども考慮すると，どの挙上角度から外旋運動に関与するかはまったくわからない。ただし，下垂位にて外旋抵抗運動時に肩甲骨を下制下方回旋する例をみかけることが多く，これらの動きは，肩甲骨を下方回旋させることにより肩甲上腕関節の挙上角度を作り，棘上筋を外旋運動に補助させるための動きとも推察することもできる。この動きを抑制させた場合と，抑制させない場合との比較などを行うことにより，有用な情報となることもある。
　棘上筋のエクササイズとして母指を下方へ向けた内旋位の挙上動作を推奨しているが，棘上筋の走行を考えると，下垂位内旋では明らかに棘上筋は前方に位置することとなり，挙上にかかわる運動としては棘上筋が働いているとはいいがたい。しかし，前方の安定性にかかわる場合，内旋することでより一層，棘上筋の働きを促すことにもなり，挙上における前方安定性のための運動と考えた場合，効果的な運動となることも考えられる（図6）。

つまり，評価者が症例の肩についてどのような状態が問題となっているかを明確にすることにより，どの運動においてどのような機能を必要としているか具体的に判断することにより，運動の適・不適が決められることになる．

次に腱板の構造的特徴として，棘下筋，小円筋は線維方向が異なる構造となっており，どちらも二層で，お互いが交差するような走行となっていることが挙げられる．肩関節の前面が肩甲下筋に覆われ，蟹の脚用に筋内腱が走行して非常に微妙な動きの調整も可能としていると考えられるのに対し，後面の小円筋，棘下筋は二層を交差させる構造により，肩甲骨と上腕骨の位置関係，つまり二層の走行状態に応じ，色々な方向への張力を生み出すことを可能にしていると考えられる．これらの特徴から，肩甲骨の向きと上腕骨の位置により，腱板によって生み出される張力方向は非常に多彩であり，微妙な調節を可能としているといえる[72]．

■ 腱板機能と臨床的特徴

腱板の構造は非常に複雑で，微調整を可能としているという特徴を有し，その機能は関節の安定化に非常に重要となっていることが確認されている．一方で，臨床上では腱板の機能と上肢機能との関係では別の面もうかがわれる．

腱板の再生能力は低く，ほとんど再生されないとされている．腱板の修復も，構造を再建することは困難であり，損傷により一度失った機能を再構築することは不可能であるといわざるをえない．しかし臨床上，腱板の損傷がありながら問題なく上肢機能を遂行している症例が多いのも事実である．

もともと腱板は疼痛を感じない組織といわれ，無症候性の腱板断裂症例はかなりの割合で確認され，上肢機能の問題も有していないことが多い[73]．

腱板機能は大きく分けて3つの機能(①上肢運動中の関節適合性の保持，②関節適合性の調整，③関節運動の急性制動)が存在し，上肢の運動機能遂行よりむしろ，関節保護に強く働いていると考えられる．

▶ 上肢運動中の関節適合性の保持

肩関節の運動に際し主動作筋として作用する筋は，構造上の特徴から上腕骨頭を関節窩から引き離す剪断力に働くことが多い．この力に対し拮抗させることにより，関節の安定を図ることも可能であるが，上肢の運動を考えると運動自体を妨げてしまうため適切とはいえず，運動と同側の関節を安定化させる機能が必要となる．その機能を果たしているのが「腱板」といえる．

実際に，随意性肩関節後方脱臼が可能である症例の実際の筋活動を計測すると，三角筋後部の活動を上げ，棘下筋の活動をほぼ抑制し後方へ偏位させていた．これらの行動は学習された動きとして認識できることから，学習を図ることにより関節の安定化に働くメカニズムを再獲得できるものと考えられる．

投球障害肩の症例を実際に調査した結果，外側を覆う主動作筋と，腱板との活動にバランスの崩れを認め，関節の適合性が運動中にも破綻している兆候が予想できた．これらの症例に対し，バイオフィードバックを用いて筋活動量を確認させ，適正な活動バランスの運動を学習させると，運動中の関節の適合性の保持が認められ，愁訴が消失，軽減されることが確認されている[74]．

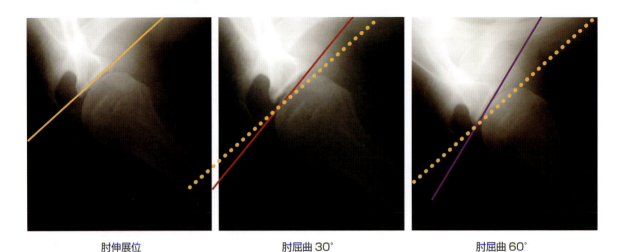

　　　　肘伸展位　　　　　　　　　肘屈曲30°　　　　　　　　　肘屈曲60°

図7 肘屈曲に伴う関節窩面の向きの調整
上肢の運動には，上腕骨と肩甲骨双方の相互的な位置変化が重要となる。上腕は動かすことなく，他動的に肘関節屈曲させると，関節窩面は，上肢の質量中心点方向へ向きを変える。

腱板機能の第一の役割は，この運動中の関節運動の安定性を保持することが挙げられ，いわゆる運動中の関節内のズレを防いでいる基本的な機能といえる。

関節適合性の調整

肩甲上腕関節は，関節内で上腕骨頭と関節窩面の位置調整を図っているものと考えられ，あらゆる方向へ対応がなされていると考えられる。上肢の運動中に予期せぬ力あるいは，運動速度の変化，運動方向の変化に際して，その変化に呼応した双方の位置調節がなされなければならない。これらのことを踏まえると，上肢の運動は，単に上腕の動きをコントロールするだけではなく，双方の位置の調整を図る必要があり，特に，関節窩面の向き調整は関節を保護するために非常に重要な動きとなる。

実際に，関節窩面上45°挙上位，内・外旋中間位に上肢を保持し，上腕は動かすことなく固定し，前腕のみを屈曲していくと，関節窩面は徐々にその向きを変えていることが確認される。肘屈曲に伴い，上肢の質量中心点の変化に合わせ，最も効率のよい位置関係を図るため関節窩面の向きが調整されたものと推察できる（図7）。

このときに肩甲骨位置に変化はみられず，上腕骨頭を基準として関節窩の向きが調整されていることから，体幹部に付着する肩甲帯周囲筋の働きによるものとは考えられず，最も上腕骨に近い，腱板の働きと考えるのが妥当であろう。

関節窩面の調整能力は，肩甲上腕関節にかかる負担を軽減させるために非常に重要であることは明白であり，これまでの調査から，投球時の肩の自覚する状態は，下垂位，外転90°位での内・外旋の可動範囲と関係は見出されず，関節窩面

表1 自覚する肩の調子と回旋可動域ならびに関節窩面の調整範囲との関係

投球時の自覚する肩の調子は，関節窩面の調整範囲と強く関係し，屈曲90°位での内旋は，肩の調子と負の関係が認められた。

回旋可動域

	下垂	90°外転	90°屈曲
外旋	0.26	−0.02	0.41*
内旋	0.15	−0.06	−0.52*

上腕骨を基準とした肩甲帯の動き

	前方	後方	上方	下方
移動距離	0.81**	0.52*	0.85**	0.72**

*：中等度の関係　　**：強度の関係　　（ピアソンの積率相関係数）　　（文献75より）

の調整範囲の広さと強くかかわっていることが確認された。屈曲90°位での内旋も中等度の関係が認められたが，その関係はこれまでの報告と異なり，負の相関であった(表1)[75]。

過去疼痛があった，あるいは現在疼痛がある肩関節は，構造的に破綻を呈している関節か，肩甲上腕関節に頼る運動を抑制している関節であり，後者の場合，上腕骨の運動に頼りすぎる運動が遂行されていることも予想され，そのような場合，関節窩面の向き調整を誘導すると明らかに可動域が改善されることが多い。

これらのことも踏まえると，自覚する肩の調子と屈曲90°位での内旋可動域とが負の相関を認めていたのは，関節窩面を基準としての上腕骨の運動に頼らなければならない，いわゆる手投げの状態で，肩甲骨ならびに胸郭の運動が不十分であることが反映されていることが推察される。このように屈曲90°位での内旋運動の減少を単に悪と決めつけ，可動域拡大だけを図ることは適切とはいえないことが多い。ただし，可動域拡大が悪いのではなく，今確認できる可動域の減少という事実は結果であり，その結果を招いた理由を探る必要があり，それを明らかにした後，最も適した対応を図ることが肝要といえる。

肩関節における関節運動の準備とは，もちろん肩甲骨に対する上腕骨の動きの獲得も大切，肩甲骨と上腕骨が一緒になっての動きの獲得も大切，さらに上腕骨に対し，肩甲骨の向きを調整する動きの獲得も重要となり，どれが一番大切かではなく，どれも大切であることを忘れてはならない。得てして肩甲骨を止め，上腕骨を動かす運動に終始することが多いが，肩甲骨から上腕部を意識的に一体化させ，より大きな動きを行うことも，さらに上腕骨を意図的に止め，身体を動かす運動も実際の投球動作には必要となる。

臨床では，徒手抵抗運動時にみられる肩甲骨の運動や，他動的に上肢を動かしたときの円滑性から，この肩甲骨面調整を図る腱板機能が問題ではなく，機能を阻害している因子の関与を推察することができる。

例えば，内・外旋，あるいは挙上の肢位を同じにした等尺性の負荷抵抗運動を行わせた際，肩甲骨のみ明らかな運動が確認されることがある。このような症例

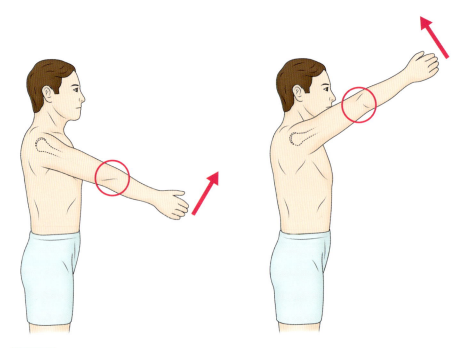

図8 上肢質量中心点を意識した挙上
上肢の質量中心点○を把持し，上肢の近位部の位置が変化しないよう運動させた場合，関節の位置関係は保たれやすい。

に対し，肩甲骨の動きを体表から抑制し同様の運動を行わせると，筋出力の明らかな低下，あるいは疼痛を誘発する場合があり，上記のことを踏まえると，このような症例は，運動開始時において双方の位置関係が適切とはいえず，腱板機能によって位置の補正が行われた結果であることが予想される。よってこのような症例の場合，腱板機能は保たれている可能性が高く，肩甲帯周囲筋の緊張を上げてしまうと肩甲骨の向き調整を阻害する危険を招くことから，むしろ運動開始前の肩甲骨と上腕骨の位置関係に問題を引き起こしている要素の抽出と位置補正が大切となることが多い。関節にかかる負担を意図的に変化させ他動的に運動させることでも，この位置関係の適・不適を推察することもできる。

　上肢前方挙上において，上肢遠位端を保持し肘伸展位のまま前方挙上させたときの運動の円滑さと，同じく肘伸展位で上肢の質量中心点を保持し，上肢全体の質量中心点の移動と中心点まわりの回転運動をイメージしながら，前方挙上させたときの運動の円滑性は，ほとんど変わらないか，あるいは一般的には，上肢の質量中心点を保持させた運動のほうがより円滑な運動となる（図8）。これに対し，上肢遠位端を保持し上肢挙上をさせたほうが，明らかに運動の円滑性が高くなる場合がある。上肢挙上の際，遠位端を保持し挙上させると，上腕骨頭は下方へ移動しようとする力が強くなり，相対的に上腕骨頭が関節窩に対し下方へ誘導され

肩関節の運動における注意点

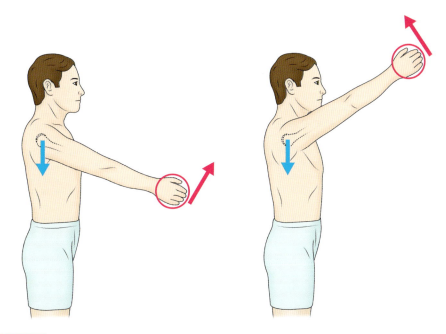

図9 上肢遠位端誘導の挙上
上肢の遠位端〇を把持して上肢挙上させると，上肢近位端は下方への力が働き，関節に剪断力が生じやすい。

る。上肢の質量中心点の移動を図ると，物体の中心を保持することとなり，関節窩に対し上腕骨頭は下方への移動は抑えられることになる（図9）。これらを考慮すると，上肢遠位端を保持したほうがより円滑な運動となる場合，運動開始前から，相対的に関節窩に対し上腕骨頭が上方へ偏っており，運動時において下方への力を必要としていたと予想される。これらの症例に対し，下方への位置補正を行うと運動の円滑性は逆転し，上肢質量中心点を保持しての運動の円滑性が高くなることが多い。このような場合，腱板機能が問題ではなく，腱板の機能を阻害している因子の補正が重要となることを意味している。このように，確認される肩甲骨の動きを抑制することによる変化や，物理的な負荷を意識した他動運動により，腱板機能の問題があるか，腱板機能を阻害している問題かを推察することもできる。

　以上のように，腱板の第二の機能は，肩甲骨関節窩面の調整を図り，関節窩，上腕骨頭，双方の適切な位置関係を保持するための機能といえ，関節にかかる負担を軽減させる重要な機能であると推察される。

関節運動の急性制動

　肩甲上腕関節の運動制限は，骨の変形などが生じない限り軟部組織性の制限が通常であり，運動の終末に抵抗感を感じながら制限される。抵抗感が現れた時点で，本来働くべき運動範囲である可動域は終了し，抵抗感を伴った運動範囲は，関節の柔軟性にかかわる範囲となる。

　一般的に，①抵抗を感じてなお，20°以上の運動が可能である関節を柔軟性に

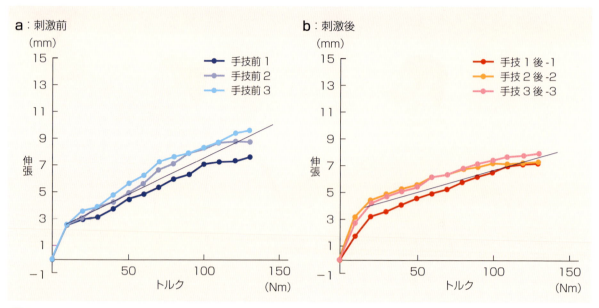

図10 等尺性運動における筋腱移行部の移動変化

下腿三頭筋，筋腱移行部への叩打刺激後の足関節等尺性底屈時における，筋腱移行部移動距離の変化を示す。叩打刺激前に比べ，刺激後筋腱移行部の移動距離が減少し，筋出力は保たれていることから腱部の硬さが変化したと考えられる。

富んだ関節，②10〜20°は一般的な関節，③10°未満は柔軟性が低い関節，と称される。本来働くべき運動範囲が参考値を下回る場合は，同じ確認でありながら拘縮の確認と変わり，①20°以上の動きが可能な場合は軽度な拘縮，②10〜20°は中等度の拘縮，③10°未満は強度な拘縮，と称される。

しかし実際には，肩甲骨の動きを止めた下垂位の外旋運動では，健常者でも参考値を超える値になることは少なく，さらに，運動範囲の減少は構造上の問題だけではなく，危険回避のために運動範囲を意図的に抑制していると思われる症例が多く，参考値と比較して運動範囲の減少をすぐに拘縮と決めつけることも適切とはいえない。ましてや，柔軟性のテストにおいてはspring block様，つまり柔軟性が非常に低いものとなっていたものが，上腕骨－肩甲骨－胸郭の位置関係補正により，一瞬で運動範囲の拡大が認められる症例では，明らかに故意的に運動範囲の減少がなされているものと考えられる。

関節運動を急制動させることが可能となる組織は，腱板以外に該当すると考えられる組織はない。構造的な破綻があるならば短時間で可動域の改善がなされることはなく，筋の明らかな収縮も確認されないことからも，腱板そのものの張力が変化しているものと予想される。

わずかながら，実際に外的刺激により腱の硬さに変化が出ていることが確認されており（図10），肩関節が腱に覆われていることからも，強く急制動にかかわっていると推察される。

急制動は危険回避の現象であり，どのような危険によるものなのかを検証し，動きは結果としてとらえ，動く範囲の拡大を目的にするのではなく，危険な状態を

肩関節の運動における注意点

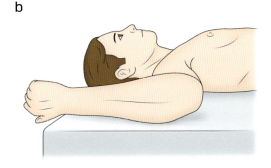

図11 骨配列の問題が疑われる症例の特徴
骨配列の調整により，可動域終末の抵抗感の種類ならびに可動範囲の即応的な拡大が認められる．
a：骨配列の調整前は，可動域終末に確認される抵抗が，急性のspring block様所見である．
b：骨配列の調整後は，可動域終末に確認されたspring block様所見が消失し，可動域も明らかに増大を認める．

排除することが結果として動く範囲の拡大が得られると考えることが重要である．

関節が危険な状態とは，臨床的な推察ではあるが，1つは関節窩と上腕骨頭の位置関係の問題が挙げられる．臨床上の特徴は，spring block様の運動範囲の減少が認められる，運動開始前から骨の配列に問題がある場合，その是正により明らかに運動範囲の拡大と柔軟性の増加が確認される（図11）．

多くの肢位での運動で可動範囲のspring block様現象を認める症例では，運動中における関節窩面の調整が図れないためと推察される．spring block様の可動域減少が認められる肢位にて上腕骨に対し関節窩面の動きを確認すると，明らかにその範囲が減少している．関節窩面の調整には胸郭の形状変化が必要であり，筋の緊張，胸郭の形状など関節窩面の調整を阻害する因子を排除し，関節窩面の調整範囲が広がることにより，肩甲骨と上腕骨がともに動く範囲ではなく，明らかに肩甲上腕関節の可動範囲が拡大する．

さらに，関節唇損傷，特に，繊毛状態の一部が関節内に入り込み関節内で挟み込みが起きていると思われる症例は，限局した肢位のみのspring block様の運動域減少，可動域終了後の関節の柔軟性を確認すると，本来ならば，上腕骨，肩甲骨ともに動きが確認されるはずでありながら，上腕骨頭のみが関節窩面上を移動する現象が認められる．関節唇は感覚受容器に富んでおり，関節窩面上，上腕骨頭の適性位置を把握し，関節唇への圧上昇は，位置の不適切と判断される．損傷した関節唇を挟み込んだと思われる症例では，上腕骨頭の移動方向と逆に関節内運動を促すと，明らかな可動範囲の拡大，上腕骨頭の移動が消失する．

このような症例では，誤作動が関節面の位置関係を崩していると考えられ，その結果として疼痛部位は上腕骨頭の移動する側が多く，この誤作動の要因となる関節唇の対応がポイントとなることが多い（図12）．関節唇の損傷部位そのものの対応は，体外からは不可能であるが，関節面の適合性が保持され運動できれば，損傷部の影響を受けず通常通りプレーできる場合も多く，関節唇にかかる負担軽減のための機能的対応だけでも復帰できることが多い．

危険察知は，このほか腱板と他の軟部組織との滑走障害も疑われる．腱板断裂

159

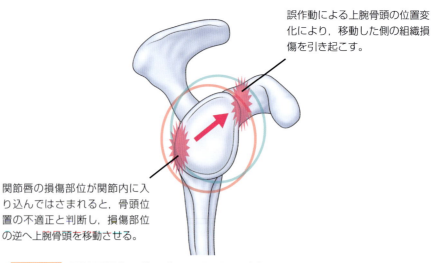

図12 関節唇損傷に伴い生じる問題の一例

疼痛の責任病巣は，炎症を伴わないと（痛みを感じない）関節唇損傷の誤作動から引き起こされることもあり，炎症部のみならず，逆の関節唇損傷への対応も必要となることも多い。

の組織は三角筋に付着することもみられ，三角筋と腱板との間に滑走障害を伴うことも予想される。筋で作られるエネルギーが腱に伝わる以前に阻害される場合，腱は硬度を上げているような現象が臨床上確認でき，手関節など支帯下で滑走障害を伴うと，その先の手指の可動域が抑制されることがよくあり，手指の可動域拡大は支帯下の滑走性回復により得られることもある。同様に，三角筋下の腱板との滑走障害により，可動性の低下をきたしていると考えられる症例も多く経験する。特徴としては，ゼロポジションをとることができながら，肩甲上腕関節の水平内転，あるいは90°屈曲位での内旋運動の可動域減少が確認される。本来ゼロポジションは，関節包がねじられ，どの部位の伸張性が滞っても，ゼロポジションをとることができないはずである。このことから，ゼロポジションをとることができるのであれば関節包の影響は考えにくい。さらに明らかな筋の緊張を確認することもできない。三角筋を体表から把持し，肩甲骨を他動的に運動させると，通常ならばその動きにつられ上腕骨の運動も確認できるが，滑走障害が疑われる例では上腕骨の動きが確認できない。さらに，三角筋を把持して上腕骨自体を動かすと，三角筋下で上腕骨は多少の動きを確認できるが，滑走障害が疑われる症例では，明らかな運動の低下が認められる。三角筋下の滑走を促し，滑走性の改善が確認された状態で再び関節可動域を確認すると，明らかな改善が得られることが多い。

以上のように，腱板の第三の機能は，関節の安全確保のための急制動であり，関節運動を抑制し危険を回避しているものと考えられる。逆に急制動が確認できるということは，腱板自体の機能は十分に働いているともいえ，対応すべきは腱板機能以外に絞ってもよいことが多い。

腱板機能は関節保護のために強く働き，腱板以外で関節の安全が確保されてい

れば，腱板の損傷があったとしても十分に上肢機能は保たれる可能性が高いということになる．逆に，腱板機能が残存しながら各種損傷を引き起こすということは，腱板機能が強くかかわらなければならない，あるいは，残存している腱板機能では対応が賄えない状態とは，関節の安定化に際し邪魔をしている因子がかかわっているということである．腱板機能の改善に固執するのではなく，関節運動の安定化を阻害している因子の抽出と対応が大切となる．

投球障害肩に対する実際の評価

体表からの観察

　体表からの観察は，選手が自覚しない数々の身体的変化を把握するうえで非常に重要であり，機能評価と合わせることで，実施すべき理学療法の手順を考慮する際に有用である．

肢位・姿勢の評価[76,77]

　肢位・姿勢の評価は，投球障害肩を評価するうえで有用であり，肢位・姿勢の偏りは肩に限らず，投球にかかわる身体の機能を推察するための重要な情報となりうる．

■ 姿勢評価

　意識しないで保たれる肢位・姿勢からは，さまざまな情報が提供される．姿勢の評価としては矢状面上評価として，一般的に耳垂－肩峰－大転子－膝蓋骨後面－外果前方2cmの重心線が観察される（図1a）．その際に観察される耳垂だけの偏位は頸部周囲筋の問題が予測され（図1b），肩峰だけの偏位は肩甲胸郭関節機能，または前腕・手指機能の問題が（図1c），耳垂－肩峰－大転子の偏位は体幹筋の問題が予想される（図1d）．

　前額面上の評価としては，後頭隆起－椎骨棘突起－殿裂－両膝関節内側の中心－両内果間，ならびに両肩峰の高さ，両腸骨の高さを中心に観察される（図2a）．前額面上で観察されるこれらの配置も同様であり，一部の偏位，あるいは複数の観察点にみられる偏位から，身体機能の問題が推察される．

　後頭隆起部だけの偏位は，頸部周囲筋の左右差が疑われる（図2b）．両腸骨の高さは同じで，両肩峰の高さに違いがみられたり，椎骨棘突起の偏位が確認される場合は，体幹筋の問題による機能的側弯あるいは側弯症が疑われる（図2c）．殿裂の偏位，殿裂－椎骨棘突起－後頭隆起の同側への偏位は可動域を含めた股関節機能の左右差，または下肢長差が疑われる（図2d）．殿裂，椎骨棘突起，後頭隆起部の同側でない偏位は，顎関節機能の問題により身体の調整を図っていることもあるため注意が必要である（図2e）．また，下肢機能の影響を受けている場合は，下肢の回旋などが生じ，姿勢の変化を引き起こすことも多く，下肢の状態との関係を踏まえて観察する必要がある（図2f）．

　これらの観察される偏位はあくまでも情報であり，観察されるからといって，それらが直接，投球障害肩と関連するとは限らず，他の評価を組み合わせることが重要であることはいうまでもない．特に，側弯症を有している症例は必ずしも，投球障害肩になるわけではない．機能的に問題のない症例では，前屈することに

体表からの観察

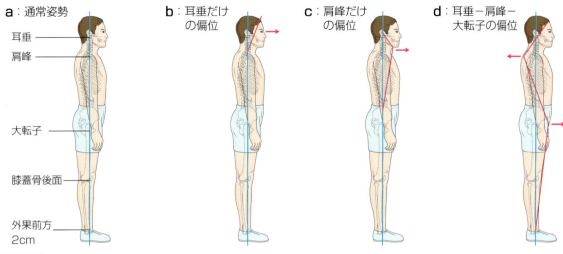

図1 姿勢評価（矢状面上）
耳垂－肩峰－大転子－膝蓋骨後面－外果前方2cmの重心線を観察する。

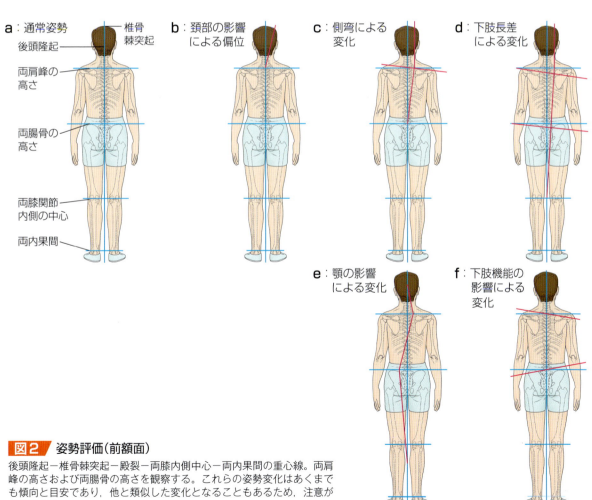

図2 姿勢評価（前額面）
後頭隆起－椎骨棘突起－殿裂－両膝内側中心－両内果間の重心線。両肩峰の高さおよび両腸骨の高さを観察する。これらの姿勢変化はあくまでも傾向と目安であり，他と類似した変化となることもあるため，注意が必要である。

より後方から観察される胸郭の形状に左右差を認めるが，立位では平行とならない両肩峰を結ぶ線と両上前腸骨棘を結ぶ線が，前屈位となることで平行となることが多く，動作時にうまくバランスを保持するものと推察される（図3）。

実際，側弯症で肩などに愁訴を訴える症例の多くは，動作時のバランス保持がとれておらず，両肩峰と両上前腸骨棘を結ぶ線が前屈時に平行とならない。このような症例では，側弯症自体は改善しなくとも，動作時のバランスが保持され，肩峰間，上前腸骨棘間の両線が動作時にほぼ平行となると症状の消失，軽減が認められることが多い。

姿勢評価で観察される情報は，投球障害と直結するものでない場合も少なくない。このような場合は，動作時の不利または負担の集中が起こりやすいことを指摘し，コンディショニング作りの情報として，利用するよう患者さんに促し，一般的な"正常"にこだわりすぎないよう，注意が必要である。

■ 肢位の観察[78]

全体的な位置関係を評価する姿勢に対し，関節における肢位の観察も，有用な情報となる。特に立位で自然下垂位における上肢の肢位，立位，臥位における両下肢の肢位は，投球障害肩に強く関与することがあり，確認することが望ましい。

自然下垂位における上肢の肢位

通常，自然下垂位における上肢の肢位は肘関節伸展位であり，上腕骨内顆-外顆を結ぶ線は，肩甲骨面にほぼ近似している。また，前腕遠位部は中間位となっている（図4a）。

この肢位に対し，肘が屈曲位を保持する症例は，肘関節の伸展制限のほか，肩甲骨の過度な前傾や内転，上腕二頭筋の緊張を認めることが多い（図4b）。

上腕内顆-外顆を結ぶ線と肩甲骨面の偏位と前腕肢位の偏位が同側方向（肩関節内旋位前腕回内位，肩関節外旋位前腕回外位）に認められる症例は，肩甲上腕関節を取り巻く筋の活動バランスの問題や肩甲上腕関節可動域制限の影響などが疑われる（図4c）。前腕遠位部は中間位を保ちながら，上腕内顆-外顆を結ぶ線と肩甲骨面との偏位は，前腕の可動域制限による影響がかかわることが多い（図4d）。前腕遠位部は回内にありながら上腕が外旋位にある症例では肘関節や前腕の問題を有することもあり，肩関節に限らず肘・前腕の十分な評価が必要である（図4e）。

立位，仰臥位における下肢の肢位

投球障害肩と下肢機能についての関係は諸家により報告され，投球動作において下肢機能の重要性が指摘されている[38,60,79,80]。これまでの調査でも，自覚されない機能障害として，股関節の可動域制限が多く，股関節内転制限および伸展制限が80％以上に認められる。また，これまでの報告には内転，伸展のほか，内旋制限についても報告されており，確認が必要である。

体表からの観察

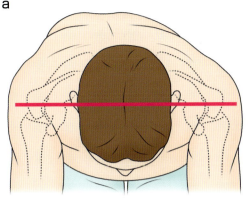
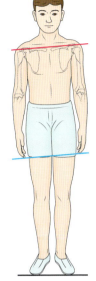
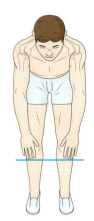

図3 側弯症にみられる前屈位の姿勢

立位では両肩峰および，両手指の高さに違いを認めるが(b)，前屈位ではともにほぼ同じ高さとなる(c)。

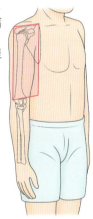
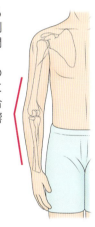

a：通常肢位。内顆－外顆を結ぶ線は肩甲棘の延長線上，前腕は中間位を呈する。

b：肘関節屈曲位を呈する場合は，肘関節伸展制限のほか，肩甲帯の空間上での位置による影響，上腕二頭筋の緊張が疑われる。上腕・前腕ともに同側に偏位している場合は，肩甲上腕関節の影響が疑われる。

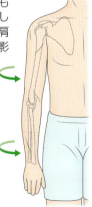
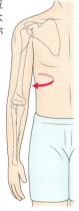
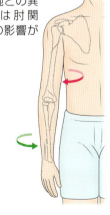

c：上腕・前腕ともに同側に偏位している場合は肩甲上腕関節の影響が疑われる。

d：上腕だけが偏位している場合は前腕部の影響が疑われる。

e：上腕と前腕との異なる偏位は肘関節・前腕の影響が疑われる。

図4 上肢自然下垂位における上肢の肢位

これらの症例は，自然立位・仰臥位時の下肢肢位にも特徴がみられることが多い。通常，立位においては，股関節は屈曲位にはならず，膝関節伸展位では，膝蓋骨が前方を向いている。これに対し症例によっては，股関節屈曲位または軽度膝屈曲位あるいは骨盤の著明な前傾を呈することも多く，股関節の伸展制限が推察される。膝蓋骨の向きが外側である場合は，股関節の内旋制限が疑われる（図5）。

頚部形状の左右差

頚部の形状変化は投球フォームの特徴を反映し，頚部の機能障害は肩関節複合体に強く影響を及ぼす。しかし，患者さん自身はこれらの変化に気づかず，愁訴を有さないため，注意が必要である。

■ 後方からの観察

後方からの観察点として立位・坐位における頚部後方の皮線が挙げられる。一般的に皮線は，関節の運動に呼応して現れる。通常頚部の運動は限局した部位での運動ではないため，頚部後方を横断する皮線は認められない。皮線の認められる症例は，投球時または通常の運動時に，限局した頚椎レベルでの運動が集中し，一部に負担を強いていることが予想される（図6）。このような場合，頚部伸展位が優位となったままの投球が疑われ，投球動作における矢状面上での不備を考慮した投球動作の分析，さらに投球動作の不備が確認された場合は，動作の不備に関与すると考えられる身体各部の評価が必要とされることが多い。

皮線は，頚部後方を直線的に水平横断するだけではなく，斜めに横断する皮線，途中から角度が変わり，再び水平横断となる2段の皮線も確認される。これらは，頚椎の矢状面上の動きだけでなく前額面上の動きに際しても，偏った一部に負担を集中させる運動が疑われ，投球方向と異なる，大きな体の揺れを伴う頚部の運動が予測される。また，負担の集中による頚部機能の障害を伴っていることも多く，詳細にわたる機能評価が必要となる。

皮線のほか，後方からの観察では，左右形状の違いに関しても重要であり，特に僧帽筋上部の左右差は，自覚されない身体的特徴として挙げられる（図7）。筋力評価では肩甲挙筋で代償され明らかとならないことが多いため，見過ごされることが多い。

仰臥位で下垂位外旋抵抗運動を施行すると，頚部・肩甲帯の固定が十分図れず，頚部を含めた体幹の動揺が認められ（p.197，図36参照）る場合は，僧帽筋上部を中心とした頚部の筋緊張を促し，再評価すると頚部を含めた体幹の安定化とともに「力が入りやすい」など，外旋運動の容易さを実感することが多い。これらのことを踏まえると，僧帽筋上部の形状に左右差を認める症例は，頚部筋群を十分活用することなく，肩甲骨の安定化，運動を阻害している状態が疑われる[81]。

体表からの観察

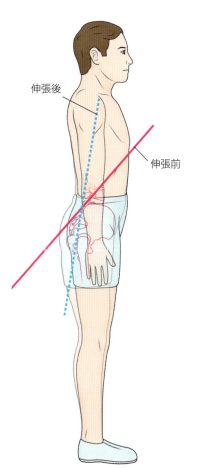

図5 下肢の肢位
伸張前は股関節屈曲位,あるいは骨盤前傾を呈するが,伸張後は股関節伸展・伸張により,骨盤だけでなく姿勢全体が変化する。赤・青線は骨盤の傾斜角を示す。

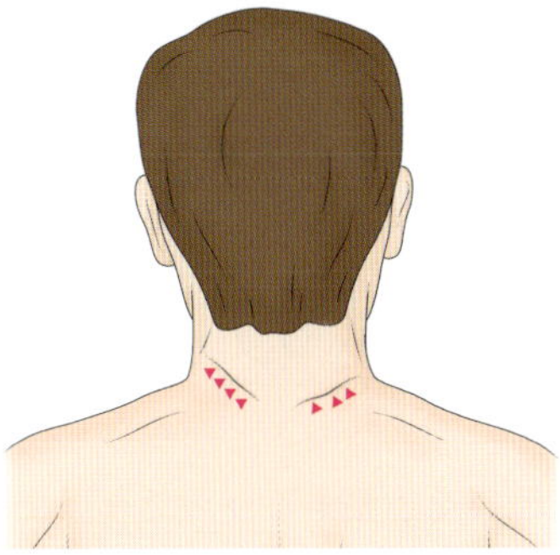

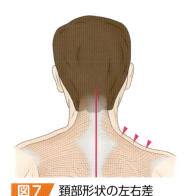

図6 頚部にみられる皮線
通常,観察されることのない皮線が観察される。

図7 頚部形状の左右差
僧帽筋上部の形状の違いが観察される。

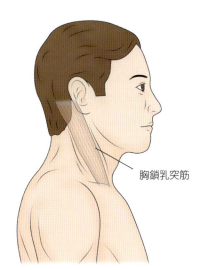

図8 頚部(胸鎖乳突筋部)の形状
胸鎖乳突筋の走行が浮き出ている。

■ 側方からの観察

　側方からの観察点としては,胸鎖乳突筋部の形状が臨床上,有用な情報となることが多い。通常,体表から観察した場合,その多くは胸鎖乳突筋部が浮き出ることはなく,ほかの周囲筋とはっきりとした区別がつくほどではない。これに対し,投球障害肩のなかには,体表からでもはっきりと胸鎖乳突筋が浮き出ていることを経験する(図8)。

　これらの多くは,投球時に頚部の運動が過剰であることが多く,特に投球側だけの形状の違いは,前額面上で頚部を側屈させ,いわゆる「頭部(体)から手が離れた投球姿勢」が疑われる。このような場合は,胸郭出口症候群を合併している

こともあり，確認が必要である．また，両側にみられる胸鎖乳突筋の緊張は，皮線のみられる症例と同様，矢状面での頸部の運動が余儀なくされていることも考慮するとともに，特に胸鎖乳突筋を活動させての頸部の運動が多いと認識し，頸部伸展筋群の機能を評価することも必要となる．

肩周囲の形状の左右差

　肩周囲の形状は，当然のことながら，投球障害肩を評価するうえで直接的な情報，特に機能障害を予測するうえで有用な情報となることが多い．

■ 後方からの観察

　後方からの観察点として，肩甲骨周囲，特に肩甲骨棘下窩部，肩甲骨内側の形状が代表的であり，差異には注意が必要である（図9）．肩甲骨棘下窩部の形状，特に筋の量感の低下は，一般的に棘下筋部の萎縮が疑われ，棘下筋あるいは肩甲上神経由来による萎縮は棘下窩全体にわたる一様の萎縮が確認される（図9a）．これに対し，肩甲骨内側に近い部位の著明な萎縮は，一過性の機能障害による萎縮であることが多い（図9b）．これらの症例は，棘下筋の軽度筋力低下と前鋸筋の軽度筋力低下をきたし，同時に頸部，特に胸鎖乳突筋外側部および肩甲舌骨筋部の筋緊張を有しており，徒手的に緊張部を改善させることにより，筋力・形状の改善を認めることが多い．この部位は機能解剖学的に肩甲舌骨筋部の背後に肩甲上神経・長胸神経が位置しており，一過性の神経絞扼による障害が疑われるが，血流障害の関与も否定できない[82,83]．しかし，いずれにしても，頸部の機能障害が強く関与しているものと推察される．また，投球フォームとの関連では，頸部の運動を先行させる非投球側への過剰な側屈運動を認めることが多い．

　後方からの観察で，肩甲骨内側縁の形状からも重要な情報を得られることが多い．投球障害肩のなかには，みかけ上肩甲骨内側縁部の浮き上がりを認めることが多い（図9b）．一般的に肩甲骨内側縁部の浮き上がりは，前鋸筋の障害，長胸神経の障害としてとらえられる．しかし，これらのなかには，前鋸筋の徒手抵抗検査では正常でありながら，安静位から浮き上がりを呈していたり，外旋抵抗時に浮き上がりが著明になるなど，一般的な障害と異なることが多い．座位，立位などの安静位から，肩甲骨の浮き上がりが認められる場合は，左右上腕骨頭の位置関係，および前方からの形状評価が必要となる．症例によっては，股および体幹機能の問題により生じた姿勢不良のまま，バランスを保つため，肩甲胸郭関節の運動（外転）が生じている場合や，肩甲上腕関節のアライメント不良を有していることが原因となっていることもあるため，注意が必要である．

　このほか，肩峰の高さ，肩甲骨内側縁の傾きなどについて左右差を確認し，情報として得ておくことも重要である．しかし，あくまでも情報であり，差異が認められたからといって異常と決めつけ，すぐに改善を図るべきではなく，他の評価項目と合わせ，投球障害肩との関連付けがなされてからの対応が望ましい．

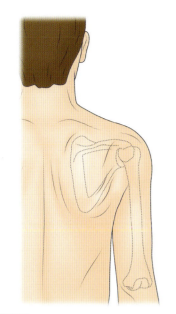 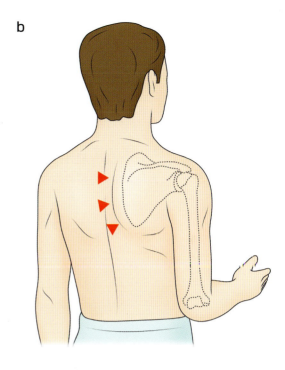

図9 肩周囲の形状観察
a：棘下筋・肩甲上神経由来は棘下窩全体に萎縮がみられるが，内側部に限られる筋の萎縮は，一過性の機能障害による萎縮であることが多い。
b：肩甲骨内側縁の形状。外旋抵抗時に肩甲骨内側縁の浮き上がりがみられる。

■ 前方からの観察

　前方からの観察では，鎖骨・前胸部（大胸筋部）の形状などが有用な情報となる。鎖骨の運動は上肢挙上運動の際にみられる肩鎖関節を介して起こる肩甲骨の運動とともに臨床上重要である。上肢挙上に伴う鎖骨および肩甲骨の運動は以下のように整理される[34]。

①上肢挙上30°までは肩鎖関節は運動の支点として骨性支持態勢をとり，鎖骨自体の運動はほとんど観察されない。

②上肢挙上30°（setting phase）後，胸鎖関節を支点として鎖骨は挙上し始め，上肢挙上90°では30〜36°上昇が観察され，肩甲骨はそれに伴い，回旋運動が始まる。

③上肢挙上90°以降で鎖骨の回旋運動が生じ，肩鎖関節での回旋運動を伴い，挙上最終域までに鎖骨は30〜40°の回旋が観察される。

　以上のように鎖骨は，運動学的特徴から上肢の運動に際し，重要な役割を担い，鎖骨の運動の破綻は肩甲上腕リズムの破綻を招き，障害発症に深く関与する。

　安静位での鎖骨の形状の差は，すでに安静位において鎖骨の上昇，回旋が生じている結果であることも多く，運動開始以前にスムーズな運動が阻害される状態となっている場合がある。これらの症例に対しては，他動的な水平内転・挙上運動を確認し，可動域の低下，あるいは他動運動終末に通常感じる柔軟性のある抵

抗感と異なる柔軟性の乏しい，急性の制限の有無，さらに肩鎖関節の障害に認められるhorizontal arc，high arcの確認が必要である。

　前方からの観察において，前胸部（大胸筋部）も非常に重要な観察点の1つと考えられる。特に，前胸部の左右差（図10），投球側の膨隆は，体幹－上肢の投球運動における運動連鎖の破綻が予測され，いわゆる手投げとなり肩関節に負担が強いられている可能性が強い。

　両側性に異常に発達した前胸部を呈する症例の多くは，認知されるようになった精神障害の1つである筋異形症（muscle dysmorphia）的要素が強い[84]。筋異形症的要素の強い症例は，小柄な身長に比べて不釣り合いに筋肉が発達した体格になることを望む反復的・強迫的執着傾向が強く，この執着を満たすために，プロテインなど補助食品を多用し，ウエイトトレーニングを好み，過剰な運動を継続する傾向にある。そのため，オーバーワークやボディバランスの破綻から生じる障害が多く，また，ウエイトトレーニングを基本とした強化運動の一時中止を嫌い，治療の進行の妨げとなることが多い。これらの症例に対しては，単なる機能的対応を図るだけでなく，患者さんとの十分な対話と理解が必要になる。

上腕・前腕部

　上腕・前腕部の観察は，筋萎縮などのはっきりとした左右差はもちろんのこと，肘および手関節にみられる皮線の状態も重要な情報源となる。通常，肘関節にみられる皮線は1本ないしは平行する2本で，直線的に肘関節部を横断し，肘屈曲とともにその線は鮮明となる。投球障害肩症例のなかには，この部位の皮線が平行とならない場合や，途中から皮線の角度が異なる場合などが観察される（図11）。前述のとおり，皮線はその多くが関節運動の位置に呼応することから，角度の違う2本の皮線，途中で角度の変わる皮線は，場合によっては橈尺，腕橈，腕尺のいずれかのアライメント不良が疑われ，肘関節・前腕の可動域などの評価が必要となる。

　手関節，掌側にみられる皮線も同様であり，皮線の方向に呼応して関節運動がなされていると推察され，通常は，濃淡が均一となった1本または2本程度の平行する皮線が確認される。これに対し，尺側に向かって皮線の陰影が強くなる症例では，手関節の尺側優位の運動が予測され，尺側位が強いられる変化球の多投，または投球フォームの破綻が予測される（図12）。

　肘と同様，平行しない皮線，角度が途中から異なる皮線は，橈側手根関節・尺側手根関節・橈尺関節のアライメント不良が疑われ，手関節・前腕の可動域確認が必要となる。特に橈尺関節における機能障害は，肘関節運動に直接かかわり，その結果，上腕骨の動きにも影響を及ぼすことから，体表からの観察点として重要な部位に当たる。

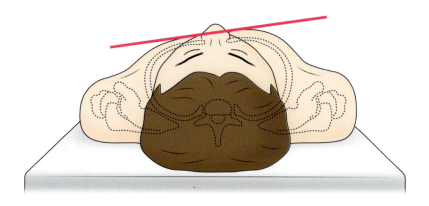

図10 前胸部の形状異常
大胸筋部における形状の左右差がみられる。

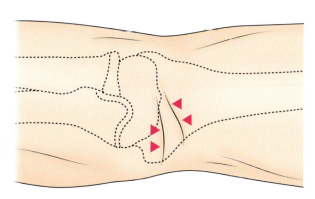

図11 肘関節部における皮線の観察
通常の皮線は直線が観察されるが，投球障害例は皮線の角度変化，または平行でない2本の皮線が観察される。

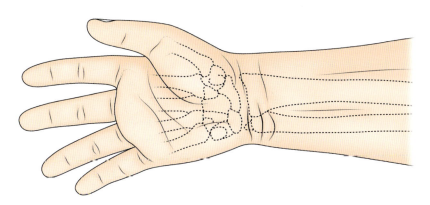

図12 手関節にみられる皮線
通常の皮線は同じ深さの直線が観察されるが，投球障害例は皮線の角度変化，または尺側と橈側で深さの異なる皮線が観察される。

手指（胼胝）

　投球障害肩症例の体表からの観察点として，手指の胼胝も重要な情報となり，基本的な投球フォームの状態を大まかながら把握できる．特に投手の投球側手指にみられる胼胝は，その部位から投球における特徴がはっきりすることが多い．一般的に，良好な投球フォームといわれる，リリースポイントが前方である場合にできる胼胝は，指尖部の爪部に近接していることが多く，リリースポイントを十分に前で行うことのできない症例では，指腹部に胼胝ができる傾向が強い．

　第2指，第3指のどちら側を中心として胼胝ができるかを注意深く観察することで，リリース時に第2指，第3指のどちらが優位となっているか，さらに内・外側のどちら側にできているかを観察することにより，手関節と手指の動きの予測といった，観察による通常の動作解析では確認不可能な手関節，手指の投球における使い方を予測することができる．

　通常，ボールの回転を踏まえ，ボールリリース時に第2指，第3指をともに利用し投球するものと考えると，第2指の長さと第3指の長さの違いから，第2指指尖部と第3指指尖部内側にできる胼胝が基準として考えられる（図13）．しかし，指の長さの違いや投球の特徴から，必ずしもよい投球フォームによりできる胼胝に相当するとはいい切れない．あくまでも投球の特徴を予想するうえでの情報としてとらえることが肝要である．

体表からの観察

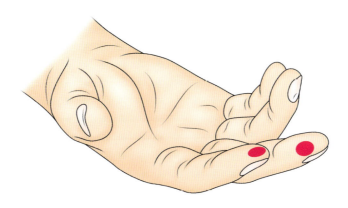

図13 指先に観察される基本的な胼胝の位置

投球障害肩に対する実際の評価

理学的評価の実際

理学療法における評価は，大きく分けると「病態評価」と「機能評価」に分類される。

理学的評価における病態評価は，確定診断のために行うものではなく，理学療法を実施するに当たり，病態を悪化させないためのリスク管理の一情報として得るためのもので，得られた情報は，適切な運動負荷ならびに実施すべき項目の選択に際しての情報となる。

機能評価は，損失した病態に直接関係した機能障害程度の把握はもちろんのこと，逆に病態を引き起こしたと考えられる機能障害の評価が重要であり，原因の追求，現状の把握，機能の改善，再発予防を念頭に置き評価することが望ましい。

可動域評価[29]

肩甲上腕関節における可動域制限の種類としては，骨性，軟部組織性，炎症性（疼痛逃避），その他（心理的影響）などに分類される。これらは他動的に関節を動かしている間の抵抗感，可動域終末における抵抗感（end feel）の種類ならびに抵抗感の程度，運動中における疼痛出現の有無と抵抗感との関係，抵抗感や疼痛の再現性を評価することにより，可動域制限の原因を大まかながら予測することができる。またその結果から，適切な訓練法も導き出すことができる。

■ 終末抵抗感（end feel）がなく，突然の疼痛出現による可動域制限

関節内の炎症性滑膜の増生や損傷部の腫脹，充血が生じ炎症が広範囲にわたると，わずかな運動や関節内圧の上昇により疼痛が出現する。臨床上の特徴としては，他動的に上肢を運動させた場合，end feelを感じることなく，激しい疼痛の出現により運動が制限される。このような場合の目的は病態部位の安静であり，積極的な運動は極力避け，炎症軽減を目的とした安静を促すべき肢位，日常生活上の留意点についての指導を実施する。

心理的な要素から疼痛が出現する症例では，end feelを感じることがなく，疼痛により運動を制限するが，再現性に乏しく，その出現角度，疼痛程度は一定しないことにより判断される。

■ 終末抵抗感に呼応した疼痛の出現による可動域制限

End feel増強に伴い疼痛が呼応し，抵抗感が少ないときは疼痛が軽度であり，抵抗感が強くなるに従い疼痛が強くなり運動が制限される現象は，炎症期を脱し

理学的評価の実際

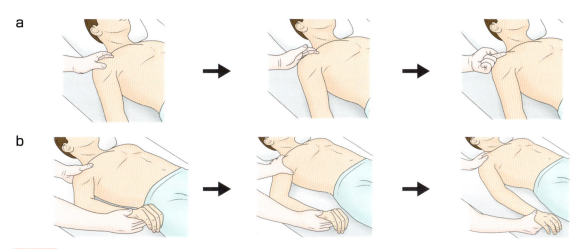

図1 関節唇損傷が影響すると考えられる運動抑制の特性
a：関節運動終了後の動きは，肩甲骨を伴わない上腕骨頭のみ関節窩から逸脱する方向への動きが確認される。
b：上腕骨頭の逸脱する方向と逆に上腕骨頭を移動させ，クリックサウンドが確認された後に動きを確認すると，運動の抑制が消失している。

た症例に多くみられる。これらの現象は炎症後の滑膜肥厚や瘢痕組織の残存による軟部組織の柔軟性の低下による運動の制限と考えられる。

■ 終末抵抗感が急性でロッキング（spring block）様の制限

　関節唇損傷や関節内の異物などによる病態を有する場合の多くは，ある特定の肢位における運動だけが疼痛または違和感とともにロッキング様に運動を制限されることが多い。

　関節内の損傷についての病態評価は挙上位で，日常では本来あるべきではない動きを強い，症状を誘発する手技が一般的であり，病態評価のうえで非常に有用となる。しかし，挙上位は他の因子による疼痛が誘発されることも多く，また，評価後に徒手的療法を施行することが必要になった場合，他動的に動かされる不安感を考慮すると，特殊な動きを強いる他動的な愁訴の再現は，理学療法の現場にとって有用とは限らないため注意が必要である[85,86]。

　投球障害肩，特に関節唇に問題のある症例は，ほとんどが関節上方の問題であることが多く，関節包上部が緊張する下垂位での回旋運動にもspring block様の制限の所見をみることが多い。さらに，下垂位から徐々にscapular plane上を挙上させていくと，30〜45°付近以降，spring block様所見は消失し，可動域の制限を認めなくなることがほとんどである（図1）。これらの所見の発生メカニズムは推察の域を出ないが，下垂位という関節包上部が緊張した状態での回旋運動が，肩甲上腕関節内に多少なりとも入り込んでいる損傷部の機械的刺激を助長するものと考えられる。特にspring block様の制限が確認されると同時に，上腕骨頭の動きを注意深く触診で観察すると，ある特定の方向への移動が認められ，その方向に対して逆に当たる部位に対し関節内運動の誘導を施行することにより，一時的に疼痛・違和感とともに関節可動域の改善が得られることが多く，腱板訓練などによる関節の安定化を図ることにより，症状の消失が得られることも多い。

さらに，一時的に消失したspring block様の制限が，運動負荷のどのレベルまで保たれるかを調査することで，以後の治療方針決定に有用な情報となる。日常レベルで維持できない症例，関節機能，他の身体機能の問題がないにもかかわらず維持されない症例は手術療法を視野に入れ対応されるが，実際には機能の改善が得られてしまえば，損傷自体が残存していても問題はなく，競技に復帰する場合が多い[87]。

■ 筋緊張による運動制限

外傷，外科的侵襲などがない場合には，関節運動の制限として筋自体の伸張性欠如や癒着などによる運動制限はほとんど認められないとされているが，臨床上では筋緊張による運動制限と思われる症例も多い。

しかしこのような症例では，他動的な運動の最終域で抵抗感を感じた時点において，制限の原因と考えられる筋に対し圧迫を加えることにより，自発的な運動が観察される（図2）。

■ 他の因子による影響からの制限

▸ 前腕部からの影響

上腕骨は尺骨と直接連結するため，前腕部の状態変化は，肩関節可動域に多大なる影響を与える。特に前腕部の可動域変化は，過用による筋の緊張性可動域制限であることが多く，そのほとんどは自覚されない。実際，肩，肘に特別な愁訴を有さない社会人野球選手に対し可動域評価を行った結果，股関節に次いで，投球側前腕の自覚されない可動域制限が多くみられた。

これらの症例は，前腕の肢位を誘導しての肩関節可動域評価を実施することで，その影響を明らかにすることができる。通常は，前腕肢位を変化させても，肩関節可動域に変化を認めることはほとんどないが，前腕からの影響を認める症例では前腕肢位を変化させることにより，明らかな肩関節可動域の範囲に差を認めることが多い（図3）。

▸ 肩甲胸郭関節からの影響

肩の動きは単独の関節で行われているのではなく，関節複合体として機能している。そのなかでも肩甲胸郭関節の担う役割は重要であり，肩甲胸郭関節の問題は当然のことながら肩甲上腕関節機能に影響を及ぼす。肩甲骨は胸郭上に浮遊しているため，さまざまな因子の影響を受け，結果として肩甲上腕関節の可動域制限に強く関与することが多い。

特に肩甲胸郭関節は解剖学的関節と異なり，胸郭と肩甲骨とのなす機能的関節であり，運動のコントロールおよび制限は周りを覆う多くの筋によりなされている。この肩甲骨を覆う筋の多くは，筋膜性に体幹や下肢につながっているため，投球障害肩においては，体幹や股関節を中心とした下肢の問題から影響を受けていることが多い。

肩甲上腕関節以外の部位からの可動域への影響については，関節運動に伴う他

理学的評価の実際

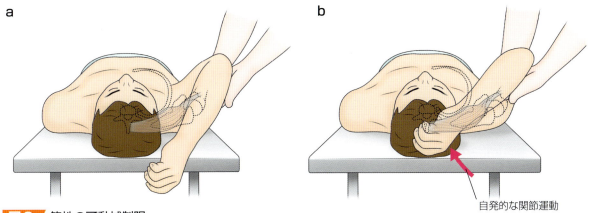

図2 筋性の可動域制限
可動域最終域で筋を把持することで，関節運動が観察される。

自発的な関節運動

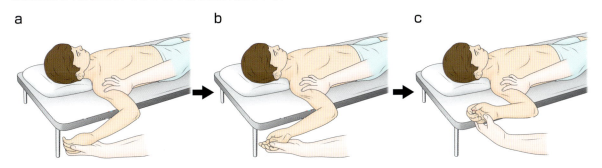

図3 前腕からの影響
前腕の肢位を変化させることで，肩関節の可動域が変化する。

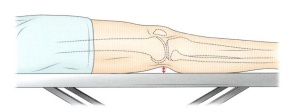

図4 仰臥位にみられる特徴的な姿勢
膝下部に隙間が認められる（赤矢印）。

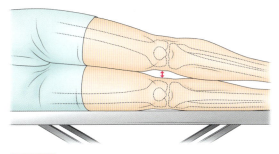

図5 側臥位にみられる特徴的な姿勢
両膝間に隙間が認められる（赤矢印）。

の部位の動きに注意を払うことが重要となる。通常ならば可動域終末に感じる抵抗感を感じ始めても，肩の運動のほか前胸部の伸張が観察される程度のものであるのに対し，体幹・下肢からの影響が疑われる症例では，早期から肩甲上腕関節の動きに伴い体幹下部・下肢の動きが観察される。

このほか仰臥位の姿勢を注意深く観察すると，股関節伸展制限を有する症例では膝関節屈曲位となり，膝窩部がベッド上より浮いた状態となっていることが多い（**図4**）。また側臥位を保持させて肢位を確認すると，股関節内転制限を有する症例では側臥位においても股関節内転位がとれないため，通常では確認されない両下肢間に，隙間が確認されることが多い（**図5**）。

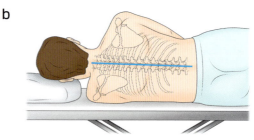

図6 側臥位にみられる特徴的な姿勢（頭部，脊椎ライン）
a：下側となる体幹・肩甲胸郭関節の可動性に問題を有すると，脊椎のラインが直線的とならず，頸部の側屈位が強要される肢位となる。
b：下側となる体幹・肩甲胸郭関節の動きにより，脊椎のラインがほぼ水平位を保つことができる。

　これまでの社会人野球選手を対象とした調査から，自覚されない可動域制限は股関節が最も多いことが確認されており，注意が必要である。さらに，側臥位では，障害側と逆の肩甲胸郭関節および体幹における問題も浮き彫りとされることも多い。通常，側臥位を保持した場合，下側になる胸郭ならびに肩甲胸郭関節の動きにより調整され，脊椎のラインは直線的に維持されるが，胸郭，肩甲胸郭の問題を有する場合は，脊椎のラインが直線的とならないことが多い（図6）。

　肩甲胸郭関節はこのほか，姿勢性の影響も強く受けるため，臥位での運動範囲と座位，立位での運動範囲を比較することが望ましい。特に抗重力位の立位，座位での挙上運動範囲については，姿勢，骨盤傾斜角度，重心位置の影響を強く受けるとの報告もあり[88,89]，症例によっては筋活動順序の違いを認めるなど，臥位での運動範囲と抗重力位での運動範囲に大きな差が認められる症例は，肩関節以外の部位の詳細な評価が必要となる。

その他

　投球障害肩症例における肩甲上腕関節可動域制限は，このほか運動開始肢位の時点で，体表から視覚的に確認できない，肩甲上腕関節アライメントの問題を有していることが多い。臨床的な特徴としては，特に回旋運動に際し，運動の終末抵抗感が肢位を問わずspring block様の急性な制限を呈していることが多い。また，健常者群において体表から肩周囲の硬度を調査すると，上腕二頭筋，上腕三頭筋の硬度が基準となり，各部の硬度値との差はほぼ一定となっており，烏口突起部内側は健常者群でも上腕二頭筋部，上腕三頭筋部と比較し，若干の低下が認められる[90]（図7）。これに対し，運動の終末抵抗感が肢位を問わずspring block様の急性な制限を呈している症例は，烏口突起部内側の値だけが，健常者群との値と比較しても，明らかな硬度の低下が認められることが多い（図8）。さらに，これらの症例にリーチ動作を指示すると，通常ならばリーチ方向への十分な肩甲骨の外転運動と，逆側肩甲骨の内転運動，および体幹の回旋運動がみられるのに対し，体幹の回旋運動は認めず，両肩甲骨もほとんど固定されたままのリーチ動作となっていることが多い（図9）。

理学的評価の実際

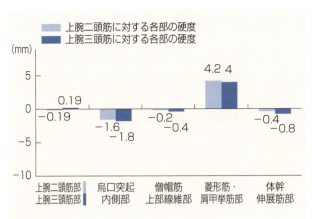

図7 体表からの硬度分布（健常者例）
筋弾性計PEK-1による計測値より算出する。

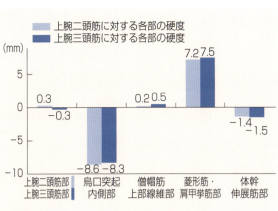

図8 体表からの硬度分布（投球障害例）
筋弾性計PEK-1による計測値より算出する。

前方へのリーチ動作

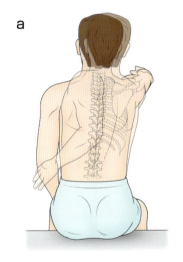

a

Scapular plane延長線上へのリーチ動作

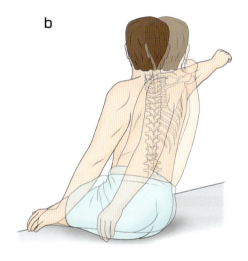

b

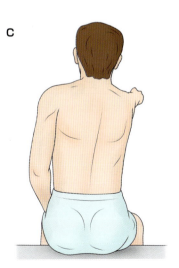

c

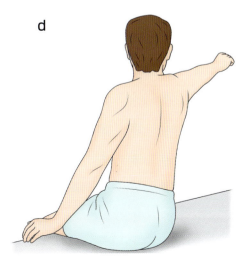

d

図9 いろいろな方向へのリーチ動作にみられる特徴

a,b：健常者例。
運動方向の差にかかわらず，体幹の回旋と肩甲骨が対となる運動が確認される。

c,d：リーチ動作不良例。
体幹の回旋を伴わず体幹の屈曲動作となり，肩甲胸郭関節の動きが阻害される。

179

通常，肩の動きは関節複合体として機能しており，あらゆる上肢の動きにおいて関節の土台となるよう，むしろ遠位の動きに合わせ，上腕肩甲骨の位置調整が図られていると考えられる。症例にみられるリーチ動作は，投球動作の運動終了時の状態と推察され，結果として関節窩が投球方向に向かず，上腕骨頭が関節窩に対し前方へ逸脱する方向に常に力が加わっているものと考えられる。

　また，烏口突起内側部の硬度は他の部位と違い，体幹，肩甲骨，上腕骨頭の位置関係により得られる値は大きく異なり，単に筋の堅さを示すものではない。烏口突起内側部の体表硬度の低下は，体幹，肩甲骨，上腕骨との位置関係から推察すると，肩甲骨関節窩が上腕骨頭，体幹に対し後方に位置する状態と予測される（図10）。これらのことを踏まえると，あくまでも推察の域を出ないが，これらの症例は，動作により常に上腕骨頭が前方へ向かう力が加わり，関節アライメントの問題を引き起こし，静的状態でも本来の位置関係が保たれていない状態が疑われる。実際の臨床でも，上腕骨頭の位置に対し肩甲骨関節窩の位置を合わせるべく，徒手的に肩甲骨周囲の筋を伸張することで，容易にspring block様の制限が消失することが多い（p.213 図9 参照）。

　肩鎖関節に対する疼痛誘発テストで疼痛は訴えないが，spring block様の制限を伴い，また肩甲上腕関節における回旋可動域の最終域に肢位を問わずspring block様の急性な制限を呈している症例では，肩鎖関節内運動の誘導などを施行し，肩鎖関節に対する疼痛誘発テストでみられたspring block様の制限の消失が得られると同時に，肩甲上腕関節にみられた回旋可動域の最終域に肢位を問わずspring block様の急性な制限も消失することが多い。これらのことを踏まえると，肩鎖関節のアライメント不良が肩甲上腕関節のアライメントに影響を及ぼしているものと推察され，体表から視覚的には把握できない軽微な関節アライメントの不良を呈することも多いと考えられる。従って，「運動制限があるか否か」，「疼痛があるかないか」だけでなく運動制限の種類，肢位の違いによる変化，ほかの情報と合わせ，詳細に評価する必要があると考える。

疼痛誘発テスト

　理学療法における疼痛誘発テストは，単に整形外科的に紹介される疼痛誘発テストを再現するだけのものではなく，訴えている症状に機能的な影響が含まれているか否か，さらにどのような機能の改善が必要かを推察するための評価としてとらえるべきである。従って，基本としてのテストのほか，各種条件を変化させ愁訴の変化を調査することが大切となる。

■ 疼痛誘発（愁訴誘発）テスト[91〜93]

外転（挙上）抵抗テスト（図11）
基本テスト
　徒手抵抗による疼痛は一般的には筋収縮による疼痛誘発であることから，組織の損傷などを推察するために用いられることが多い。しかし，肩の場合，構造的

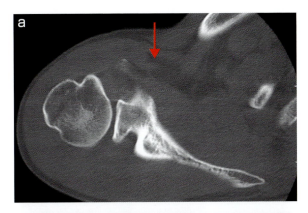

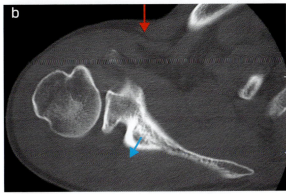

図10　体幹・肩甲骨・上腕骨の位置関係

烏口突起内側部は他の部位と異なり，真下に必ず骨が位置するわけではない。そのため烏口突起内側部の硬度は，単に筋の硬度を反映するものではなく，肩甲骨の位置により値が大きく異なる。体幹・肩甲骨・上腕骨の位置関係より，上腕骨に対し，肩甲骨が後方に位置すると，弾性値は小さくなると考えられる。
観察される硬度高（aの赤矢印）と観察される硬度低下（bの赤矢印）。
肩甲骨の移動により体表から観察される硬度が小さくなる（bの青矢印）。

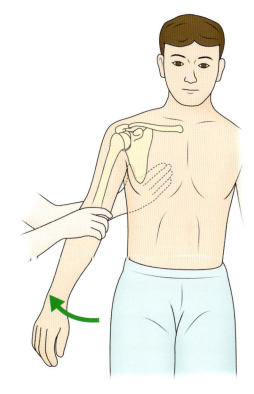

図11　外転（挙上）抵抗テスト

　な特徴を理解したうえで，条件を変え徒手抵抗による疼痛誘発テストを実施することにより，より詳細な情報を得ることができる。
　基本的には下垂ならびにscapular plane上45°位で内・外旋中間位を基準とし，運動方向を確認させ，他動的に基本肢位（下垂位内・外旋中間位，scapular plane上45°内・外旋中間位）に上肢を他動的に移動させた後，指示とともにその場で抵抗運動を行い，疼痛の有無・疼痛部位を確認する。この結果を基に，条件を変化させることによる疼痛の増減，疼痛部位の変化を調査し，病態ならびに機能障害の部位，程度を予測するものである。実施に際しては，外旋位をとり上腕二頭筋で代償する症例が多く，speed's testとならないよう注意が必要である。抵抗は3kgを超えると健常者であっても，肩甲胸郭関節の代償，あるいは肩甲胸郭関節の下方回旋が生じるため，抵抗運動施行の際も3kgを超えない負荷が適切と考える[43]。

関節包の解剖学的特徴は，scapular plane上20〜30°，内・外旋中間位の肢位が張力の釣り合う肢位とされ，体表では45°挙上位の肢位に相当する。この肢位より，内転（下垂方向）では上方の関節包が緊張し，逆に挙上位では下方の関節包の緊張が増す。そのため下垂位での挙上方向抵抗運動では，上部関節包の緊張により肩峰下でのインピンジメントは起こりえない。これに対しscapular plane上45°挙上，内・外旋中間位は，関節包の緊張による影響が最も少ない肢位と考えられ，腱板機能の問題を有する症例では，この肢位で挙上抵抗運動を指示すると，関節窩に対し上腕骨頭が相対的上昇位となることが確認され，この肢位における挙上抵抗テストは，腱板の機能障害によるインピンジメントを誘発できる1つの手技であると考える（図12）。

　これらの特徴を踏まえると，腱板，特に棘上筋に損傷を有する場合や，関節内の炎症が著しい症例では，挙上抵抗運動に際し筋の収縮，それに伴う関節内圧の変化により疼痛が引き起こされ，下垂位，挙上位にかかわらずいずれの肢位においても疼痛が誘発される。このような場合，積極的な棘上筋の訓練は損傷程度を悪化させる危険性があるため，控えることが望ましい。

　腱板機能の障害による肩峰下でのインピンジメントであれば，関節包の解剖学的特徴から，下垂位における挙上抵抗テストでは疼痛は出現せず，scapular plane上45°位での挙上抵抗テスト時のみに疼痛を訴えることが多い。

関節包の解剖学的特徴を考慮したテスト

　関節包は解剖学的特徴から，関節包の張力の釣り合う肢位，体表では45°挙上位内・外旋中間位より，水平内転位は後方の関節包が緊張して前方が弛緩し，逆に水平外転位では後方が弛緩して前方が緊張する。そのため，水平内転位では後方に位置する棘下筋と小円筋の役割に比べ前方に位置する肩甲下筋の役割が重要になる。

　これに対し，水平外転位では逆の後方に位置する棘下筋と小円筋の役割が重要となる。この解剖学的特徴を踏まえ，屈曲45°位（水平内転位），外転45°位（水平外転位）においても同様のテストを実施することでいくつかの示唆が得られる。特に上肢挙上に際して棘上筋のみならず，ほかの腱板も肩甲上腕関節における安定化メカニズムに関与しており，検査肢位を変化させることにより棘上筋以外の機能に関しての問題も，浮き彫りにすることができる。

　通常，棘上筋の機能が損なわれているためのものであれば，scapular planeのみならず，屈曲位・外転位でも同様に疼痛が誘発される。これに対し，屈曲位から外転位に向かう水平外転では，肩甲下筋よりむしろ棘下筋の機能の役割が重要となる。実際の臨床でも，棘下筋に問題が疑われる症例では肢位の変化に伴い，徐々に疼痛の程度が増すことが多い。逆に，外転位に向かって疼痛の程度が低くなる症例は，肩甲下筋の機能障害が疑われる（図13）。

肩甲胸郭関節の影響を考慮したテスト

　腱板はすべて肩甲骨に付着しており，肩甲胸郭関節機能は腱板機能に対し直接影響を与える。一般的には肩甲骨は挙上30°まではsetting phaseとよばれ，その動きには個人差があるが，それ以降では必ず上方回旋運動が認められ，上肢挙上45°位では最低5°の上方回旋を伴っている。

理学的評価の実際

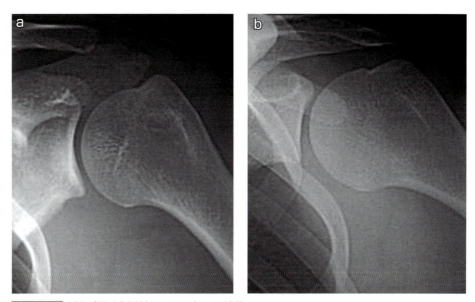

図12 外転（挙上）抵抗テスト時のX線像
a：健常者例
b：腱板機能障害例。関節窩に対し上腕骨頭の相対的上昇傾向が認められる。

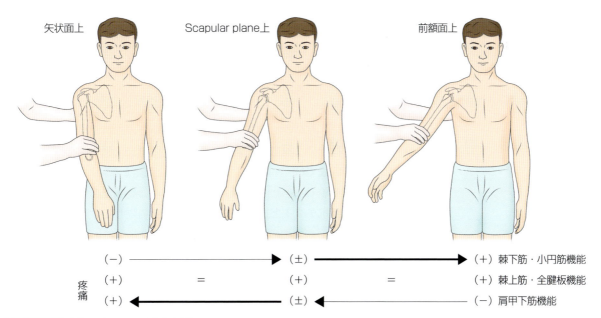

図13 肢位を変えての挙上抵抗テスト

しかし，肩甲骨の機能障害がある場合，上肢挙上45°を保持させても肩甲骨の下方回旋位をとる症例も多く，他動的に上肢を挙上する際，逆の手で肩甲骨下角を触診し保持を指示すると，肩甲骨の下方回旋が確認される．さらに，肩甲骨の下方回旋が認められ，45°における挙上抵抗テストに際し疼痛を有する症例は，抵抗運動時に肩甲骨の下方回旋が生じないよう，体表から肩甲骨を保持することで疼痛の軽減を認めることが多く，腱板機能が肩甲胸郭関節機能に阻害される結果と予測され，腱板機能ではなく肩甲胸郭関節の機能評価の必要性が明確となる（図14）．

　挙上徒手抵抗によるテストは，以上のように疼痛の有無だけではなく，条件を変化させて調査することにより病態，機能障害部位の予測など有用な情報を得ることができる．

外旋抵抗テスト（図15）

　基本テストは下垂位，内・外旋中間位を保持させ，検者が他動的に内旋方向へ力を加え，保持させる等尺性外旋抵抗運動による疼痛誘発テストで，挙上抵抗テスト同様，疼痛の有無および疼痛部位を調査する．棘下筋の収縮を強いるこのテストで棘下筋部に疼痛が誘発される場合は，棘下筋そのものの損傷が疑われるため，外転時と同様，棘下筋の積極的訓練は控える．疼痛部位が収縮する棘下筋部と異なり，まったく違う部位を訴える場合，筋活動バランスの破綻や肩甲胸郭関節の問題が疑われ，さらなる詳細な評価が必要となる．筋活動のバランスを調査した報告には，通常，外旋筋筋力の値に対し内旋筋筋力の値が高い傾向にあるが，内旋筋に対し，外旋筋の筋力値が同等あるいは優位になると上腕骨頭の前方への押し出す力となり，肩関節障害を引き起こすと推察する報告もあり，詳細な評価が必要となる．ただし，疼痛を有する場合には，筋力が低下しているか，痛みのために筋力が発揮できないかを見極めることが難しいため，筋力評価実施時における疼痛の有無には十分な配慮が必要である．

　肩甲胸郭関節の問題では，特に前鋸筋，長胸神経に問題がないにもかかわらず，運動時に肩甲骨の外転（みかけ上のwinging）が認められる場合が多く，このような場合には，挙上抵抗テストと同様に肩甲骨の動きを制限しての評価による愁訴の変化を確認することが大切である（図16）．さらに，臨床的には仰臥位による同様のテストで，大きな体幹の揺れを伴う症例の多くは，頚部の機能障害を有していることがあり，肩甲胸郭関節に加え，頚部機能の評価が必要となる．

理学的評価の実際

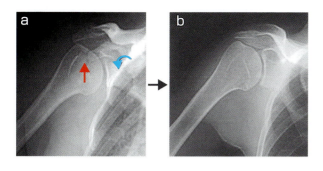

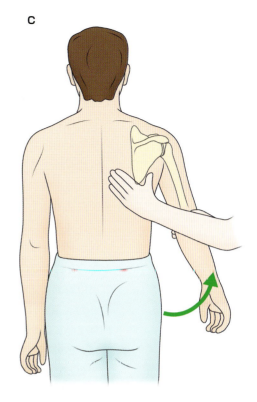

図14 肩甲胸郭関節の影響を考慮した挙上抵抗テスト

a：抵抗テストにより肩甲骨下方回旋（青矢印），上腕骨頭の相対上昇（赤矢印）が確認される。
b：肩甲胸郭関節の問題による愁訴であれば，肩甲骨の固定により愁訴の改善が得られる。
　　肩甲骨の介助により，肩甲上腕関節の適合改善が認められる。
c：挙上抵抗テスト

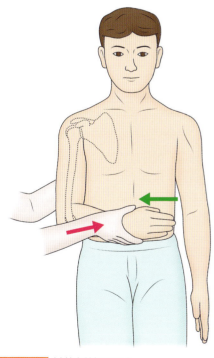

図15 外旋抵抗テスト
前腕を把持し，被検者に外旋運動を指示する。

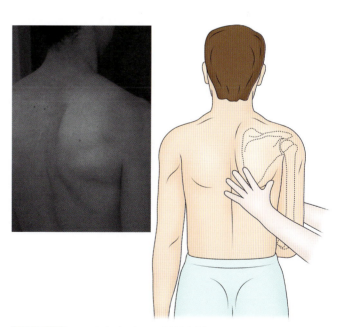

図16 肩甲骨を介助した外旋抵抗テスト
外旋抵抗運動時に，肩甲骨内側部の浮き上がりを呈する場合は，肩甲骨の浮き上がりを制限して同様のテストを実施する。

内旋抵抗テスト(図17)

　基本テストは下垂位，内・外旋中間位を保持させ，検者が他動的に外旋方向へ力を加え，保持させる等尺性内旋抵抗運動による疼痛誘発テストで，挙上抵抗テスト，外旋抵抗テスト同様，疼痛の有無および疼痛部位を調査する。このテストで疼痛が誘発される場合は，肩甲下筋の損傷だけでなく上腕二頭筋・腱板疎部の損傷が疑われるため，他の検査法(Yergason's test, speed's testなど)を併用しその病態を明らかにすることが望ましい。

　外旋抵抗テスト同様，肩甲骨の動きを十分考慮し，本来，開始肢位に保持されるべき肩甲骨の外転運動が確認される場合は，肩甲骨の動きを制限させての再評価での結果と比較する。症例によっては，単なる肩甲胸郭関節の機能障害ではなく，疼痛逃避のために肩甲骨が代償的運動をとっていることも多い。このような症例は，肩甲骨が固定されることにより，逆に疼痛が増すことがあるため，肩甲骨が保持されないからといって機能障害と決めつけず，確認することが肝要である。

　肩甲胸郭関節は頚部のみならず，体幹・下肢の影響も強く受け，肩甲胸郭関節の筋力評価では問題なくとも，立位や座位になると機能障害を呈すこともある。内旋運動に際しても同様であり，仰臥位において同様の内旋抵抗運動を実施した際に，体幹部の大きな揺れ，あるいは体幹が固定されず，上肢側に引き寄せられる現象が認められる症例は，体幹と股関節機能の低下を認めることが多く，併せて評価することが望ましい。

■ 特殊テストによる疼痛誘発テスト

肩鎖関節に対する疼痛誘発テスト

High arc test(図18)

　High arc testは運動学的に肩鎖関節に対する回旋ストレスを強いると考えられる。従って，鎖骨の動きを抑え，肩鎖関節の回旋をさらに制限すれば，疼痛の程度は増し，逆に鎖骨の動きを補助し，肩鎖関節における回旋を促すことで，疼痛の程度は軽減する。基本的なテストを実施し，徒手的に制限・補助をすることで，high arcと考えられる愁訴の真偽をある程度確認することが可能となる。また，開始肢位の鎖骨位置が異なることによる最終的な肩鎖関節の過剰な回旋が強いられる場合は，開始肢位・下垂位で鎖骨の下方回旋を促した後，再評価すると疼痛の軽減が認められることが多い。このような症例に対しては，肩甲骨下制位でテーピングを施し対応することで，愁訴の軽減を得ることができる(図19)。

Horizontal arc test(図20)

　Horizontal arc testは，運動学的に肩鎖関節の前後方向へのストレス，特に鎖骨の後方移動によるストレスを強いるテストと考えられる。従って，鎖骨の動きを抑え，後方への移動を抑制すると疼痛の軽減が得られ，逆に後方への移動を補助すると疼痛の程度が増す。これらを確認することで，horizontal arc testによる疼痛か否かを確認することができる。このような症例に対しては，テーピングパッドなどを鎖骨の後方にあてがいテーピングを施行することで，鎖骨の後方への移動を抑制し，愁訴の軽減を図ることができる(図21)。

理学的評価の実際

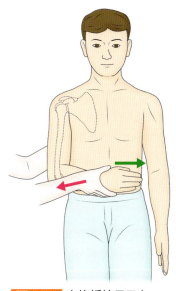

図17 内旋抵抗テスト
前腕を把持し，被検者に内旋運動を指示する。

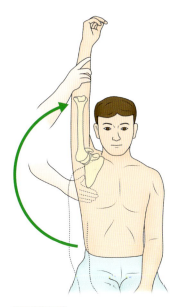

図18 High arc test

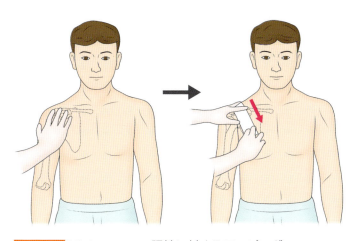

図19 High arc test陽性に対するテーピング
鎖骨の下制・下方回旋を誘導したうえで，後方から前方に向かってテーピングを施行する。

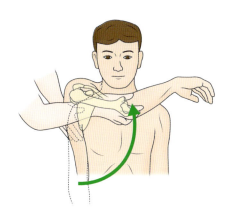

図20 Horizontal arc test

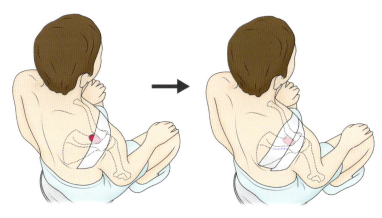

図21 Horizontal arc test陽性に対するテーピング
鎖骨と肩甲棘間にパッド（赤部分）をあてがい，後方から前方に向かってテーピングを施行する。

187

Distraction test(図22)

　Distraction testは，運動学的に肩鎖関節の上下方向へのストレス，特に鎖骨の上方への移動に伴うストレスを強いるテストとして考えられる。従って，鎖骨の上方への移動を抑制することにより，疼痛の軽減が得られ，逆に上方への移動を促すと疼痛程度は強くなる。これらを確認することでdistraction testによる肩鎖関節に生じた疼痛であるか否かを確認することができる。このような症例は，肩鎖関節直上部にテーピングパッドをあてがいテーピングを施行することで，鎖骨の上方への移動を抑制し愁訴の軽減を図ることができる(図23)。

胸郭出口症候群に対するテスト

　胸郭出口症候群は解剖学的な異常から出現する場合と，機能的な障害から症状を発現させる場合がある。

　解剖学的な異常による場合は，理学療法を実施しても期待される改善が得られることは少なく，手術療法が選択されることが多い。

　機能的な障害により発現する場合の多くは，姿勢・動作などからの影響により発現することが多いため，理学療法により改善することも多い。

　従って，胸郭出口症候群に対する評価も，一般的な検査法を単に施行するだけでなく，肢位を変え，検査肢位を再現できる検査であれば臥位で同様のテストを実施するなど，肢位により検査結果に差が生じるかどうかを確認する必要がある。特に肋鎖間隙の問題，頚部筋群の問題による投球障害肩症例では，肢位の違いによる差が著しく，臥位では所見が認められないことも多く，姿勢などの影響が強く疑われ，詳細な姿勢評価の実施が必要となる。

筋活動の評価

　肩は他の関節と異なり，構造的には決して安定した関節ではないため，筋活動の評価は単に発揮される筋力だけからでは十分とはいえない。特に，肩甲上腕関節における安定化機構の評価は投球障害肩にとっても重要となる。肩は胸郭上を浮遊しているため，肩以外の関節機能の状態により，多大な影響を受けることも多く，肢位や条件の変化に伴う筋活動への影響を詳細に評価し，機能障害の種類，程度，他の部位からの影響を明らかにすることが適切な理学療法施行の鍵となる。

肩関節における筋力評価[94,95]

　一般的に筋力の評価として用いられる徒手筋力評価では，可動範囲を運動させての評価が基準となるが，肩甲上腕関節はその構造上の特徴から，可動範囲を運動させての筋力評価に際し，肩峰と上腕骨頭の衝突（インピンジメント）など，逆に障害を誘発してしまうおそれがあるため，通常は肢位を保持させて抵抗を加えるbreak testが用いられる。肩甲胸郭関節においても，①機能的関節という特徴から運動方向が規定しにくい，②運動範囲が大きくない，③運動をさせながらの固定点保持がしにくいなどの理由から，肩甲上腕関節同様，break testによる評価を用いることが多い(図24)。

理学的評価の実際

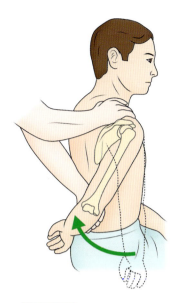

図22 Distraction test

図23 Distraction test
陽性に対するテーピング

肩鎖関節直上，鎖骨と肩峰ともにかかるようパッド（赤部分）をあてがい，テーピングの両端を持ち，上からおさえるようテーピングを施行する。

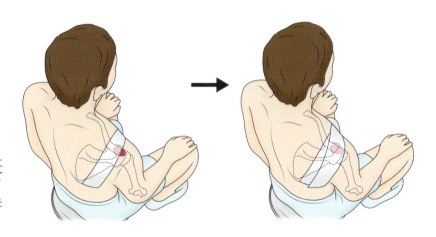

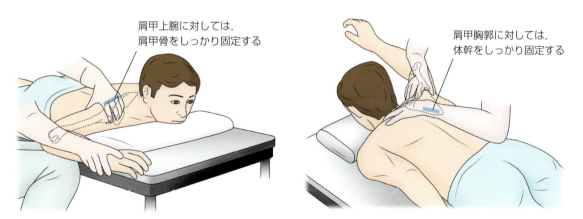

肩甲上腕に対しては，
肩甲骨をしっかり固定する

肩甲胸郭に対しては，
体幹をしっかり固定する

図24 徒手筋力テストの1例

肩関節周囲の筋力評価は，可動域終域で保持させたうえで評価するいわゆるbreak testが主として用いられる。基本的なテストは，固定すべき部位をしっかりと固定し評価することが重要で，その結果と，条件を変えての結果を比較することにより，有用な情報を得ることができる。

189

等速性機器を用いた評価も報告されるが，固定点の問題，関節にかかる大きな負担などの問題から，危険性，再現性など，その妥当性を問う報告もなされ，臨床上では必ずしも必要な評価とはいい難い[96]。特に，肘伸展での挙上動作では健常者でも強い負荷により疼痛を招くこともあるため，徒手的な評価であっても急な抵抗は避けるべきであり，漸増的な抵抗を用いることが望ましい。

　評価の際，体型など身体的な特徴を考慮し，評価することが大切となる。特に内・外旋における筋力評価では，肩甲骨と上腕の位置関係を十分考慮する必要がある。腹部が出ている肥満体型の症例では，腹臥位になることで体幹が前傾し，その結果，肩甲骨も前方傾斜位を強いられていることもあり，外旋位そのものが非生理的肢位となってしまうことで筋力が発揮されないことも多い（図25a）。体幹部が平行となるよう，胸の辺りに枕，タオルなどをあてがい高さを調節する必要が生じる（図25b）。前胸部の発達した症例では，scapular planeが通常より前方（下方）を向いていることが多く，検査台と上肢を平行にした肢位では，外転位を越え，水平外転が強いられ，筋力が発揮できないことも多い（図26 ×）。他者との比較，経時的な変化を比較するためには，評価肢位の再現性の高いscapular plane上での内・外旋筋力の評価が有用である（図26 ○）。

　発揮される筋力は腱板機能による関節の安定化がかかわり，本来ならば下垂位からscapular plane上で，挙上90°までのいかなる角度でも，徒手的な評価による内・外旋筋力に差は認めない。腱板は関節の上方に棘上筋，前方に肩甲下筋，後方に棘下筋と小円筋が位置し，それぞれが単独で働くわけでなく，どのような動きに際してもfunctional unitとして機能している[97]。しかし，そのなかでも，中心となり機能する部位は肢位ごとに異なり，肢位を変化させての筋力評価は，腱板機能の細かな評価をするうえでの有用な情報となる。特に，腱板を構成する筋のすべてに筋内から腱内に腱が走行しており（筋内腱・腱内腱），棘上筋は1本，棘下筋2本，小円筋1本，肩甲下筋は複数の腱が蟹の足様に走行しているが，大まかに上・中・下の3部分に分けられる。後方に位置する棘下筋と小円筋を比較すると，後方も棘下筋・小円筋を合わせると，上・中・下の部分となり，前方の肩甲下筋と対応する。さらに肩甲下筋は上肢の挙上角度により，同一の筋でありながら，主として活動する線維が異なり，下垂位では上部が，挙上角度が進むにつれ，中部・下部へと移行するとの報告がある[70]（図27）。

理学的評価の実際

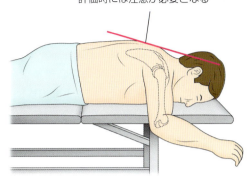
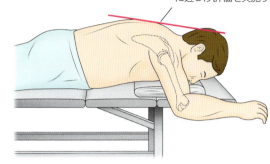

a 腹部の出た症例は，そのまま腹臥位になると上部体幹が前傾した状態となりやすいため，可動域計測や筋力評価時には注意が必要となる

b 上部体幹が傾斜した状態では，適切な筋力評価が損なわれるため，胸部にタオルなどをあてがい，できる限り立位姿勢に近づけ評価を実施する

図25 体型を考慮した徒手筋力テスト

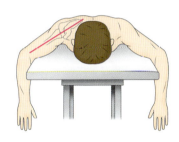
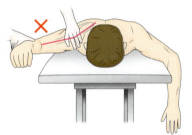
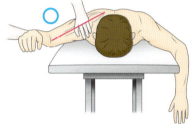

前胸部の発達した症例は，腹臥位になると肩甲骨の前下方への傾斜が強くなることが多いため，通常の実施肢位は水平外転を強いた状態となりやすく，評価自体が関節への過剰な負担をかける危険性を伴う。

前胸部の発達程度は症例により異なるため，評価はscapular planeを基準にして実施する。

図26 関節面の方向を考慮した徒手筋力テスト

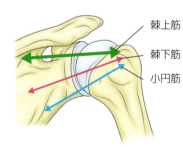
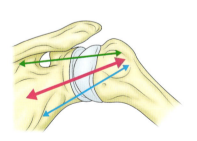
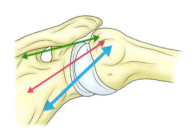

棘上筋
棘下筋
小円筋

図27 上肢挙上角度の違いによる腱板機能
上肢挙上角度により，主として活動する部位が異なる。

従って，scapular plane上で挙上角度を変えての内・外旋筋力の評価は，腱板機能の詳細な評価をするうえで有用な1つの情報となりうる（図28）。ただし，あくまでも挙上角度を変えての結果は，関節の前後に位置する腱板を上・中・下に分け機能的に差があるかどうかについての情報であり，その結果からそのまま機能障害部位を特定することは難しい。

　さらに，より詳細な情報を得るためには，腱板に密接する関節包の影響を考慮する必要があり，関節包の機能解剖学的な特徴を利用しての評価が必要となる。関節包の張力は肢位の変化により必然的に変化し，内・外旋中間位より内旋位では後方の関節包の緊張が，外旋位では前方の関節包の緊張が余儀なくされ，緊張した部分については，すでに関節の安定化が図られ，腱板機能による安定化の必要性が少なくなり，逆に弛緩した側では腱板機能の果たす役割が重要となる。この特徴を利用し，同一挙上角度で，内旋位と外旋位でのbreak testを内・外旋運動について施行することで，より詳細な情報が得られる（図29）。内・外旋筋力は最大筋力およびピーク値のはっきりしないほぼ一定の筋力を呈し，特に徒手による差は通常認めない（図30）。

　しかし，腱板機能の障害を有する場合，その腱板機能の役割が少なくてすむ関節包の張力が増した肢位での筋力（肩甲下筋ならば外旋位，棘下筋・小円筋ならば内旋位）と，腱板機能の役割が必要となる関節包の張力が低下した関節肢位（肩甲下筋ならば内旋位，棘下筋・小円筋ならば外旋位）での筋力を比較すると，腱板機能の役割が重要となる，関節包の緊張が低下した肢位で，明らかな筋力の低下を認めることが多い。症例の多くは，内・外旋筋力とも同様な傾向を示し，肩甲下筋の障害を有する場合，内旋位での内・外旋筋力の低下がみられ，外旋位では内・外旋ともに筋力の低下を認めず，棘下筋・小円筋に機能障害を有する場合，外旋位での内・外旋筋力の低下が認められ，内旋位では内・外旋筋力ともに低下を認めなくなるといった結果となることが多い（図31）。

　同じ回旋筋力の評価でも，挙上角度を変化させた評価，さらに回旋角度を変えた評価と合わせることにより，あくまでも予測ではあるものの腱板のより詳細な評価となりうる。

■ 関節複合体としての筋力

　肩の運動は単一の関節による運動ではなく，複数の関節が関与し合いながら運動が遂行される。そのため一部の機能障害は他の部位に代償・補償され，問題となる部位が隠れてしまっていることが多い。

　臨床上行われている徒手筋力評価においても，これらのことを認識することは重要であり，発揮される筋力について安易に症例本来の機能として決めつけるべきではなく，できる限りの確認を図ることが重要と考える。そのための1例として，徒手筋力評価に準じ，固定すべき部位をきちんと固定した評価と，固定点を比較的自由にした評価は，簡易ではあるが有用な情報が得られる。

理学的評価の実際

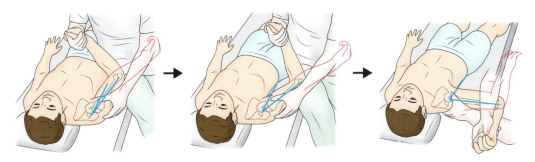

図28 上肢挙上角度を変えた内・外旋筋力の評価

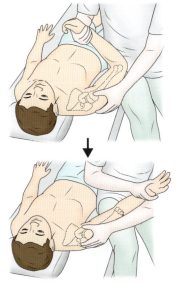

図29 運動初期ならびに終末における回旋筋力の比較
通常、徒手による肩の回旋筋力評価では、角度による筋力差は認めない。

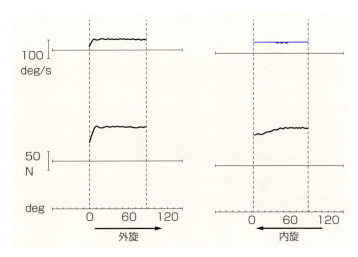

図30 内・外旋等速運動でのトルクカーブ
内旋と外旋は台形の波形を示し、最大筋力点は描出できない。

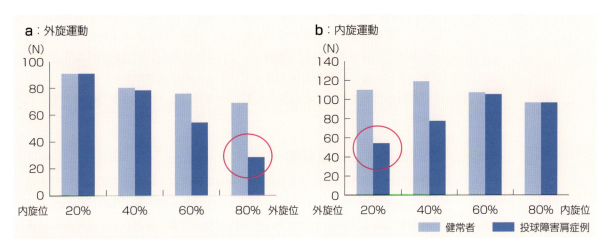

図31 特定の肢位における筋力の低下
健常者は、内・外旋筋力に若干の差は認めるが角度による差は大きくない。
最大筋力は健常者と差異を認めないが、内・外旋ともに外旋位での筋力が著明に低下している。

193

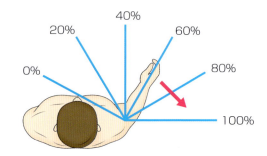
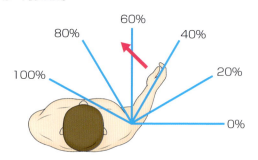
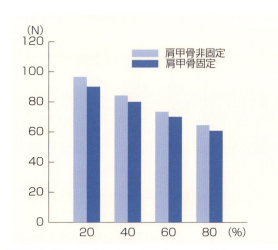
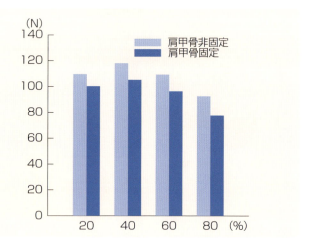

図32 肩甲骨固定・非固定による筋力への影響

　図32は肩関節回旋運動の各角度における筋力を示したものである．これに対し，図33のように肩甲胸郭関節の固定を比較的自由にした状態での筋力と比較し，肩甲骨の固定をしっかりすることにより筋力は明らかに低下しており，他の代償運動の強い関与が予想されると同時に，肩甲上腕関節における筋力は十分ではないことが推察される．逆に，固定をしっかり行うことにより筋力が増加する例では，肩甲胸郭関節機能の問題が疑われ，肩甲上腕関節の土台としての機能が果たされず，肩甲上腕関節の機能を十分に発揮できない状態が余儀なくされ，肩関節複合体としての機能も障害されていることが予測される．

　これらの情報を得ることにより，行うべき運動とその目的を明確にすることができる．

■ 他の因子による影響

　肩関節は浮遊する関節であるため，他の関節からの影響を非常に受けやすい．
　特に肩関節複合体として機能する際の土台である肩甲胸郭関節は，胸郭上の機能的関節であり，筋力を発揮する際には，多くの筋の協調活動により肩甲胸郭関節の安定化が図られる．そのため，隣接する頸部，体幹そして体幹の安定に深く関与する下肢に至るまで，さまざまな因子が肩の機能に影響する．
　肩は上肢を機能させるために働くとともに，身体全体から考えると，立位保持

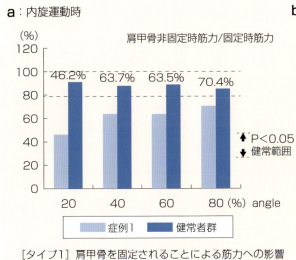
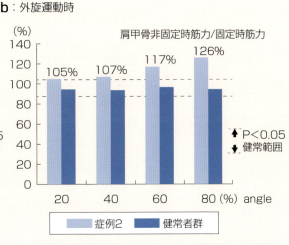

[タイプ1] 肩甲骨を固定されることによる筋力への影響は，正常範囲を超え，著明な低下を認める。

[タイプ2] 肩甲骨を固定されることによる筋力への影響は，正常範囲を超え，著明な増加を認める。

図33 肩甲骨固定・非固定による筋力への影響を認める代表的症例

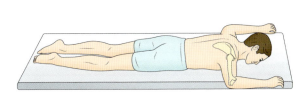

膝伸展位での肩甲骨内転　　　　　　膝屈曲位での肩甲骨内転

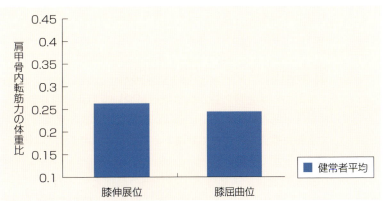

図34 肩甲胸郭関節内転筋力（膝屈曲位・膝伸展位との比較）

など抗重力肢位保持に重要な役割を果たしている。そのため立位，座位といった抗重力位保持に肩の機能が必要となる場合は他の肢位と異なり，十分な機能を発揮できず肩の筋力へも影響をきたすこともある。従って，肩の筋活動に対する評価は肢位の変化だけでなく，体位の変化による影響も確認することが望ましい。

図34は肩甲胸郭関節内転運動の際，膝関節伸展位と屈曲位での筋力（体重比）を比較したものである。健常者の場合，膝を屈曲することで若干の筋力低下を呈するものの，その差は少ない。これに対し，スポーツ障害肩の診断で理学療

法が施行された症例のなかには図35に示すように，膝伸展位では十分な筋力が得られているのに対し，膝を屈曲することで，明らかな筋力低下をきたしていた。特に症例1は肩関節痛が出現する以前，膝関節障害の既往を有しており，膝関節の筋力は回復していたものの，股関節筋力は十分に回復していない症例であった[98]。

　これらの症例の特徴として，徒手筋力検査の際，固定点をしっかりとさせた通常の検査では，十分な筋力が発揮されるのに対し，固定点を比較的自由にすることで筋力の低下ならびに体幹・下肢への運動のオーバーフロー現象が確認されることが多い。特に投球動作の場合，片脚で身体を支持し，さらに運動の伝達を強いられるため下肢の機能障害が直接影響を受けやすく，臨床上，肩の障害に先立ち下肢機能の改善を図ることも少なくない。

　肩甲胸郭関節機能が他の部位の問題により阻害されている場合は，このほかにも，体位と固定点を変化させることでさまざまな情報を得ることができ，固定点を作らず仰臥位による外旋テストの実施で，比較的軽い負荷でありながら大きな体幹の揺れを伴う症例の多くは，頸部の機能障害を有していることがあり，肩甲胸郭関節に加え，頸部機能の評価が必要となる（図36）。内旋運動に際しても同様であり，仰臥位において同様の内旋抵抗運動を実施した際に，体幹部の大きな揺れ，あるいは強い抵抗を加えたときのように身体全体が上肢側に移動するのではなく，体幹が固定されず側屈様に胸部が上肢側に引き寄せられる現象が認められる症例は，体幹・股関節機能の低下を認めることが多く，併せて評価することが望ましい（図37）。

　ただし，検査時に疼痛を伴う症例では，疼痛逃避のために肩甲骨が代償的運動をとっていることも多いため，肩甲胸郭関節機能障害と決めつけず，固定点の有無による愁訴の変化の確認を必ず比較することが肝要である。

■ 筋活動バランス（腱板機能）

　筋活動バランス，特に腱板機能についての正確な評価は，当然のことながら，筋電図学的な評価が必要となるが容易にできる検査ではない[99]。しかし，臨床上でも腱板機能の特徴を十分踏まえることにより，おおよそながらその機能を推察することができる。

　腱板機能は，スピード・パワーの発揮といったパフォーマンスにかかわるouter musclesの活動に相応して，関節の安定化を図る筋活動を十分に得ることができるか，各肢位において，関節運動に先立ち必ず関節の適合をなすための誘導が図られるか，といった機能が重要と考える。

　Outer musclesとの活動バランスは，疼痛誘発テストや筋力評価などの理学的評価から，腱板の十分な活動が得られるか否かがおおよそながら評価される。また，単に関節の安定化を図るためには，関節運動・outer musclesの活動に先立ち，肩甲上腕関節の適合の誘導がなされる必要がある。この適合を得るための誘導も腱板機能の重要な役割と考えられ，重要な評価項目となる。

　体表から肩甲上腕関節の適合を誘導する腱板機能を正確に評価することはできないが，腱板が関節の適合を誘導する形態の特徴を利用することで，ある程度の

理学的評価の実際

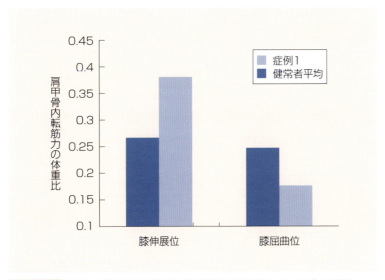

図35 下肢の機能障害が肩甲胸郭関節内転筋力に及ぼす影響

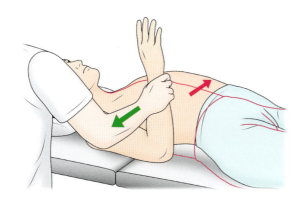

図36 仰臥位外旋抵抗時にみられる体幹の動揺
外旋運動に伴い，体幹の固定がされず，ねじれを伴う体幹部の揺れが著明となる。

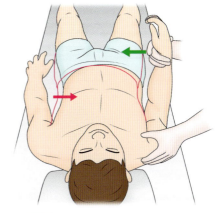

図37 仰臥位内旋抵抗時にみられる体幹の動揺
内旋運動に伴い，体幹の固定がされず，体幹部の揺れが著明となる。

機能状態を予測することができる。

　肩甲上腕関節の動きは，常に肩甲骨関節窩を基準として上腕骨が動き，適合するだけでなくリーチ動作のように上腕骨の動きが先行し，上腕骨頭の位置を基準に肩甲骨関節窩が動き，適合するといった両方向からの協調運動により関節の適合が図られている。

　理論上でも，不意の外力により関節窩から上腕骨頭が逸脱しかけた時点で関節窩を基準として上腕骨頭を誘導するとその分力は脱臼方向に向いてしまうが，上

197

腕骨頭を基準として誘導がなされるとその分力は関節の適合方向への働きを促す(図38)。

この特徴は健常者でも確認でき，挙上運動時に観察されるsetting phaseがこれに当たるものと推察される。実際，徒手的に上腕骨頭を関節窩から下制し，下方への逸脱を助長した状態から挙上運動を指示すると，上腕骨頭の動きではなく，肩甲骨の下方回旋が著明となり，関節の適合が得られると，上腕骨とともに挙上運動が開始される(図39)。逆に，通常の挙上動作に際しsetting phaseで肩甲骨の下方回旋がみられる患者さんに，上腕骨と関節窩の適合を他動的に図るよう徒手的に誘導した場合には，肩甲骨の下方回旋は生じなくなる。また，上肢下垂位の上腕骨頭下降率は健常者でも大きなばらつきがあることが知られており，setting phaseにおけるばらつきとの関係が予測される。

これに対し，腱板機能の障害が明らかな腱板断裂症例では，上腕骨頭を下制させ，下方への逸脱を誘導した状態から挙上運動を指示しても，肩甲骨の下方回旋は認めず，逆に明らかな肩甲骨の挙上，上方回旋が生じてしまう。さらに，腱板機能の障害が疑われる症例にも同様の傾向がうかがえる(図40)。

このことからsetting phaseは，関節運動に先駆けて，上腕骨頭を基準とした関節窩誘導による関節適合が図られることにより生じる現象とも考えられる。このような上腕骨頭を基準とした関節窩誘導による関節適合は，挙上動作だけに限られず，あらゆる動作においても生じるはずである。実際に関節の適合を他動的に偏位させ，人為的に不安定な関節適合状態にして関節運動を指示すると，setting phaseと同様，上腕骨頭を基準とした関節窩の誘導が確認される。

この特徴を利用し，outer musclesの活動に先立ち，肩甲上腕関節の適合を誘導するという腱板の機能が保たれているか否かを推察している。

評価体位は比較的関節の操作がしやすく，他の身体機能の影響が少ない仰臥位を基準として実施することが多い。評価はscapular plane上の挙上，ならびにscapular plane上での内・外旋運動について確認している。また，関節運動を伴うと肩甲骨の運動確認が難しくなるため，指示した肢位を保持させ，検者が徒手抵抗を加える等尺性運動を選択している。

理学的評価の実際

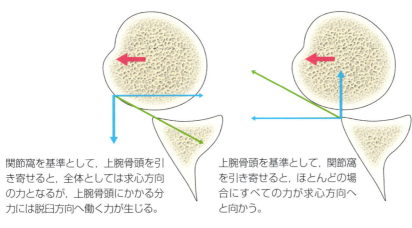

関節窩を基準として，上腕骨頭を引き寄せると，全体としては求心方向の力となるが，上腕骨頭にかかる分力には脱臼方向へ働く力が生じる。

上腕骨頭を基準として，関節窩を引き寄せると，ほとんどの場合にすべての力が求心方向へと向かう。

図38 筋活動作用方向の違いによる関節への影響

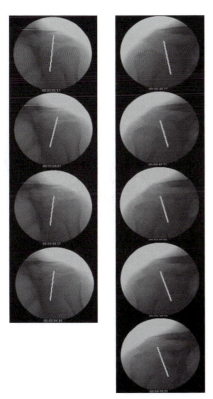

図39 Setting phaseにみられる肩甲骨の運動

健常者は，関節下方への不安定性に応じ，肩甲骨の下方回旋が先行する。

a：腱板断裂症例　　b：腱板機能障害症例

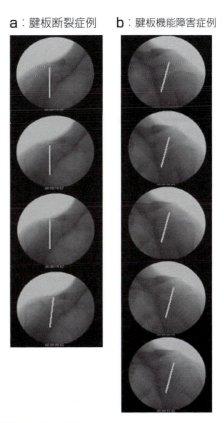

図40 腱板機能障害症例におけるsetting phaseにみられる肩甲骨の運動

腱板機能の問題を有する症例は，肩甲骨の動きは乏しく，上腕骨頭の動きが著明となる。

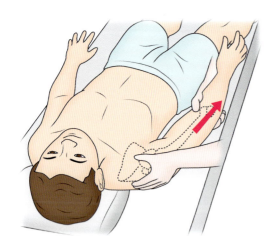

図41 腱板機能の確認（挙上運動）
一側上肢で肩甲骨を固定しておき，もう一方で上腕を牽引し，上腕骨頭の相対的な下方傾向を確認し，保持した状態から挙上運動を指示し，肩甲骨の運動方向と上腕骨の運動方向を確認する．

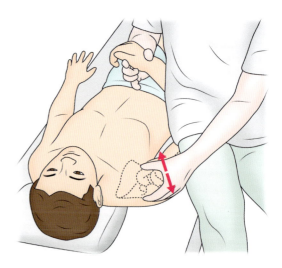

図42 腱板機能の確認（内・外旋運動）
他動的に肩甲上腕関節の位置関係を前後にずらし，その状態を保持したまま回旋運動を指示する．そのときの肩甲骨ならびに上腕骨頭の動きを確認する．

　挙上運動における評価肢位は，関節包の影響が少ないと考えられるscapular plane上45°，内・外旋中間位を基準とし，必要に応じて角度を変化させる．人為的な関節の操作は，被検者に力を抜かせ，肩甲骨を固定したまま，ゆっくりと上腕骨を長軸方向に牽引し，不安定な状態を確認できる程度で保持する．そのままの状態から内転方向への力に負けないよう，肢位の保持を指示しゆっくりと内転方向へ抵抗を加え，肩甲骨の動きを確認する（図41）．通常ならば，肩甲骨の下方回旋を認め，腱板機能の障害が疑われる症例では，上腕骨頭の上方への移動と肩甲骨の挙上または上方回旋が生じる．肩甲骨の下方回旋は，肩甲胸郭関節における機能障害によっても生じるため，関節窩と上腕骨頭の適合を図り，同様の評価を実施した場合には，肩甲骨の下方回旋が生じないことも併せて確認する．

　内・外旋運動における評価肢位は，肩甲下筋，棘下筋，小円筋の機能的特徴を踏まえ，単一の肢位だけではなく，scapular plane上の下垂位，45°位，挙上位について，内・外旋中間位を基準として調査する．人為的な関節の操作は，被検者に力を抜かせ，肘関節屈曲90°位のまま他動的に上腕骨を検査肢位に誘導し，肩甲骨を固定したままゆっくりと上腕骨を前方方向に移動させ，不安定な状態を確認できる程度で保持する．そのままの状態から内旋あるいは外旋方向への力に負けないよう肢位の保持を指示し，ゆっくりと内旋方向，あるいは外旋方向へ抵抗を加え，肩甲骨の動きを確認する（図42）．通常ならば，肩甲骨の前方への移動を認め，腱板機能の障害が疑われる症例では，上腕骨頭の後方への移動が生じる．

　外旋運動時における肩甲骨の前方への移動は，肩甲胸郭関節における機能障害によっても生じるため，関節窩と上腕骨頭の適合を図り，同様の評価を実施した場合には，肩甲骨の前方への移動が生じないことも併せて確認する．

投球障害肩に対する理学療法の実際

　投球障害肩に対する理学療法は，病態治療ならびに投球障害にかかわる身体機能の評価・改善を主たる目的とする，いわゆる身体各パーツの点検，修理に当たる治療期，そして単関節の機能ではなく，複数の関節機能の協調，投球に向けての運動連鎖を整える，いわゆる試運転による不具合の確認，調整に当たる調整期，さらに実際の投球による身体各部の影響を確認し，強化と予防を目的とした対応，つまり実地でのテストによる不足部位の確認と強化に当たる強化期に分けられる[100]。

　ここでは，医療機関での治療が中心となる治療期と，日常生活動作レベルに必要な複数の関節運動の協調を目的とした調整期における実際の理学療法について触れる。

投球障害肩に対する理学療法の実際

物理療法

投球障害肩に対する物理療法[101〜105]の処方は，非常に頻度が高いというものではないが，古くより用いられ，各種疾患に施行されている。代表的なものとして，温熱，光線，電気などの物理的特性を用いた方法が挙げられる。残念ながら，これらのエネルギーによる物理的特性がいかなる作用を果たすかについての基礎的研究は，比較的有用な報告が散見されるものの，投球障害肩に対する物理療法の効果についての検証は，母集団のルール化がなされておらず，十分な検証がなされているとはいい難い。

しかし，機器の特性・適応を踏まえて用いることにより，投球障害肩の治療を進めるうえで非常に有用な効果が得られることが多い。

温熱効果

温熱効果の1つとして，ゲートコントロール理論が挙げられる。温和な熱刺激による皮膚温の上昇刺激は，皮膚の温覚受容器を興奮させ，脊髄レベルで痛覚インパルスの中枢への伝達抑制をすると考えられ，疼痛・筋緊張の緩和が期待される。加温により靱帯，腱，関節包，瘢痕組織など軟部組織の伸張性が増大するとの報告もあり，徒手療法，体操療法との併用による可動域改善のための補助的手段として用いることもある。温熱は爽快感や鎮静効果などの精神作用も重要な目的となる。

熱移動は伝導と放射に大別され，代表的な放射による熱移動は①超短波，②極超短波，③超音波，④赤外線などが挙げられる。放射による熱移動はエネルギー変換熱であり，表層の温度だけでなく深部の熱移動に適していると報告されている。

寒冷による効果

寒冷療法の代表に挙げられるアイシングは，医療機関だけでなくスポーツの現場にも頻繁に用いられる物理療法の1つである。寒冷による効果は**表1**のとおりであり，利用目的を大別すると，受傷後急性期の処置，局部的な疲労に対してのリコンディショニングに分けられ，用いられることが多い。

外傷時の緊急処置としてはむしろ現場での対応となるが，医療機関においても緊急処置（RICE：Rest, Ice, Compression, Elevation）に引き続き施行されることも多い。また，術後患部に対しても，5°程度の温度による昼夜連続しての冷却が施されることもある。連続する冷却と異なり，冷却を20〜30分行うと血管は収縮から拡張へと変化し，その後しばらく拡張した状態が持続する。拡張した状

表1 寒冷による効果（生理学的作用機転）

①血管収縮，反射的な血管拡張
②浮腫抑制
③疼痛軽減
④炎症抑制
⑤筋緊張の抑制

態は，血流などの増加とともに温度上昇，代謝の亢進を促すとされ，局部的な疲労，限局した負担部のリコンディショニングに用いられ，医療機関でも，運動療法終了時に施行することも多い。

寒冷の刺激は個人により受ける感覚が違うため，おおむね15〜20分感覚の低下を感じる時点で終了するよう指示を与え，凍傷に注意する。

現場では，練習終了時に同様の目的で用いられることが多いが，練習終了後，時間が経過しすぎた状態では，せっかくの効果が十分得られないことが予想され，冷却を施行する場合には練習終了後30分以内に行うよう指導している。冷却する器具がない場合は，タオルなどを水に浸し，固く絞った状態で直に患部に当てるよう指示している。

光線療法による効果

光線による作用は，温熱作用と非温熱作用とに分けられ，殺菌，免疫力への作用，創傷治癒作用，さらに神経系への作用が報告されている。投球障害肩に対しては，温熱作用および非温熱作用として，偏光赤外線，レーザーによる神経系への作用による疼痛軽減を目的として用いられることが多い。

電気療法による効果

電気刺激による効果は，運動機能改善，鎮痛作用，排尿機能改善，骨癒合促進と幅広いが，投球障害肩に用いる目的としては，鎮痛作用を目的とすることが多い。原理としては，温熱作用と同様にゲートコントロール理論による作用が考えられ，温熱では皮膚の温覚受容器の興奮による疼痛の抑制作用であるのに対し，電気刺激は直接的に閾値の低い感覚神経線維を選択的に刺激し，除痛効果を得ようとするものとされている。しかし，その効果は永続的に期待されるものではなく，あくまでも一時的なものとして利用される。

その他の物理的エネルギーによる効果

超音波は，前述の目的による使用のほか，マイクロマッサージ効果を期待する場合も多い。マイクロマッサージは，一般に用いられる温熱効果ではなく，非温熱効果として基礎的研究による根拠が報告されている。

マイクロマッサージは，組織の微小循環を改善させ，腫脹の改善，細胞透過性を高めるなどの報告がなされ，急性期にみられる炎症症状の緩和，治癒の促進が期待される。

超音波は，投球障害肩症例に対して臨床上使用する頻度が高い物理療法の1つである。特に肩峰下滑液包の炎症が強く疑われる症例に対しては，マイクロマッサージ効果を狙い，通常と異なり出力を上げず，浅部(3MHz選択)へ出力モード20〜30％で固定する方法により，10〜15分実施することで有用な効果が得られることが多い。

投球障害肩に対する理学療法の実際

徒手療法

投球障害肩に対する徒手療法[106]は他の関節疾患同様に，投球障害肩の主たる問題点である疼痛ならびに可動域制限に対し用いられることが多く，特に可動域制限に対する改善法として，各種の徒手療法が施行される。

他の関節疾患に用いられる徒手療法と同じく，投球障害肩という診断名から施行される方法が選択されるのではなく，病態の違いや状態により異なるべきものである。そのための判断としては，臨床で確認される理学所見は非常に重要であり，特に関節可動域制限に際しての疼痛の有無，制限に伴う可動域終末における抵抗感(end feel)の違いは重要な項目となる。

大まかな制限因子の違いや，状態の違いが推察される理学所見と，実施すべき方法の選択は**表1**に示すとおりである。

急性期（炎症期）での症例に対する徒手療法（リラクゼーション，その他）

この時期は病態改善が主たる目的であり，可動域改善のための積極的な運動は極力避け，訓練の実施というよりはむしろ，炎症軽減を目的とした安静を促すべき肢位・日常生活上の留意点についての指導が必要とされる。従って，患肢への徒手療法も必要最低限とし，安易に関節内の運動を強要することは適切ではないと考える。

むしろこの時期は，自覚されない筋の緊張を排除し，固定と安静を取り違えないよう，緊張した状態と弛緩した状態を自覚させるよう努めることが大切となる。特に疼痛逃避から生じる，自覚されない筋の過緊張に関しては，愛護的なマッサージを選択することが多く，手法も緊張した筋を物理的に緩めるのではなく，軽擦，振動を中心として，リラクゼーションを図りながらの手法が有用となることが多い。また，疼痛逃避による自覚されない筋緊張は肩甲骨周囲の筋によくみられ，肩甲胸郭関節の運動を阻害するため，肩甲上腕関節にかかる負担を緩衝することができずにいることが多い。逆に肩甲上腕関節の負担を減少させるため代償的に筋緊張させ，疼痛緩和肢位を保持していることもあり，筋の弛緩を強いると疼痛の増強を招くことがある。このような場合には，改めてアライメントの評価，どの肢位で，どのアライメントで自然に筋緊張が緩和されるかを詳細に評価したうえでの対応が必要となる。残念ながら，代償としての必要ある筋緊張であるかどうかを施行前に確認できるとは限らないため，施行後の生活動作の注意を促し，疼痛の変化を確認することが大切である。そのためにも，関節内への刺激は極力

表1 各関節可動域制限における臨床上の特徴と対応

因子	特徴	対応
炎症性・疼痛逃避（急性期）	可動域終末抵抗感より疼痛が先行。疼痛出現の再現性が高く、再現性の低い場合は心理的因子が疑われる	安静，安静肢位の獲得を図る
組織柔軟性低下（亜急性期・慢性期）	終末抵抗感増加に伴い疼痛も増加	呼吸を止めない範囲での伸張運動
関節唇損傷など関節内の構造的な問題	終末抵抗感がspring block様に出現。急性期では疼痛を伴うが、慢性期では疼痛を伴わず違和感を訴えることも多い	関節モビライゼーション
筋性	筋腹把持により関節運動出現。疼痛は筋腹の伸張時痛が主体で、関節部の疼痛は訴えないことが多い	マッサージ，PNF，各種物理療法
他の関節からの影響	他の関節肢位を変化させることで、可動域変化をきたす。または肩の動きに伴い他の関節も運動が誘発される	評価から上記を参考にし、それぞれの関節機能に合った対応を選択

避けることが望ましい。

このほか、外部の接触刺激そのものが緊張をきたす症例や、患側肩関節とまったく関係のない関節を本人の自覚として緊張していないことを確認した後、無造作に動かす被動性テストで実施回数（被動）中1/3以上、無意識に抵抗をきたす症例では、PNF（固有受容性神経筋促通法）の一手技として紹介される、筋の緊張・弛緩を繰り返すhold relaxが有用となることが多い。

関節包など軟部組織柔軟性に問題を有する症例（ストレッチング，その他）

End feelの増加に伴い疼痛が増す症例は、急性期を過ぎ回復期に移行したと考えられ、関節可動域の改善を目的とした訓練が開始される。これらの症例の特徴としては、特定の肢位でのspring blockではなく、可動域終末に感じられるend feelが明確となり、可動範囲は肢位を変化させることにより、その変化量に応じ増減する。

これらの症例にみられる関節可動域の制限は、損傷部の回復に際して、炎症性滑膜などによる肥厚が生じ柔軟性を低下させると考えられる。この肥厚は炎症期に損傷部にかかる負担が大きいほど付着する厚さも増し、炎症期を過ぎると通常ならば関節運動に伴う伸張刺激により増殖した炎症性の滑膜は再び吸収され、ほぼ損傷前の厚さにもどるといわれる。しかし、炎症期にかかる損傷部への負担が大きく肥厚しすぎた場合は、吸収しきれず関節可動域制限が残存してしまうことがあるため、時機尚早な、無理な訓練には十分注意する必要がある。

実施する訓練としては，目的とした線維部の走行に合わせた伸張訓練が適しており，その強度は筋による防御反射を誘発しない程度のあくまでも伸張刺激を加える程度で十分であると考える．実際の臨床で著者らは，呼吸を止めさせない程度の強度で実施している．

　手順としては関節を取り巻く関節包の張力がほぼ均一となる肢位，scapular plane上45°，内・外旋中間位で，徒手的にさまざまな方向への関節内運動を確認し，疼痛の有無，違和感の有無とともに，運動方向の違いによる関節内運動の大きさに差が認められるか否かを確認する（図1）．関節内運動に差が認められる場合，肩甲上腕関節のアライメントの不適合も疑われ，そのままでの関節運動は，関節への負担を強いることになりかねない．従って，運動方向による関節内運動の大きさに明らかな差が認められる場合には，関節運動による伸張に先立ち，評価自体を徒手療法として関節内運動の改善を図ることが望ましい．

　伸張運動による関節への負担の危険性が改善された，または危険性の低い症例に対しては，軟部組織柔軟性低下に対する徒手療法として，伸張訓練（ストレッチング）を用いる機会が最も多い．しかし，運動制限のある方向に対してただやみくもに伸張を加えるのではなく，運動学的特徴，ならびに症例個々の状態に合わせ，実施される伸張運動が選択される．基本的には，肩関節の構造上の特徴から，上肢挙上ならびに回旋運動に際して関節包はねじれながらの緊張が強いられるため，伸張訓練開始初期において局所的な伸張としての運動には適しているとはいい難い．内旋運動は後方の関節包が，外旋運動は前方の関節包が，下垂位の外旋に関しては烏口上腕靱帯の伸張性との関連が，それぞれ強いことから，scapular plane上の挙上，肩甲上腕リズムが保たれている挙上角度での水平内転・水平外転・伸展・内転方向への伸張から開始することが多い．特にscapular plane上での挙上伸張は，肩甲上腕リズムが保たれていることが大切であり，肩甲上腕リズムが崩れた伸張は，関節に負担を強いることになるため注意が必要である．

　End feelを感じる範囲は自動運動では遂行できない範囲であり，伸張する範囲を広げるより，むしろend feelを感じない範囲を広げることのほうが重要となる．

　伸張訓練初期の大まかな目安としては，まず内転・伸展を含め，90°挙上（屈曲・外転とscapular plane上を含めた各方向での挙上）までを，肩甲上腕リズムを崩さず遂行できるか，その間の挙上肢位で，水平内転・水平外転の可動域が十分得られているかがポイントとなる（図2）．

徒手療法

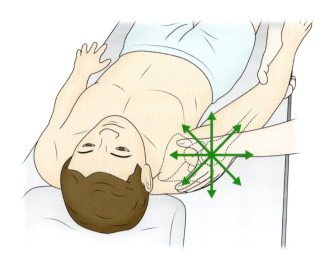

図1 関節内運動の確認
Scapular plane上45°内・外旋中間位を保持し，一方向だけでなくあらゆる方向の上腕骨頭の動き（緑矢印）を確認する。

a：Scapular plane 上の90°挙上までの運動

b：肩甲骨の挙上などの代償運動に注意

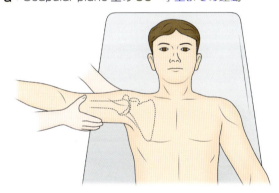
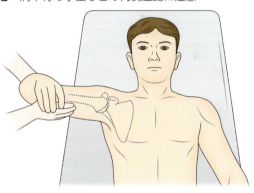

c：水平内転運動

d：水平外転運動

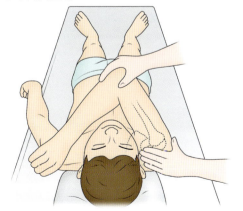
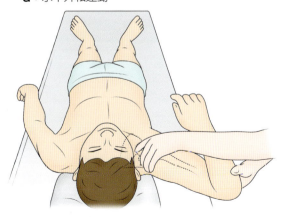

図2 関節運動の確認

肩関節の回旋可動域は，肩を取り巻く軟部組織全体の柔軟性を評価するうえで非常に有用となり，実際の伸張訓練の手段としても用いられる。しかし，可動域を計測する際に行われる運動は肩甲骨が固定され，上腕骨だけを回旋させるといった非生理的な動きであるため，そのままを伸張訓練として行うことは好ましいとはいえない。実際に外旋運動などの伸張を図る場合には，肩甲上腕関節単独に負担が集中しないよう，図3のように水平伸展を加えながら，生理的な運動に近い状態で伸張を図るほうが十分な伸張を得られることが多い。

　肩関節周囲における軟部組織の柔軟性低下による可動域制限は，内転・伸展を含め90°挙上までを，肩甲上腕リズムを崩さず遂行でき，その間の挙上肢位で，水平内・外転の可動域が十分に得られ，下垂位(1st)，外転90°(2nd)，屈曲90°(3rd)の各肢位(図4)で内・外旋の可動域が獲得されていれば，通常，挙上最終域までの運動が可能となる。これらの可動域が十分獲得されながら挙上最終域までの運動が遂行できない場合は，肩甲上腕関節を覆う軟部組織の柔軟性低下による制限ではなく，他の因子の関与が疑われる。

　逆に，挙上最終域では肩甲上腕関節を覆う関節包を中心とした組織は，ねじれが最大となり，関節包を中心とした組織が最大まで伸張された状態ともいえる。従って，挙上最終域までの運動が可能でありながら他の肢位における明らかな回旋運動の制限が認められる場合は，挙上動作に際して肩甲上腕関節以外での代償がなされているか，軟部組織の柔軟性低下によるものではなく，肩鎖関節や肩甲胸郭関節などの影響，あるいはそれらの影響を含めた肩甲上腕関節のアライメントの問題による制限であることが多く，他の関節を含めた詳細な再評価が必要となる[26,107]。

　特に3rd planeでの内旋のように，その肢位自体が肩甲骨ならびに鎖骨の運動が必要となる場合は注意が必要である(p.237～239，図37，38参照)。

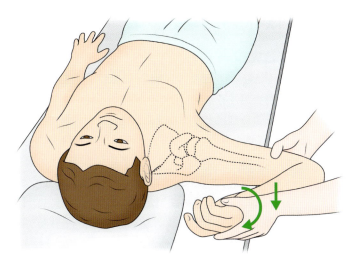

図3 水平外転を加えながらの外旋伸張

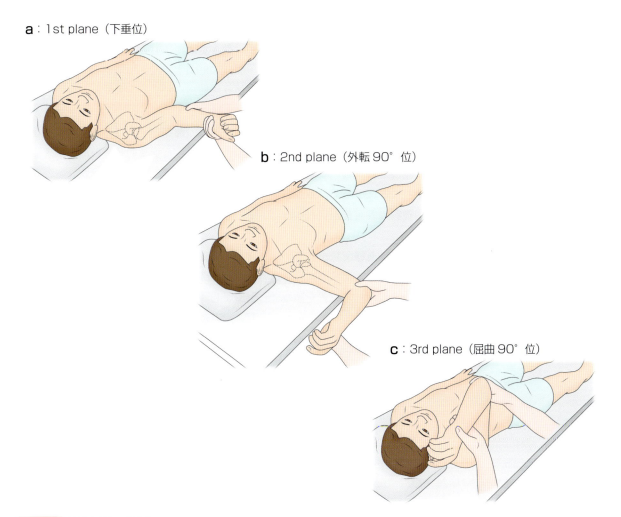

a：1st plane（下垂位）

b：2nd plane（外転90°位）

c：3rd plane（屈曲90°位）

図4 外旋運動の確認

関節内に問題を有する症例
（関節内運動の誘導，その他）

　投球障害肩，特に関節唇に問題のある症例は，関節包を中心とした組織の柔軟性低下による制限と異なり，関節包上部が緊張する下垂位での回旋運動にspring block様所見をみることが多い．下垂位から徐々にscapular plane上を挙上させていくと，30〜45°付近以降，つまり上部関節包の緊張が緩和する肢位でspring block様所見は消失し，回旋可動域の制限を認めなくなる（図5）．

　Spring block様所見の制限が確認されると同時に，上腕骨頭の動きを注意深く触診で観察すると（図6），ある特定の方向への移動が認められ，その方向に対し，逆に当たる部位に関節内運動の誘導を施行することにより，一時的ながら疼痛・違和感とともに関節可動域の改善が得られることが多い．そのため，これらの所見は下垂位という関節包上部が緊張した状態での回旋運動が，肩甲上腕関節内に多少なりとも入り込んでいる損傷部の機械的刺激を助長したものと考えられる．

　手技的には正確な関節内運動の誘導手技と若干異なるが，最も関節内運動を確認しやすい，scapular plane上45°，内・外旋中間位で，評価の際にspring block様所見の制限時に認められた上腕骨頭の動きと逆側に対し，上腕骨頭を関節窩に押しつけるように動かすことにより，click soundとともにspring block様所見の軽減ないしは消失，さらに回旋運動に伴う関節窩に対する上腕骨頭の偏位もなくなり，安定した関節の適合が得られる（図7）．

　また，scapular plane上45°，内・外旋中間位の関節内全体は，通常陰圧となっているため，いったん関節窩と上腕骨頭の間にあった機械的刺激の原因が排除されると，関節内運動の安定化が得られている限り，再び関節窩と上腕骨頭の間に入り込むことは少なく，多少の損傷が関節に残存していても投球動作中における関節内運動の安定化が得られれば，多くの症例は問題なくプレーを続けることができる．

　Spring block様所見をきたす関節窩と上腕骨頭の間にある問題は，それ自体が運動時の安定した関節の適合を阻害するため，関節内運動の安定化を図るうえでも，できるだけ早く改善を図ることが望ましい．

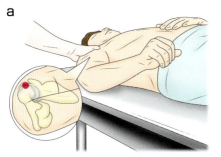 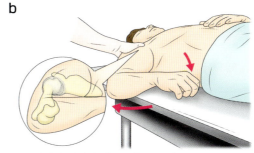

a 可動域終末の抵抗感がspring block様所見である。

b 関節角度を変化させることでspring block様所見が消失する。

図5 Spring block様所見の運動制限

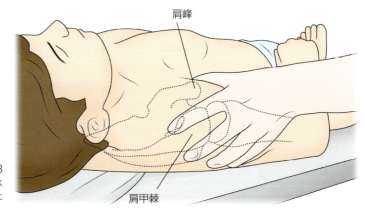

図6 上腕骨頭の動きの確認

母指は烏口突起に，第2指は肩峰，第3指は肩甲棘を触診する。Spring block様所見により母指球・手掌・小指球で上腕骨頭の動きを確認する。

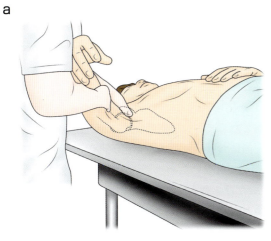 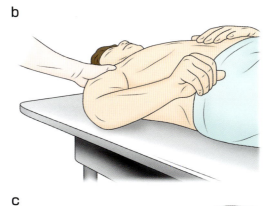 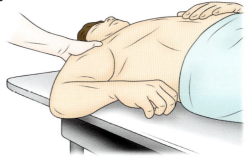

a：Spring block様所見以降で確認した上腕骨頭の動きと逆方向に関節内運動を実施することで，click soundと同時に認められていたspring block様所見も消失することが多い。
b：施行前。上腕骨頭の浮き上がりを抑えると制限が著明となる。
c：施行後。上腕骨頭の浮き上がりを抑えても制限がみられなくなる。

図7 関節内運動によるspring block様所見の消失

筋緊張による問題の症例

　非外傷性である投球障害肩では，関節運動の制限として筋自体の伸張性欠如や癒着などによる運動制限はほとんど認められないとされているが，臨床上では筋緊張による運動制限と思われる症例を多々経験する。

　しかしこのような症例では，他動的な運動の最終域，end feelを感じた時点において，制限の原因と考えられる筋に対し圧迫を加えることにより，自発的な運動が観察されるため(p.177 図2参照)，関節包・靱帯などの制限因子と大まかながら分別することができる。

　筋緊張により運動が制限される症例に対しては，マッサージ，マイオセラピー，ストレッチ，PNFなどが一般的に用いられるが，筋緊張に対する伸張訓練やPNFは一時的に関節可動域の改善を得られるものの，筋の硬度が変化していないことから持続的な効果について疑問視する報告もあり，その後の可動域維持に対する自主訓練指導の必要性など，その用法に注意する必要がある。

　さらに，筋緊張による可動域の制限は肩甲上腕関節にかかわる筋だけとは限らない。肩の動きは関節複合体としての運動であり，少なからず肩甲上腕関節以外の関節運動もかかわっている。特に肩甲胸郭関節の動きは重要であり，症例によっては，肩甲胸郭関節にかかわる筋の緊張により体幹上の肩甲骨の位置が問題となり，肩甲上腕関節の適合を阻害していることも多々経験する。代表的な例として，scapular plane上を越えての水平外転運動において，本来ならば鎖骨ならびに肩甲骨の内転・後方傾斜を伴うはずが，肩甲上腕関節だけの運動となっている症例が挙げられる。これらの症例は，scapular plane上90°挙上位での外旋運動では運動制限をまったく認めず，scapular planeを越えた水平外転位になると，急激に可動域の制限をきたすことが多い(図8)。

　肩甲胸郭関節における運動制限は筋緊張によることが多いものの，肩甲胸郭関節の運動は複数の筋が協調して制御しているため，運動の制限も特定の筋が原因となっていることは少ない。従って，このような症例に対しては，肩甲骨関節窩に上腕骨頭を適合させるのではなく，上腕骨頭に肩甲骨関節窩を適合させるべく，体幹および上腕骨の位置を保持したまま，肩甲胸郭関節にかかわる筋の伸張を図ることで，明らかな肩甲上腕関節における可動域の変化が得られる(図9)。

　肩甲胸郭関節は解剖学的な関節ではないため，その運動範囲は個人差があり，また，生体の動作のなかで肩甲骨だけを動かすことはほとんどない[108]。そのため，評価で得られた肩甲骨の運動範囲が，本来の運動範囲か否かを判断することは難しい。従って健側上肢の動きの伴う肩甲骨の位置確認や，患側の体幹に対する上腕骨の位置だけでなく，その間にある肩甲骨の位置に関しても十分注意を払うことが大切となる。

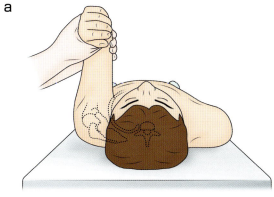
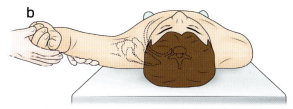

3rd planeからscapular plane上では，外旋制限を認めない．

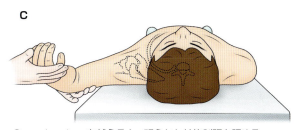

Scapular planeを越えると，明らかな外旋制限を認める．

図8 肩甲胸郭関節にかかわる筋の影響による可動域制限

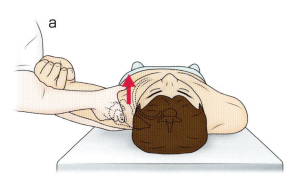

上腕骨に対する肩甲骨の位置を誘導することにより，肩甲胸郭関節にかかわる筋の伸張を図る．

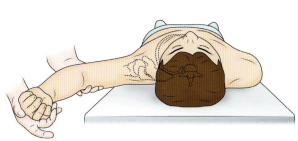

施行前にみられた明らかな制限の改善が確認される．

図9 肩甲骨誘導による筋の伸張
上腕骨ではなく関節窩を動かし，位置を補正する．ここでは上方への誘導を行っている．

投球障害肩に対する理学療法の実際

体操療法

投球障害肩に対する体操療法は，さまざまな方法が紹介されている[92,109～113]。しかし，これらの体操も目的の違いによって選択されるものであり，投球障害肩という診断だけで安易に処方されるものではない。

大まかに分類するだけでも，①治療を円滑に進めるための一助，②機能的な改善を目的とするもの，③得られた機能の維持ならびに予防医学的目的とに分けられる。目的とする部位が，①肩甲上腕関節単独であるのか，②肩関節複合体を構成する他の部位であるのか，③肩に影響を及ぼすと考えられる他の身体部位であるのか，④肩甲胸郭を含めた複合体としての機能に対してなのか，⑤他の身体機能を含めた協調を図るためなのかなど，多岐にわたる。

また，同じ体操であっても異なる目的に用いられることもあり，単なる実施形態の模倣では期待される効果は得られないことが多い。

呼吸訓練

投球障害肩症例に対する呼吸訓練は，リラクゼーション獲得が主要な目的となることが多い。急性期では，疼痛逃避のための筋緊張状態が長く続くことが多く，筋緊張による循環障害など二次的な障害を引き起こすことも少なくない。筋緊張状態は自覚されないことも多く，治療に際し，阻害因子となることもしばしばあり，できる限り排除すべき項目である。

呼吸訓練，特に深呼吸は，自発的な呼吸を自分の意志に基づきコントロールさせることで自分の身体の状態を気づかせる，身体心理学的な意味合いからも有用な運動となる。また，課題を与えながら実施することで，リラクゼーション獲得のほか，胸郭の運動性改善を目的とした運動としても有効である（図1）。

呼吸訓練は運動負荷としてはかなり低く，スポーツ障害には不十分なものとの感が強いが，術後ならびに炎症期では，通常の関節疾患と何ら変わらず重要な訓練の1つである。胸郭の動きは肩の運動に深く関与するため，時期を問わず重要な訓練と考える。

Stooping exercise，振り子運動[114]

Stooping exerciseの基本的な考え方は，肩峰下周囲に疼痛が集中していることに着目し，肩峰下の運動学的特徴を考慮して考案されたものである。特に上肢挙上の際に必要となる運動の支点の問題は，肩甲上腕リズムの破綻として臨床でも多々経験するものである。

体操療法

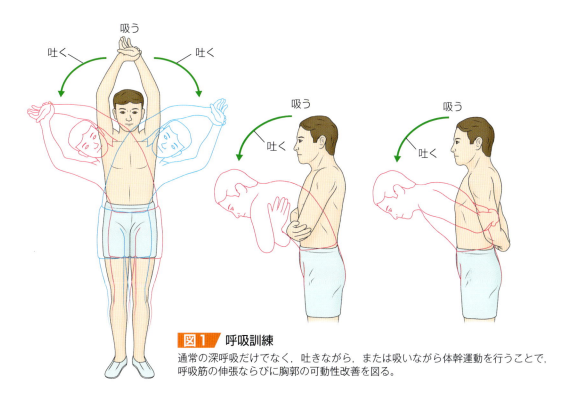

図1 呼吸訓練
通常の深呼吸だけでなく，吐きながら，または吸いながら体幹運動を行うことで，呼吸筋の伸張ならびに胸郭の可動性改善を図る。

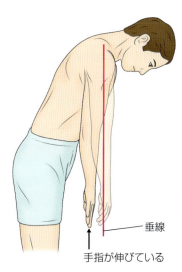

図2 Stooping exercise
リラクゼーションが得られない場合は，手指が伸びていたり，上腕が垂直に下がらないなどの特徴がみられ，判断することができる。

　この問題の改善と棘上筋を含めた肩峰下にかかる負担の軽減を目的とした stooping exercise は，単に上肢の力を抜き，前屈するだけのものであり，今日の Codman 訓練，アイロン体操とは異なるものである。

　運動に際し，手指を観察することでリラクゼーションが得られているかどうかを評価することもできる（図2）。振り子運動は，stooping exercise に加え，安全かつ効率的に関節を覆う軟部組織の伸張をも図ることを目的としているもので，現在の Codman 訓練，アイロン体操の基本となる。実施に際してはあくまでも他

動的な伸張を重要視しており，体の動きで生じる運動による伸張刺激であり，決して上肢の自動運動によるものではない。古くから紹介されるこれらの運動は，呼吸訓練と同様，術後ならびに炎症期における運動としては非常に有用と考える。

ストレッチング

セルフストレッチは古くより実施されており，その方法も多種多様である。基本的には，健側の力を利用した伸張運動のほか，棒やタオルを用いた伸張運動のように，患側上肢を動かすことにより伸張を図る運動と，壁や床など動かない場所に上肢を固定し，体を動かすことによる伸張運動が代表的なものである（図3）。

伸張する部位も，①肩甲上腕関節に焦点を絞るものなのか，②肩関節複合体全体を伸張することを目的とするのか，③肩関節に影響を及ぼすことが危惧される肩関節以外の身体各部への伸張を図るためなのかなど，目的とする部位によって運動の実施形態は異なる。

そのため，運動の形だけを模倣しているだけでは目的に合致した運動とならないことが多いため，実際に運動をさせ，目的に合った運動となっているか確認することが重要である。

スポーツ現場での可動域は，「動くか動かないか」といった選手間の比較以上に，「いつもと比べてどうか」といった個人の変化が非常に重要となる。特にこれまでの調査から，愁訴のない，自覚されない可動域制限を有している選手の割合は非常に高く，自覚されない投球フォームの崩れを生じることが多い。それゆえ肩関節はもちろん，肩以外の関節で自覚されない運動制限が多くみられる手指，前腕，股関節についても日常的なセルフチェックと伸張訓練が必要と考える。

Cuff-Y exercise[74,115]

肩の基礎的な研究や臨床経験を基に，肩甲上腕関節と肩甲胸郭関節の破綻した機能を回復させるための運動療法として考案したCuff-Y exerciseは，肩甲上腕関節の機能にとって重要な働きをする腱板（rotator「cuff」muscles）と，肩甲上腕関節が機能するうえで基盤となる肩甲胸郭関節の肩甲骨（側面からみた形態）「Y」を意味する。

■ 腱板訓練

腱板機能は，肩甲上腕関節の動的な安定化メカニズムとして重要な役割を果たしている。肩関節の非外傷性の疾患について調査すると，その病態のほとんどが関節窩中央よりも上部に認められ，腱板機能の障害とのかかわり合いが強く疑われる。実際の調査でも投球障害肩症例の多くは腱板機能の障害を有しており，この腱板機能の改善は投球障害肩症例に対しても重要な項目となる。

運動は腱板の構造上の特徴から，内・外転，内・外旋を基本とするが，どのような肢位で実施するかは条件変化に伴う疼痛の変化，詳細な筋力評価などの結果を基に決定され，症例ごとに異なる。また，腱板機能の相対的な低下は単に腱板

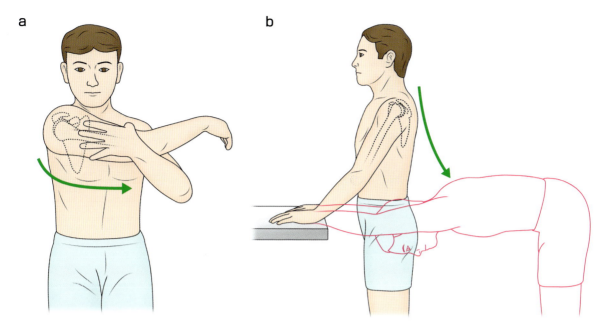

逆側の上肢を使うセルフストレッチ。　　　　　　台を使うセルフストレッチ。

図3 セルフストレッチ

の機能が低下しているだけではなく，outer musclesが過剰に活動している場合もあり，さらに，相対的機能の低下を呈する負荷量は症例ごとに異なる。本来ならば症例ごとに訓練強度を変化させる必要があるが，目安として，3～4Nm以下での負荷が推奨されている[116]。

腱板は代償作用に優れており，棘上筋の機能を，棘下筋・上腕二頭筋で，棘下筋の機能を棘上筋で代償し，支障なくスポーツ活動の遂行が可能である症例も多い。このような特徴を踏まえ，損傷程度や時期により直接機能の低下している部位に対し訓練を施行することで，逆に病態を悪化させてしまう危険性が疑われる場合や，障害部位の機能回復が期待できない場合には，代償機能としての機能を高めることも有効となることが多い（図4）。

従って，実施させる運動も画一的なものではなく，同一種の運動であっても，負荷量，実施肢位，回数は症例の機能程度により選択され，実施される。

外転運動

外転運動は主に棘上筋機能の改善を目標として用いられる。運動方向はscapular plane上での運動を指示するが，運動方向を迷う症例に対しては，壁面に運動側のみ，肩甲骨がしっかりと触れるように寄りかからせ，壁面と平行になるよう運動させることでscapular planeを確認させている（図5）。通常の挙上動作では，45°を超える場合，肘伸展位のまま挙上することはなく，いったん肘を屈曲させ，肘伸展とともに挙上していく。45°以上の挙上動作は，肩峰下での機

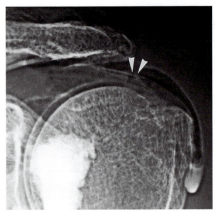
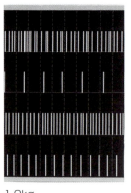
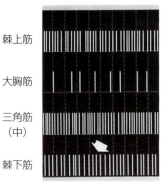

棘上筋損傷（白矢頭）。挙上運動における筋活動。
棘上筋に代わり，棘下筋の活動が増加する（白矢印）。

1.0kg　　　　　　2.0kg

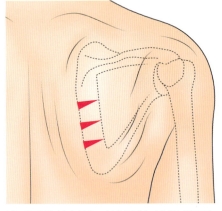
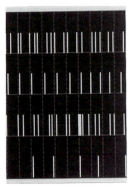
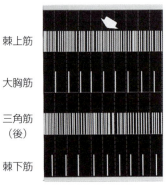

棘下筋萎縮（赤矢頭）。外旋運動における筋活動。
棘下筋に代わり，棘上筋の活動が増加する（白矢印）。

図4 腱板の代償機能

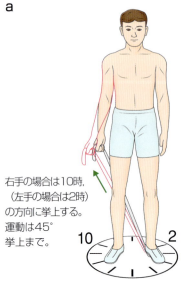
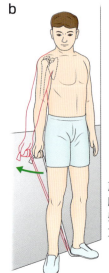

a　　　　　　b

右手の場合は10時，
（左手の場合は2時）
の方向に挙上する。
運動は45°
挙上まで。

肩甲骨を壁に当て，
腕を壁と平行に動かす。
壁面を使い，
方向を確認する。

図5 外転（挙上）運動

体操療法

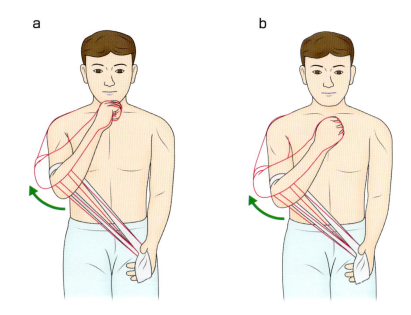

図6 代償動作を考慮した外転（挙上）運動
運動側手部を顎，または胸鎖関節部に当て運動する。

械的刺激を誘発しやすく，逆に損傷程度を悪化させる危険性もあるため，運動範囲は下垂位から45°挙上位までを基準としている。

運動強度は筋電図学的評価を用い，棘上筋と三角筋中部線維の活動のバランスが維持されている範囲が望ましいが，実際の臨床では筋電図学的に確認することは難しい。

これまでの調査から，肩関節に特別な愁訴および既往をもたない健常なスポーツ選手でも，抵抗が3kgを超えると肩甲骨の代償運動が著しく増したりするため，腱板訓練としての最大抵抗は3kgまでが妥当と考える。

実際の臨床では，徒手抵抗を加え疼痛なく肩甲上腕リズムが維持されている範囲での負荷を，徒手抵抗により学習させて実施させている。運動回数は，臨床上好ましい（正確な）運動の維持が開始から20回程度であるため，1セット20〜30回を勧めている。

なお，負荷量が比較的低く単調であるため，訓練回数が進むにつれてさまざまな代償運動が見受けられる。代表的なものとしては，体幹の側屈や，肩甲骨の過剰な挙上，あるいは下制させたまま肩甲上腕リズムの維持されない運動となることも多い。また上腕を外旋させ，上腕二頭筋の訓練となってしまう症例や，下垂位に戻らず挙上を保持したまま運動を続ける症例もあり，注意が必要である。このような場合に対しては，図6のように手部を胸鎖関節部付近，肩関節の高さとなる位置に置かせ，上腕遠位端に負荷を加え実施させることでこれらの代償を防ぐことができる。

腋窩に柔らかいボールまたはクッションをはさみscapular plane上で内転運動を実施すると，棘上筋の遠心性収縮を促すことも可能であり，三角筋の強い収縮

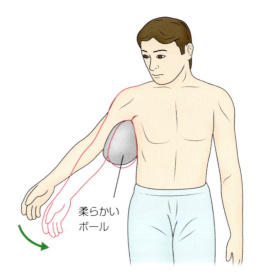

図7　内転運動

が運動を阻害する場合は，外転運動に先立ち実施することもある（図7）。回数は外転運動と同様であり，注意点として外転運動と同様，内転にかかわる筋を持続緊張させることが多いため，収縮・弛緩の繰り返しであることを認識させることが大切である。なお，当然のことながら，内転にかかわる筋の過剰な活動，または肩甲下筋の機能障害が疑われる場合は適応とならない。

内旋運動

内旋運動は肩甲下筋の機能改善を目的として用いられる。運動範囲は肩甲骨が運動に参加しない範囲であり，運動回数も外転運動と同様，1セット20～30回を勧めている。

正確な運動実施のためには，筋電図学的に活動バランスが保たれている範囲を確認し，運動強度を決定することが望ましいが，実際の臨床では難しい。開始初期は，大胸筋，広背筋が過剰に活動することがあるため，訓練実施側と逆の手で大胸筋，広背筋の活動のないことを確認させながら実施させている。大まかな目安ではあるものの，負荷が強すぎる運動の場合，明らかな肩甲骨の運動が確認されることから，臨床的には肩甲骨が参加しない範囲での強さを徒手抵抗により確認し，自覚させ実施している。

肩甲下筋は筋内にいくつもの筋内腱を有しており，同一の筋でありながら，上肢挙上角度の違いにより主として活動する部位が異なるとの報告もあり，下垂位付近では上部の線維が挙上が進むにつれ下部の線維が主として活動するとされる。従って，運動肢位は肢位を変化させた回旋筋力の差，さらに回旋運動開始肢位付近と終末付近の筋力差などの詳細な筋力評価から導き出された，機能障害の予測される部位に応じた肢位で施行される（図8）。

肩甲胸郭関節の影響を受ける症例については，座位机上での実施のほか，仰臥位や立位で壁面に寄りかかり肩甲骨の運動を抑制しての実施など，症例に最も適した訓練法を選択する（図9）。

体操療法

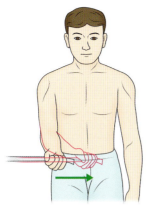
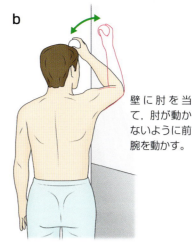

a 基本となる内旋運動の運動範囲は体の幅までにする。

b 壁に肘を当て，肘が動かないように前腕を動かす。挙上位で行う内旋運動。

図8 内旋運動

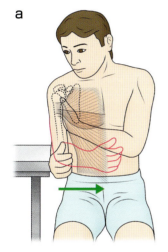
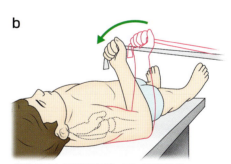

a 大胸筋・広背筋の活動を確認しながら行う。

b 仰臥位または壁面を使って，肩甲骨の動きを抑制する。

図9 机，壁を利用した内旋運動

外旋運動

　外旋運動は棘下筋・小円筋の機能改善を目的として運動が用いられる。運動範囲は肩甲骨が運動に参加しない範囲での外旋運動であり，運動回数も他の運動と同様，1セット20〜30回を勧めている。

　正確な運動実施のためには，外旋運動も筋電図学的に活動バランスが保たれている範囲を確認し，運動強度を決定することが望ましいが，実際の臨床では難しい。大まかな目安ではあるものの，負荷が強すぎる運動の場合，明らかな肩甲骨の運動が確認されることから，臨床的には肩甲骨が参加しない範囲での強さを徒手抵抗により確認し実施している。

　筋内にある腱（筋内腱）は棘下筋に2本，小円筋は1本と肩甲下筋と異なってい

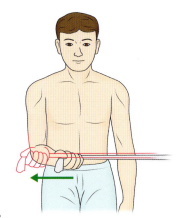

図10 外旋運動
運動範囲は体の幅までにする。

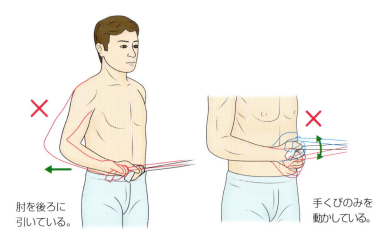

肘を後ろに引いている。

手くびのみを動かしている。

図11 外旋運動にみられる代償動作
肩の伸展運動,手関節の運動とならないよう注意する。

る。しかし分布をみると,肩甲下筋にみられる上部,中部,下部と呼応しており,上部が棘下筋上部,中部が棘下筋下部,下部が小円筋の筋内鍵に当たる。従って,運動肢位は内旋での評価による決定と同様,肢位を変化させた回旋筋力の差,さらに回旋運動開始肢位付近と,終末付近の筋力差などの詳細な筋力評価から導き出された機能障害の予測される部位に応じた肢位で施行される。

　肩甲胸郭関節の影響を受ける症例についても内旋運動と同様であり,症例に最も適した訓練法を選択する(図10)。

　外旋運動の注意点としては,上肢を体幹に固定しようと広背筋が過剰に活動してしまう症例や,訓練回数が進むにつれて肩甲骨または手関節の運動となってしまう症例もあるため,注意を要する(図11)。

肩甲帯訓練

　肩甲胸郭関節は,肩関節複合体のなかでも運動の中心となるほか,肩甲上腕関節の土台となる重要な部位であり,病態が肩甲上腕関節にあるものの,その原因

体操療法

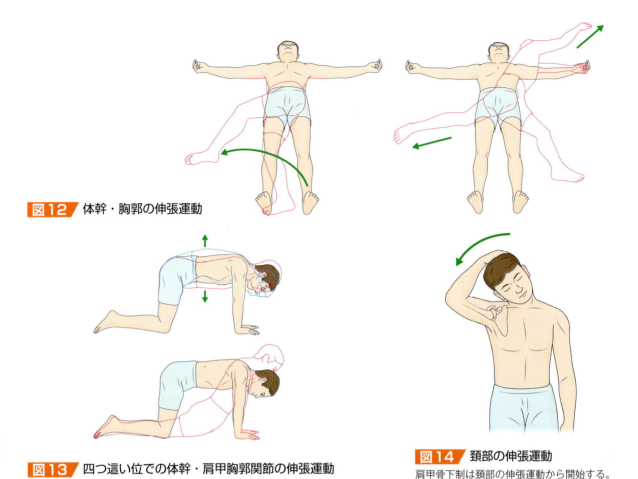

図12　体幹・胸郭の伸張運動

図13　四つ這い位での体幹・肩甲胸郭関節の伸張運動

図14　頚部の伸張運動
肩甲骨下制は頚部の伸張運動から開始する。

となる機能障害は肩甲胸郭関節にあることも多い。

　肩甲胸郭関節の運動は自覚されないため，日常生活上における肩甲上腕リズムの破綻に気づかず障害を招くこともあり，肩甲胸郭関節の機能改善は重要な項目となる。

　運動は，肩甲胸郭関節の構造上の特徴から肩甲骨のみを動かすのではなく，胸郭，脊柱を含め実施することが多い。

■ 可動域拡大

　肩甲骨は胸郭上を動くため，肩甲胸郭関節の可動域拡大は単に肩甲骨を動かすだけではなく，胸郭を含めた運動が必要となる。

　特に，内転・外転運動は投球動作において肩甲上腕関節にかかる負担を軽減するために非常に重要であり，図12のように，上肢を固定した状態で下肢を動かし，胸郭の伸張から肩甲胸郭関節の可動域拡大や，四つ這い位での肩甲骨内転・外転運動を行わせ，可動域の拡大を図っている（図13）。

　挙上に際しては内・外転同様，胸郭の伸張から，下制は，頚部の伸張により可動域拡大を図ることが多い（図14）。さらに，胸郭の形状が扁平傾向を呈する症例が多く，通常の外転では関節窩が十分投球方向へ向くことができず，肩甲骨内縁が胸郭上から浮き上がるといった，不安定な状態を強いられる傾向にある。症

223

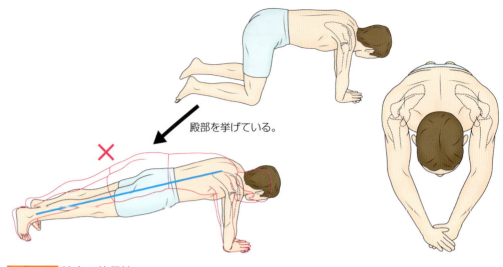

図15 腕立て位保持
手を重ね合わせることで，基底面を狭くさせ実施させる。

例によっては関節窩が投球方向を向く位置まで十分に移動できないことも多い。

このような症例に対して，深呼吸や他動的な胸郭の伸張では十分な改善が得られないことが多く，訓練として，両手を重ねた腕立て位（prone falling）を30秒保持させるなど，筋の活動を用いて改善を図ることが多い（図15）。

■ 運動確認

肩甲骨の動きはほとんど自覚がないため，症例によっては可動域や筋力がありながら運動方向が異なり，肩甲上腕関節に負担を強いていることも多い。これらの症例に対する訓練は，評価がそのまま訓練となることが多い。

基本的な訓練は，鏡の前での確認から始め，左右対称か，正確な運動であるか，頸部など代償動作を含んでいないかなどをチェックさせながら実施する（図16）。

このほか，上腕骨に対して関節窩面を調整させる意味も含め，仰臥位で棒を両手で持ち，棒を平行に保ったまま，突き上げ動作を実施させたり，前方へのリーチ動作を行わせている（図17）。特に前方へのリーチ動作では，リーチする側と逆側の肩甲骨および体幹の動きが重要となる。通常，リーチ動作を指示すると，逆側肩甲骨の内転運動も加わり，体幹の回旋運動と十分なリーチ側肩甲骨の外転運動が得られる（図18a）。これに対し，症例のなかには逆側肩甲骨が胸郭上に固定され，内転運動がみられず，体幹は回旋ではなく屈曲動作となってしまい，十分なリーチ側肩甲骨の運動が阻害され，肩甲上腕関節に負担を強いていることも多い（図18b）。これらの症例は，逆側肩甲骨を内転させ，体幹を回旋させながらのリーチ動作そのものが有用な訓練となることが多く，鏡などを用い正確な動作の遂行を促すことが重要となる。

体操療法

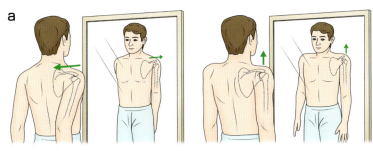
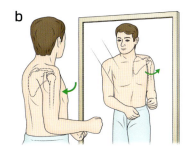

左右対称の動きで，左右差を確認する。

両側とも同じ動きだけでなく，異なる動きも確認する。

図16 鏡を使った肩甲骨の運動確認

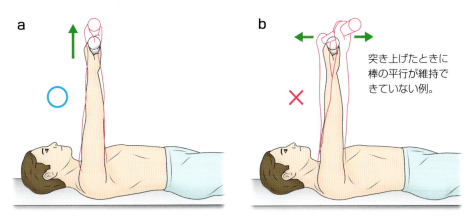

突き上げたときに棒の平行が維持できていない例。

図17 仰臥位での突き上げ動作
単に突き上げ動作を遂行するのではなく，棒を常に平行となるように運動する。

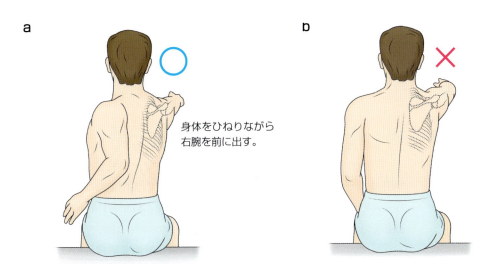

身体をひねりながら右腕を前に出す。

図18 前方へのリーチ動作
a：リーチ動作良好。前方へリーチすることで，より体幹の回旋運動を誘導できる。逆側の肩甲骨内転を意識し，体幹および肩甲胸郭関節の動きを誘導することがポイントである。
b：リーチ動作不良。体幹の回旋を伴わず体幹の屈曲動作となり，肩甲胸郭関節の動きが阻害される。

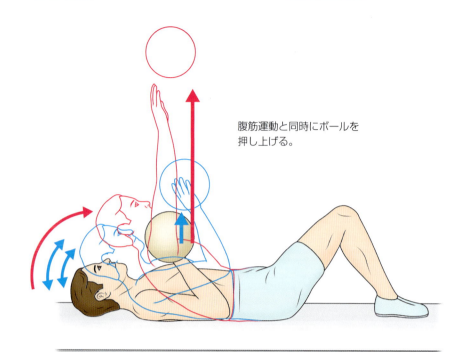

図19 体幹−上肢の協調運動
2回軽く起き上がり，3回目に真上にボールを押し上げる。

　体幹運動との協調を図ることを目的として，仰臥位から起き上がりながら天井へのボール投げ上げを実施している（図19）。協調の得られない症例では，体幹運動とボール投げ上げ動作が分離してしまったり，投げ上げたボールが真上に上がらず，ばらつきが多くなる。

■ 筋力強化

　肩甲胸郭関節に対する筋力強化は，明らかな筋力低下を認める場合，他の関節疾患同様，正確な運動で介助，自動，抵抗運動へと進めることが望ましい。肩甲胸郭関節の運動は上肢の運動も含まれるため，場合によっては肩甲上腕を介助しながら実施することも多い。

　肩甲胸郭関節における評価で問題がない，または問題が改善した症例は，肩甲胸郭関節，肩甲上腕，体幹を含めた複合運動での強化を図ることが多く，投球動作にみられる挙上，水平外転，水平内転運動時に肩甲骨に抵抗を加えた運動を実施している（図20）。

　投球動作は全身の関節による運動連鎖の結果であり，最終的に肩，肘，手関節と運動が伝達される。肘関節による運動エネルギーの伝達は伸展運動が主であることから，ゼロポジションに近似する肢位での外旋位保持が必要となり，こ

体操療法

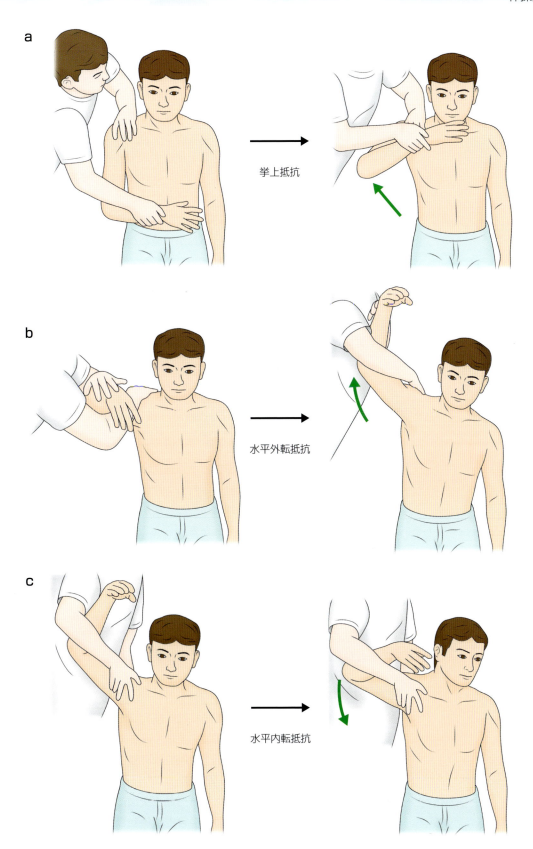

図20 投球動作を考慮した徒手抵抗による各種運動

の肢位は，肘関節の伸展運動が可能となる準備がなされる肢位と考えられる（図21）。

肩甲上腕関節においてのゼロポジションは，関節内の運動が最も小さく，内旋，外旋が生じない安定したポジションとして知られるが，肩複合体としてみた場合には，ゼロポジションにおいても内旋，外旋の運動範囲を有しており，その運動の相当量を肩甲胸郭関節が担っているものと考えられる。

実際，ゼロポジションでの外旋筋力を評価すると，多くの症例でゼロポジションに近似する肢位での外旋筋力が不足しており，肘関節伸展運動への移行準備が不十分となる傾向にあった。特に，明らかな筋力の低下を認める症例は，図22のように他動的にゼロポジションに近似する外旋位をとらせ，保持を指示しても，外旋位を保持できず，肘関節の伸展運動が可能となる準備が不十分となっていると考えられる[117]。

このような症例に対しては，体幹運動も含め，腹臥位で胸の辺りに枕を当て，両肘をついた姿勢での外旋抵抗運動，他動的にゼロポジション近似外旋位に移動させ保持させる等尺性運動，さらに両肘でボールをはさみ持ち上げる動作を訓練として実施させている（図23）。ボールの大きさも，大きいものから徐々に小さなものへと移行し実施している。

その他

肩は単関節ではなく肩関節複合体として機能しており，一部の機能障害を他の関節で代償，補償し合うため，原因となる機能障害部位が病態部位と異なることも多い。また，肩は胸郭上に位置するため，身体のあらゆる部位からの影響を受けることから，多くの症例が病態にかかわる機能障害以外にも，投球障害肩にかかわる身体機能の問題改善も必要となる。

しかし，あくまでも投球障害肩にかかわるか否かを前提とすべきで，提唱される正常範囲をそのまま症例に当てはめ評価するべきかどうかを十分検討する必要があり，単に提唱される正常範囲との比較からすべての問題に対応するものではない。評価時点の活動レベルで改善が必要な問題か否かを基本とし，対応すべきか，一所見として確認しておくにとどめるかを判断し，活動レベルの変化に応じて必要となれば，対応を図っていくことが望ましい。

■ 肩鎖関節

肩鎖関節の問題は，肩甲胸郭関節の機能へ多大なる影響を及ぼし，各種の障害を引き起こす。肩鎖関節の問題は前後・上下・回旋要素に分類されるが，前後方向では肩峰に対し鎖骨が後方へ，上下方向では肩峰に対し鎖骨が上方，回旋要素では鎖骨の早期からの上方回旋が問題となる。

他動的に鎖骨を前方・下方・下方回旋へ誘導を図ることによっても，良好な結果を得ることは一時的に可能であるが，自主訓練としては難しく，過剰な操作は肩鎖関節の不安定性を招くおそれがあるため，適切な自主訓練とはいい難い。

自主訓練としては，筋の付着部と走行から三角筋前部線維の収縮，特に上肢を

体操療法

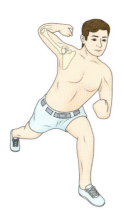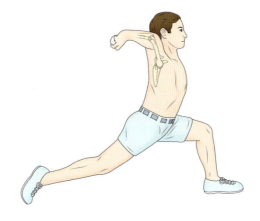

図21 投球動作にみられるゼロポジション近似肢位

正面からは外転・外旋位にみえるが，肩甲骨関節窩面上に上腕が位置する，ゼロポジションに近似した肢位を呈する。

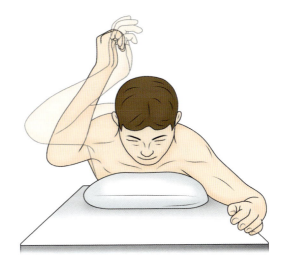

図22 投球時にみられるゼロポジション近似肢位の保持テスト

肘関節での運動伝達ができない症例では，投球時にみられるゼロポジション近似肢位の保持が遂行できないことが多い。

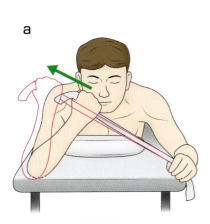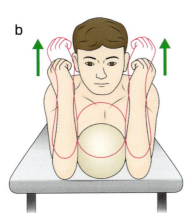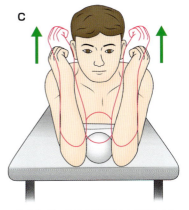

a　外旋抵抗運動。
b　ボールを両肘ではさみ持ち上げる。
c　小さなボールでの実施はより難しい練習となる。

図23 投球時にみられるゼロポジション近似肢位保持のための訓練

229

運動させない等尺性の収縮が適切である．実際，運動中における鎖骨の動きを触診すると，期待する前方・下方・下方回旋方向への移動を確認できることも多い．実施に際しては肩甲上腕関節への負担を考慮し，上肢挙上位とならないよう下垂位での実施を，また，上肢が動かないよう指示して実施させている（図24）．

■ 頚部を含めた体幹機能

　投球障害肩のなかには，頚部機能の影響を強く受ける症例も多い．頚部の機能障害は，投球時の過剰な運動や偏った使い方による障害が予測され，頚部そのものの機能，偏った使い方の是正のほか，投球時の過剰な頚部の運動が生じる原因なども追求し，対応する必要がある．

　機能の改善を図るための運動は機能障害レベルに応じて変更されるが，投球障害肩では頚部そのものの機能が重篤な障害を負っていることは少なく，偏った使い方の是正，他の身体運動と協調した活動を図ることが多い．

　偏った使い方の代表としては，胸鎖乳突筋の過剰な活動と，僧帽筋上部の不十分な活動が挙げられる．しかし，僧帽筋上部を直接活動させるよう運動を処方しても代償動作が優位となり，期待される効果が得られないこともあるため，このような症例に対しては，身体バランスの協調を必要とする運動を継続することにより，是正を図ることが多い．一例として，トランポリン上の同一点での跳躍を，3～5分繰り返させている（図25）．

　頚部そのものの機能は問題がなくとも，身体運動と協調した活動に不備をきたすことも多く，仰臥位肩関節外旋時に頚部の協調した活動が乏しく，体幹の不安定性を呈する症例が代表として挙げられる．これらの症例に対しては，体幹と協調した活動の参加を促すことを目的とし，頚部から頭部を不安定な状態にして両脚でのブリッジ動作，片脚でのブリッジ動作を行わせている（図26）．

■ その他の体幹機能

　体幹機能は肩の運動機能に深く関与し，体幹機能の破綻は，肩関節複合体の機能にも多大なる影響を及ぼす．体幹部の機能も頚部と同様，体幹機能だけを評価すると問題を認めないにもかかわらず，協調した活動となると，体幹の機能が十分に発揮されないことも多い．

　仰臥位内旋抵抗運動時によくみられる体幹の不安定性もその1つであり，骨盤帯機能を含めた体幹の安定性を肩関節内旋抵抗運動時に発揮できないことによる結果であることが多い．このような症例は股関節屈曲位で股関節内転を指示し，同様の肩関節内旋抵抗運動を再度確認すると，体幹の安定と発揮される内旋筋力の増大を認める（図27）．これらの症例の特徴として，股関節の屈曲を伴う股関節内旋運動および内転運動を好み，股関節の屈曲を制限した肢位での股関節内旋・内転筋力は明らかな低下をきたすことが多い．そのため，股関節伸展位で股関節内転を指示し，肩関節内旋抵抗運動を同様に確認すると，逆に発揮される内旋筋力の低下をきたすことが多く，股関節を含めた骨盤帯と体幹の協調する活動の破綻が疑われる．

　このような症例に対しては，頚部を不安定にした両脚ブリッジで股関節屈曲位

体操療法

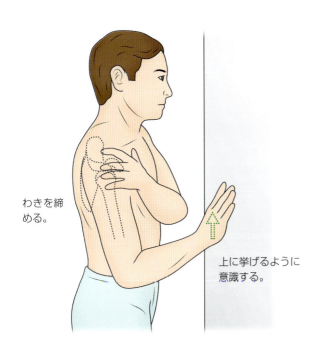

図24 肩鎖関節に対する三角筋の等尺性収縮
三角筋前部線維の付着部から，等尺性収縮による筋の作用は鎖骨の前方・下方・下方回旋方向となる．上肢が挙上位とならないように注意する．

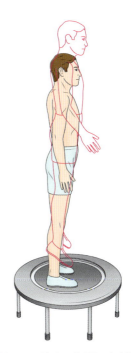

図25 トランポリンを用いた練習
同一場所での連続する跳躍は，身体バランスの協調とともに頚部に対するトレーニングとして有効である．

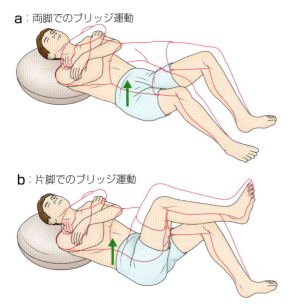

a：両脚でのブリッジ運動

b：片脚でのブリッジ運動

図26 頚部から頭部を不安定にしたブリッジ

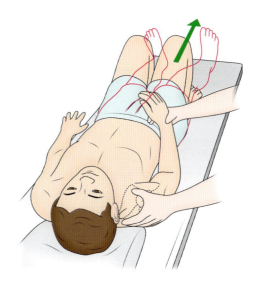

図27 股関節伸展位と屈曲位での肩外旋筋力の比較
股関節屈曲内転位で肩関節内旋筋力が増す症例は，股関節ならびに体幹機能の問題が疑われる．

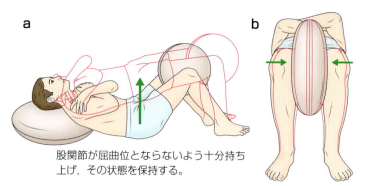

図28 股関節を含めた骨盤帯ならびに体幹機能を考慮したトレーニング

両脚を肩幅程度に開き，腰を持ち上げる。

股関節が屈曲位とならないよう十分持ち上げ，その状態を保持する。

腰をしっかり上げた状態を保ち，股関節を内転させる。

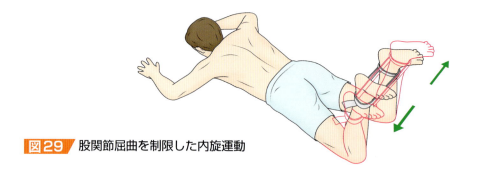

図29 股関節屈曲を制限した内旋運動

とならないよう十分殿部を持ち上げ，そのまま保持させてクッションまたは柔らかなボールなどを両膝間にはさみ，股関節屈曲位とならないように注意しながら股関節の内転運動を実施させている（図28）。

股関節屈曲を制限した股関節内旋筋力が明らかに低下している場合は，歩行やランニングなどの抗重力位での活動が，股関節屈曲，外転・外旋位傾向となることが多く，投球動作そのものに影響をきたすことが危惧されるため，腹臥位での股関節内旋抵抗運動を単独で行わせることもある（図29）。

上肢，体幹，下肢の協調した活動を評価ならびに訓練するためには，雑巾がけ動作も非常に有用である。雑巾がけ動作は上肢を含めた肩甲帯の固定機能，体幹，下肢の機能が協調されないと，大きな体の揺れが生じたり，まっすぐに移動することができないなど，正しく運動が行われているかを自覚できるとともに，筋活動ならびに身体各部の協調を図るうえでも適切と考える（図30）。

体幹そのものの機能では，投球動作を考えると体幹部の回旋要素が非常に重要であり，体幹回旋機能の問題は投球フォームの破綻と密接な関係にある。そのほとんどは空間上でコントロールしなくてはならないことから，訓練として足を床に着けない座位で，両肩を平行に保たせたまま左右への体重移動とともに，下肢，骨盤の挙上および最大挙上位の保持により，空間上での体幹コントロールと腹斜筋の活動量増大を目的とした運動を実施させている（図31）。運動前後での体幹回旋角度の違いを確認させることで，通常の動作でいかに体幹回旋が不十分であったかを自覚させることも重要である（図32）。

体操療法

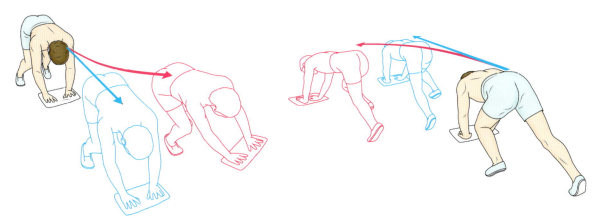

図30 雑巾がけ動作
上肢を含めた肩甲帯ならびに体幹，下肢の協調が必要となる雑巾がけ動作は，訓練だけでなく，直進性，身体各部の揺れなどを観察することにより，評価としても有用となる。

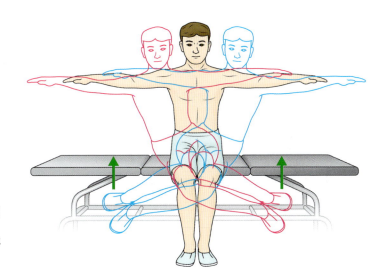

図31 体幹回旋を目的とした腹斜筋トレーニング

上肢を平行に保ったまま，下肢，骨盤帯の引き上げと最大挙上位での保持を指示する。
体幹が傾斜してしまう症例は，誘導あるいは介助する。

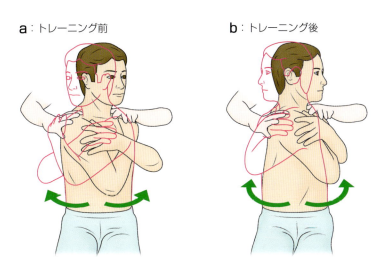

a：トレーニング前　　b：トレーニング後

図32 トレーニング前後での体幹回旋角度の確認

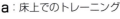 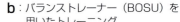
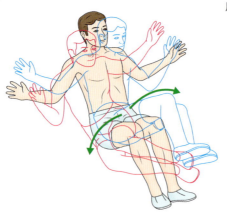 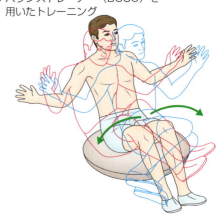

図33 ツイスト様トレーニング

そのほかの運動として，下肢と上肢の動きを逆にしたツイスト様の運動も実施している（図33）。

■ 身体バランス・ボディコントロール[118]

身体バランスならびにボディコントロールの破綻は，投球動作の破綻に直結するため非常に重要な要素となる．特に身体バランスの調整は，肩甲帯を含めた上肢の担う役割も重要であり，上肢による身体バランス保持が余儀なくされればされるほど投球動作へのかかわりが阻害され，投球動作に支障をきたすことになる．

身体バランスに対する訓練としては，評価そのものが訓練となることが多く，不安定な支持面上で屈伸など姿勢変化を求める運動や，不安定な支持面上でバランス保持しながらの上肢使用を必要とする運動を実施している（図34）．

症例によっては，バランスの安定だけを図るため重心位置が後方となっている症例や，上肢挙上の際，通常ならば上肢筋群，背筋群に先立ち，腹部の筋群が活動し，その後，上肢筋群，背筋群の活動へと波及する運動が，運動開始初期より背筋群の活動が優先し，後方へ重心を移動させ，背筋群で上肢を引っ張り上げようとする症例も多い．このような場合には，斜面などを利用してheel up（つま先立ち）を保持させることにより，随意的な重心移動と支持面を減少させての身体バランス訓練となり，上肢挙上リズムの改善と挙上範囲の拡大，姿勢変化を得ることも多い（図35）．

投球動作などのパフォーマンスでは筋力，持久力，瞬発力だけでなく，連続する動作のなかでどれだけタイミングよく力が発揮できるか，また，自分の意図したとおりに体が操れるかどうかは運動のなかでも重要な要素となる．特に全身運動に際し，自分の意図したとおりに体をコントロールできるか否かは，投球フォームの安定と深い関係がある．

ボディコントロールに対する訓練も，他と同様に評価そのものが訓練となり，90cm四方を十字に区切り，線を踏まないようできるだけ早く，両脚ステップでの5周移動，これを左右実施させている（図36）．

体操療法

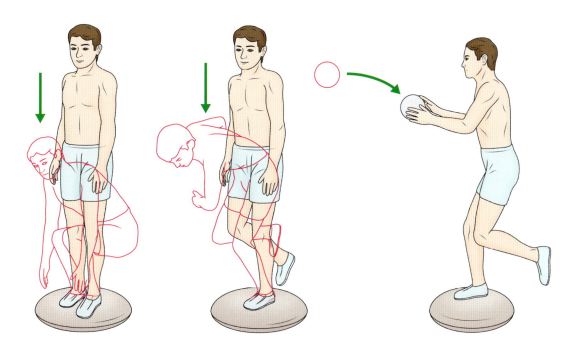

図34 身体バランストレーニング
バランストレーナー（BOSU）を用いた各種トレーニング。

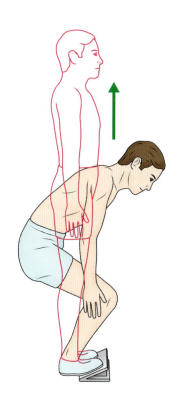

図35 ヒールアップトレーニング

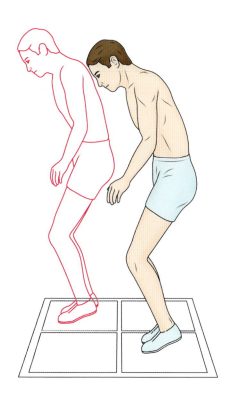

図36 4ステップトレーニング

これまでの調査では，平均に有意な左右差はなく，平均所要時間は5.3秒であった。単に所要時間にとらわれず，左右差や，各マスの着地位置を詳細に分析すると運動の特徴が明確となり，不確実になる方向の運動が一定となる症例や，線を踏む箇所が一定である症例は，身体的問題を有していることが多く，そのままの状態での投球動作への移行は適切とはいえず，肩に限らず全身的な細部にわたる評価が必要となる。

実際の代表的臨床例

■ 90°屈曲位での内旋可動域の減少を認める2例

　われわれが確認する現象はあくまでも結果であり，多くの要因が複雑にかかわりあった結果である。よって，認められた現象からだけでは，何が最も適切な対応かを決定することは非常に難しい。特に投球動作による障害は，明らかな機転がないことが多く，知らずに変更した運動，プレー，道具などの影響を受け，起点となる問題部位は肩ではなく他の関節であることのほうが多い。肩は他の身体部位の問題を補うため，本来の運動が遂行されず，あるいはその問題部位による出力低下を防ぐため過剰に働き過ぎで受傷に至っていることが多い。

　以下に示す症例は，ともに90°屈曲位における内旋可動域の減少を認めた症例であり，他の現象や情報から現時点での現象をどうとらえ，どのようなシナリオにより受傷に至ったか，さらに，そこからどのような対応が適切か考え対応したかを紹介する。

体幹，特に頚部からの影響による肩関節障害症例

　図37は，投球時に肩関節前面，ならびに上方の疼痛を有し受診した症例である。

　可動域の特徴は90°屈曲位の内旋で，可動域の減少を認めたが最大挙上可能であり，ゼロポジションも問題なくとることができている。さらに，下垂位ならびに90°外転位での回旋可動域には可動域の減少は認められず，肩甲上腕関節を覆う軟部組織の構造的な問題は考えにくい。

　90°外転位から徐々に水平内転方向に移動させ，各肢位での内旋可動域を確認しても，軟部組織の柔軟性低下を示すような運動に呼応する運動域の減少は認められない。

　このような症例は，特定の肢位における関節の保護を要し，関節自らが動きを止める制限ではなく，抑制している状態であることが多い。

　他の所見は，まず，頚部の限局した皮皺が認められていた。皮皺は関節運動の場所に呼応しており，この限局した皮皺は，頚椎の一部に集中した動きを示すことが疑われる。さらに，下垂位での外旋抵抗で大きな体幹の揺れが生じ，しっかりと体幹を固定できない状態であった。このような状態も頚部の固定制が不十分であることが多く，頚部の機能の問題を強く疑わせる。

　頚部の問題は限局した部位に運動が集中しているため，神経系に影響を期待し

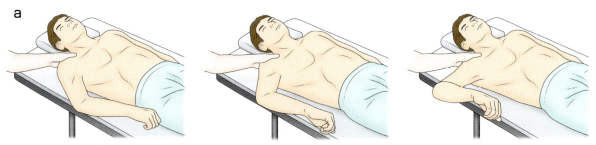

a

下垂位から外転位（1stから2nd）までの回旋可動域に制限は認めない。

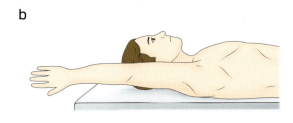

b

挙上に関しても運動制限は認めない。

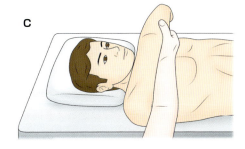

c

3rd planeでの内旋のみ制限を認める。

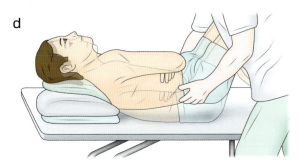

d

下垂位外旋抵抗時に体幹の動揺が著明であり，頚部の皮線（＋），その他の所見から，頚部筋を含めた体幹機能の低下ならびに鎖骨の運動性に問題を認め，頭部，頚部を不安定にしてのブリッジトレーニングを選択した。

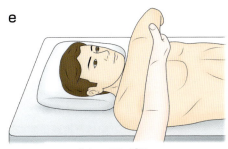

e

トレーニング前。

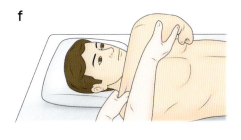

f

トレーニング後。明らかな可動域の改善を認める。

図37 3rd planeでの内旋だけが制限を認める症例の対応例－その1

ている場合，本来行われるべき運動が学習されると，集中した負担の軽減により筋緊張の是正を図れることも多い。

これらのことを踏まえ，症例に頚部全体での運動を誘導し，限局する負担の是正を図った結果，運動前後で明らかな可動域の変化がみられた。

これらの結果から，頚部の保護のために筋緊張がなされ，特に90°屈曲位での緊張が影響し，上腕骨に対しての関節窩面の調整が損なわれ，内旋の可動域に減少をきたしていたものと考えられる。

実際，頚部の運動を継続した結果，十分な関節窩面の調整が得られ，疼痛も消失し野球活動に復帰した。指導者からも投球時の顎を上げる，つまり頚部伸展の癖も指摘されており，技術側と協力して再発の予防を図った結果，問題なく野球活動が継続された。

上肢遠位端から肩に影響を及ぼしていた症例

図38は図37と同様に，回旋可動域の減少は90°屈曲位のみに認められ，投球時における肩前面の疼痛を訴える症例である。

他の肢位での回旋可動域の制限は認めなかった。ただし，90°外転位から徐々に水平内転し，各肢位での内旋角度を確認すると，図37と異なり，徐々に可動域の減少が認められた。

なお，他の可動域にも有意な減少は認められなかった。また，90°屈曲位で内旋運動最終域での筋の緊張は認められない。肩関節における徒手抵抗運動でも，体幹部の固定性にも問題は認められなかった。しかし，安静臥位でみかけ上，肘の外反角度の減少，前腕の回内傾向，手関節の尺屈傾向がうかがわれ，特に前腕は回外可動域の減少が認められた。

手関節の橈屈運動の可動域には減少は認められなかったが，手関節にみられる皮皺は，明らかに尺骨側の陰影が強かった。

これらの現象から，上肢遠位端の問題による影響が強く疑われ，実際に屈曲90°位での内旋可動域は，前腕の回内・外により影響され，回内位で可動域の増大が認められた。

さらに，徒手的に手関節の尺屈位肢位を補正して骨配列を整えると，回外可動域の増大ならびに90°屈曲位での内旋可動域も，前腕の肢位に関係なく増大した。

このような現象は，手関節を尺屈させて投げる変化球の多投，あるいは，新たに手関節を尺屈させて投げる変化球を覚えるための練習過多，変化を大きくするための手関節の運動過多などが考えられる。手関節，前腕，肩関節の可動域の特性から，逆の動きを必要とする変化球，図38の場合，回外と投球後期の肩関節内旋運動が必要となると考えるカーブにおいて，なんらかの影響をきたすことが多い。

そのため，これらの予測に該当する事柄があるかどうかの質問をした結果，投球に幅をもたせるために，手関節を尺屈させながらボールの速度を減少させる変化球の習得を図り多投していた。予想通り，カーブ投球時，疼痛まではいかないまでも，違和感ならびにボールの軌道の変化を認識していた。

体操療法

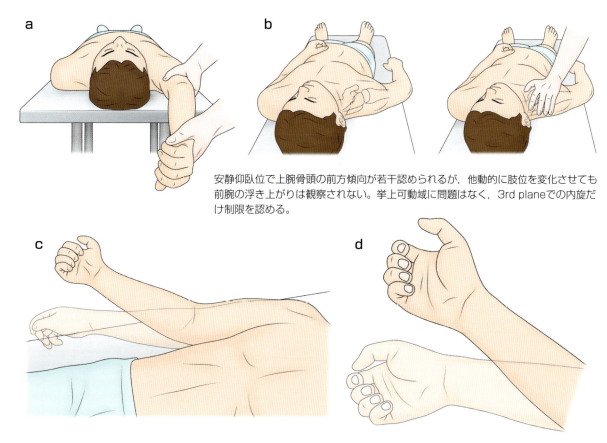

安静仰臥位で上腕骨頭の前方傾向が若干認められるが，他動的に肢位を変化させても前腕の浮き上がりは観察されない．挙上可動域に問題はなく，3rd planeでの内旋だけ制限を認める．

肘関節屈曲位・前腕回内位・手関節尺屈位を呈し，姿勢評価から肩峰部のみ前方への偏位傾向を認め，前腕手関節からの影響と推察し対応した．

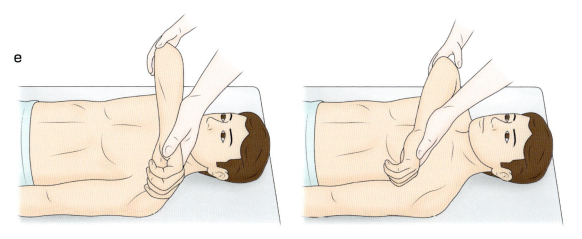

前腕・手関節の改善により，上腕骨頭の位置とともに3rd planeでの内旋可動域も改善した．

図38 3rd planeでの内旋だけが制限を認める症例の対応例－その2

これらのことを踏まえ，新しい変化球習得のための偏った負担が手関節の問題を引き起こし，前腕や肩関節に影響していたものと推察し，コンディショニング部門へは現状の対応法を伝え，医師の許可の下で身体的問題がなければ，投球の発達段階に応じた疼痛の有無を確認し，自覚がなくとも，手関節・前腕・肩関節の状態確認を指示し，変化球以外にも影響があるかどうか確認させた。特別な影響がないことを把握し，これまでの変化球を交えた投球の再開，そして指導者にこれまでの予測を伝え，指導者とコンディショニング部門と連携を図るよう指示し，新しい変化球習得のための練習へと進め，自覚の有無にかかわらず状態評価を定期的に実施させた。

■ 他の実際の臨床例

顔面への打撲から視力に左右差をきたし，顔を回旋させる運動による頚部緊張の左右差から肩甲帯機能に影響を及ぼし，肩の障害を招いた症例

　このような特殊な症例のほか，新しく取り入れた強化運動による影響，スパイクの交換による足部機能の問題から下肢−体幹への影響をきたし，肩の障害を招いた症例など，肩関節に及ぼす影響は多岐にわたる。

　今起きている現象の改善はもちろん大切なことではあるが，あくまでも結果としてとらえ，他との関連，過去との関連，未来に向かっての予想を踏まえ，症例ごとに戦略を立てることが重要である。

体操療法

> **plus Information　調整期と治療期の理学療法**
>
> 　病態改善が主たる目的となる時期においては，一般の関節疾患に対する理学療法となんら変わらない。この時期に，スポーツ障害であるというだけで，性急なプログラムの進行や病態部位に波及するような負荷運動は，逆に病態改善を阻害することが多いため注意が必要である。
>
> 　スポーツ選手の場合，患部以外の筋力低下を極度に嫌い，やみくもに早期からの運動開始を図る感が強いが，筋力としては確かに低下するものの，3週までは神経－筋の問題による筋力低下とされ，筋量の変化は4週以降から認められると報告されている[119~121]。また，持久力に関しては3週より有意な低下を認めるとの報告もある。これらのことを踏まえると，手術療法が選択された症例では，創部，患部の生理学的回復過程を考慮するといかなる場合でも，術後1週(抜糸)までは，創部・患部の清潔・安静が第一であり，発汗をきたす全身運動も控えることが望ましい。抜糸後から，患部に問題とならないことを前提として，心肺機能を中心とした持久力維持を目的とした運動が選択され，患部以外における関節の筋力維持・改善に対しての積極的な対応は，あくまでも創部および軟部組織の回復過程を考慮し開始することが重要である[122]。投球障害肩の場合，患部以外の筋力の維持も大切ではあるものの，それ以上に道具を使う感覚，つまりボールを扱う感覚を維持することが大切であり，問題がなければ早期からボールに触れる機会を多くすることが望ましい。
>
> 　炎症傾向の強い症例も同様であり，安静が必要となる3日から1週間は，全身的な運動でさえも炎症部への負担を招くため，投球だけでなく，他の運動も控え，安静を保つよう指示することが必要となる。以後も，手術療法を選択した症例と同じく，愁訴の悪化を招くことのないよう確認しながら，心肺機能・持久力の維持・改善，そして患部以外の筋力維持・改善へと進めるべきと考える。
>
> 　治療期，および日常生活レベルにおける調整期に行われる理学療法は，一般的な関節疾患に対する理学療法と同じであり，物理療法，徒手的療法，運動療法が主に用いられる。

実際の投球を踏まえた対応

　投球障害は，最終的には投球時にかかる関節への負担が原因となる。そのため，一般的には投球フォームという技術的な問題としてとらえ，対応してしまいがちであるが，投球フォームの問題が身体動作の不備による結果としての問題であることも多い。
　よって，ここでの実際の投球を踏まえた対応とは，投球を構成する要素を踏まえた身体各部の機能に関しての対応であり，フォームの改善とは異なる。投球を構成する要素にかかわる身体各部の機能で問題となる点が是正されることにより，結果として投球フォームの変化が得られることもある。
　投球フォームは投球障害と直結する非常に重要な問題であるが，単に，投球フォームの是非に関して論じることは，選手の特徴を奪うことにもなりかねないため注意が必要である。
　身体を扱う部門としては，関節にかかる負担を問題の中心とし，投球フォームという技術的な問題としてとらえるのではなく，身体の問題で関節に過剰な負担を招く状態となっていないか検証し，対応するもので，フォームの是正を目的とすることは望ましいものではない。

実際の投球を踏まえた対応

投球動作の分析

投球動作解析のポイント

　投球障害肩は身体機能だけではなく，当然のことながら投球フォームの問題により引き起こされることも多い．投球フォームの問題は，以前には技術的問題として片づけられていた感が強いが，実際には技術問題のほか，身体機能の問題が引き起こしていることも非常に多く，理学療法士がかかわる役割も重要であり，技術指導者との連携が大切となる．

　大脳生理の分野では投球動作を，歩行と同じように，大脳で制御される運動ではなく，ある意味で反射的に遂行される運動，という理解がなされている．実際，投球動作時に肩関節の亜脱臼を繰り返す症例について筋活動の分析を行ったところ，脱臼近似肢位での随意的最大努力を強いても，筋活動・筋力の低下が認められながら不安定感はいっさい訴えないのに対し，投球動作では，随意的最大努力とは比較にならない，大きな筋活動と同時に亜脱臼が生じている（図1）．これは意識した動作時の筋活動と，無意識下での筋活動の差が現れたものと推察される．

　このように投球動作は，意識しながら制御される運動ではないため，動作中の動きを自分で認識することは難しく，フォームの破綻を自覚し，調整することは困難となる．

　さらに，人間は2,000～3,000回の繰り返しにより運動習熟がなされるとされており，適切なフォームであったとしても，身体的な問題によりフォームの破綻をきたしたままの継続は，間違ったままの運動が習熟されることになる[123～125]．そのため，身体機能の問題によりフォームの破綻が生じた投球障害肩症例は，破綻した投げ方が期間的に長くなればなるほど，単に身体機能を改善しただけでは投球フォームの改善が得られないことが多い．一般的に疼痛が消失し，可動域・筋力がもどるとすぐにキャッチボールを始める傾向にあるが，どのような熟練者であっても，投球を踏まえた訓練の実施と，まったくの初心者が実施するような初歩的な投球動作から確認し，キャッチボール，実践へと進むことが望ましい．

　身体的問題の予測，段階的な技術的練習を進める判断として，さらに障害予防の観点からも，投球動作の解析は重要な項目となる．

　残念ながら理想の投球フォームに関しては，いまだ統一した見解はなく，あくまでも熟練者と非熟練者との比較に終始していることが多く，理想のフォームについて十分に解析されているとはいい難い．しかし，投球動作は重力に抗し立位を保持したまま身体を移動させ，ボールにエネルギーを伝達させる作業であり，各分節における速度変化は，速度のピークになる直前に次の分節の速度が増すように，投球方向に連動される（図2）．このことを前提として，動作中の運動を注

投球動作の分析

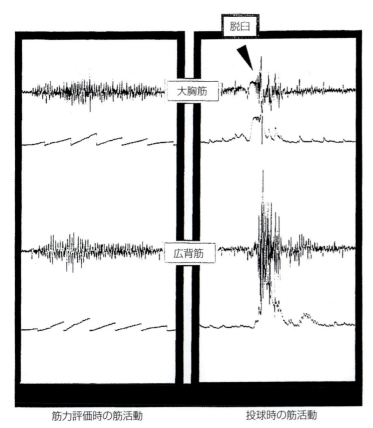

図1　筋活動の変化

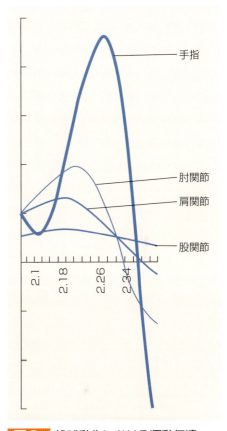

図2　投球動作における運動伝達
各関節部の速度変化。股→肩→肘→手首へと最高速度に達する直前に，運動の伝達がなされる。

意深く観察すると，各相(phase)ごとに特異的な肢位がみられ，身体的な機能障害や運動連鎖の破綻を推察することができる。特に久保ら[126]が報告する，上半身と下半身を分けた身体の質量中心点の配置からみた分析は，姿勢と運動を推察するうえで有用な情報となることが多い。さらに，運動速度の速い相においては，一部分だけを再現させたチェックによっても，大まかながら，機能ならびに運動伝達の状態が予測できる。

　投球動作解析のポイントは，特異的な肢位や運動を把握することも大切であるが，その状態がどの相から起き，つながっていくかといった，経時的な観察が重要であり，適切と思われない肢位，運動の原因を推察することが肝要である。

第1相 wind-up phase

　膝を振り上げ，最高位に達する時点で運動のほぼ静止した状態の第1相では，いくつかのポイントがチェックできる．

　代表例としては，体幹部が投球側と逆に傾斜する(図3)．このような症例のなかには，足部の回内運動が生じてしまう足部機能障害を認めることがあり，投球動作でなくとも片脚起立位をとらせることにより，容易にチェックすることが可能である(図4)．ほかに股関節の内転制限，左右体幹筋力のバランス不良により同様の現象が認められることもある．

　体幹部が投球側と逆側に傾斜する傾向は，身体を投球方向へ移動させるための運動を阻害し，踏み込む脚への体重移動が不十分となることが多く，各種障害を引き起こす要因となりやすい．しかし，非投球側への体幹傾斜が認められても，体重移動に伴い是正することのできる選手は，身体的な問題による影響や技術的な問題ではなく，体重移動に際しての個人的な特徴であると考えるべきであり，他の相での状態変化などと併せて分析することが望ましい[127](図5)．

　このほか，足を振り上げた際の片脚起立時に身体が後方(背側)に移動する症例は立脚側の股関節伸展制限，非立脚側の股関節屈曲制限を認めることが多い(図6)．この相では一般的にまっすぐ立つよう指導されていることが多く，症例によってはまっすぐな状態を後方荷重と勘違いし，肢位を保持している選手も少なくない．

　第1相で身体が背側に移動してしまう，または後方に荷重位をとってしまう場合は，下肢による身体移動を阻害することが多く，推進力を得ることが難しくなるため，十分な体重移動がなされる前に，体幹の回旋運動が起きる傾向にある．身体が背側に移動したまま，または後方への荷重位を維持したまま次の相に移行すると，背側へ転倒する直前のように身体バランスを保つため，肩甲帯が内転位を強いられることになる．そのため，いわゆる体が開いた状態や体幹の回旋がタイミングよく使えなくなる傾向となることが多く，結果として運動連鎖の破綻による，肩関節への負担が増大しやすい．

第2相 cocking phase

　投球方向への移動が開始され，踏み込んだ足が完全に接地した状態(foot plant)までを示す第2相では，最終のfoot plant時の肢位を観察することで，有用な情報を得ることができる．

　Foot plantの位置を観察することでも有用な情報が得られる．Foot plantの位置のズレは，投球におけるコントロールに強く影響を及ぼし，他の身体運動がまったく同じであればfoot plantの位置が2～3cm左右に異なるだけでも，ホームベース上では30cm近くの差が生じることになる．この踏み込んだ足の位置の差に気づかないままの投球の継続は，コントロールを意識しすぎるがゆえにいわゆる手投げとなることが多い．

投球動作の分析

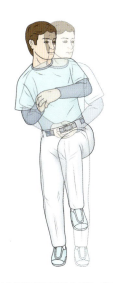

図3 体幹部が投球側と逆に傾斜する投球動作
脚を振り上げると，体幹が投球側と逆に傾斜する．

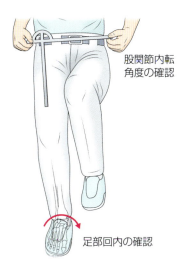

図4 身体機能の確認法
片脚立位で体幹が投球方向の逆に傾斜する場合は，股関節の内転制限や片脚立位での足部回内を認めることが多い．

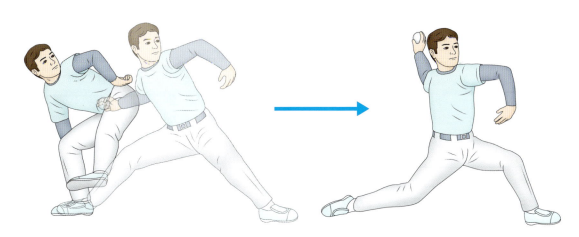

図5 個人的な特徴による投球方向と逆の体幹傾斜

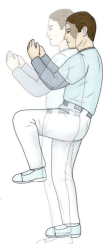

図6 後方荷重，体幹が後方傾斜する投球動作
脚を振り上げると，後方荷重となり体幹が後方に傾斜する．

247

基本的には，足長中間で投球方向への延長線上に踏み込んだ足が位置するストレートの位置が基準であり（図7b），中間より足趾寄りはインステップ（図7a），踵寄りはアウトステップとよばれる（図7c）．選手によってはfoot plantの位置を，インステップないしはアウトステップに調整する場合もあるが，基準となるストレートの位置が再現できたうえで意図的に調整されるものである．

基準となるfoot plantの位置を指示し，位置のズレを生じてしまう症例は，身体移動での運動方向の破綻が疑われ，それ以降の投球動作に強く影響するためその原因追求と対応が必要となる．ただし，サイドスローおよびアンダースローは身体を屈曲位として投球動作に入るため，インステップは必要な動作となるので注意が必要である．

Foot plantにおける観察点は足位だけではなく，ほかにも非常に重要な項目が挙げられる．日本人の場合，投球腕を後方に振り上げ最高位に達した時点と，非投球側の足を前方へ踏み出し，接地した時点のfoot plantはほぼ同じ相に当たり，さらにこの時点での両腸骨を結んだ線に対し，両肩峰を結んだ線は非投球側に27°回旋していると報告されている[62]．この値を細かく分析すると，実際には骨盤に対して体幹の回旋だけではなく，骨盤に対する体幹の回旋と体幹に対する肩甲骨の動きが加味されての値となっており，この差異が体幹部の運動の伝達と上肢への運動伝達に非常に重要な役割を果たし，肩にかかる負担を緩衝している．

Foot plant時に，骨盤に対する肩峰を結ぶ線との回旋が不十分である症例は，この下肢から体幹，体幹から肩甲帯への運動伝達がなされず，肩・肘にかかる負担を増すこととなる[38,128,129]．このような症例は，体幹の回旋可動域不足，第1相に引き続いて，後方荷重のままでの運動継続，踏み込み側の股関節内転制限などが原因となることが多い．

プロ野球選手で投手として公式戦に出場し活躍している選手と一般アマチュア選手にこのfoot plant時を再現させ，最も理想とするfoot plant時の姿勢をとらせたところ，有用な情報が得られる可能性が示唆されている．

安静立位時の重力線に対する胸骨の傾きと，両肩甲骨棘下窩の傾きを肩甲骨の傾きとして，各部位に水準計を当てて計測し，さらにfoot plant時の理想とする姿勢をとらせ，同様の方法で胸骨の傾き，両肩甲骨の傾きを計測し比較した．その結果，公式戦で活躍するプロ野球選手は，胸骨の傾きの変化から，foot plant時に体幹は前傾傾向をとり，胸骨の傾きと肩甲骨とのなす角度の変化から，非投球側では肩甲骨の前方傾斜が，投球側では肩甲骨の後方傾斜が認められた（図8）．

運動学的に肩甲骨の前方傾斜ならびに後方傾斜は，胸郭の運動が深く関与している．後方傾斜に際しては体幹の伸展活動を，前方傾斜に関しては体幹の屈曲活動をそれぞれ伴い，左右での異なる肩甲骨の傾斜は，体幹の回旋を誘導しやすくなる．これらの特徴から，公式戦で活躍する選手のfoot plantで観察される肩甲骨の動きは，foot plant以後の体幹運動を有効に使う準備がなされているものと推察される．

投球動作はエネルギーの伝達を考えると，投球方向への体幹の回旋はfoot plant以降に起こること，さらに回旋のみならず，最終的には体幹の屈曲活動により上肢への運動伝達がなされることが望ましい．公式戦で活躍する選手のfoot

投球動作の分析

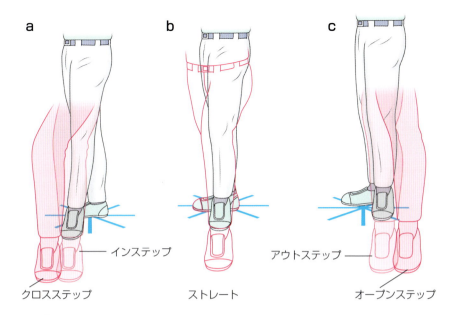

図7 足部の位置
a：足幅内に収まった踏み出しがインステップ，足幅を越えてしまう内側へのステップがクロスステップである．
b：ストレート．
c：足幅内に収まった外側へのステップがアウトステップ，足幅を越えてしまう外側へのステップがオープンステップである．

一概に良し悪しは決定できないが，一般的には足幅内に収まることが勧められている．サイドスローとアンダースローは体幹の傾斜が起こるため，クロスステップが必要となる場合も多い．しかし，運動エネルギーが側方へ向きすぎるほどのクロスステップは注意が必要となる．

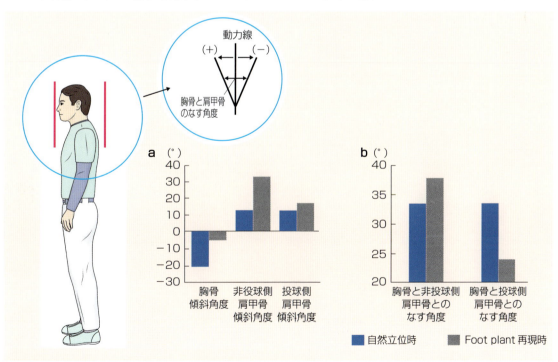

図8 Foot plant時における姿勢の再現（プロ野球選手）
a：各角度とも重力線に対しては，前傾方向へ変化を認める．
b：非投球側肩甲骨は前方傾斜，投球側肩甲骨は後方傾斜が認められる．

plantで観察される体幹の前傾は体幹の伸展運動を可能とすることから，最終的に体幹の屈曲活動へと移るための準備に当たると考えられ，foot plantにみられる肢位は，単に体幹を回旋させるといった水平面上での移動だけではないことが理解される。

　これに対し，一般アマチュア選手はその傾向にばらつきがあるものの，特に非投球側の肩甲骨は投球側と同様に後方傾斜を呈することが多い(図9)。

　両側の肩甲骨後方傾斜は，両体幹伸展活動が有意となるため，体幹のスムーズな回旋活動を阻害するおそれがある。さらにfoot plant時において，非投球側の肩甲骨が後方傾斜を呈するということは，foot plant以前の動作から肩甲骨後方傾斜への運動が生じていることが予測される。非投球側の肩甲骨後方傾斜は体幹伸展活動を伴い，体幹の投球方向への体幹回旋を随伴しやすいため，踏み込んだ足が接地する前に体幹の回旋運動が始まる，いわゆる身体を開いた投球フォームとなりやすい。体幹部の回旋運動が阻害され，なおかつ運動エネルギー伝達の破綻が危惧されるフォームは，肩関節に多大なる負担を強いることが予想されるため，foot plant時の肢位を再現させるだけでも，技術的な問題も含めて有用な情報が得られる。

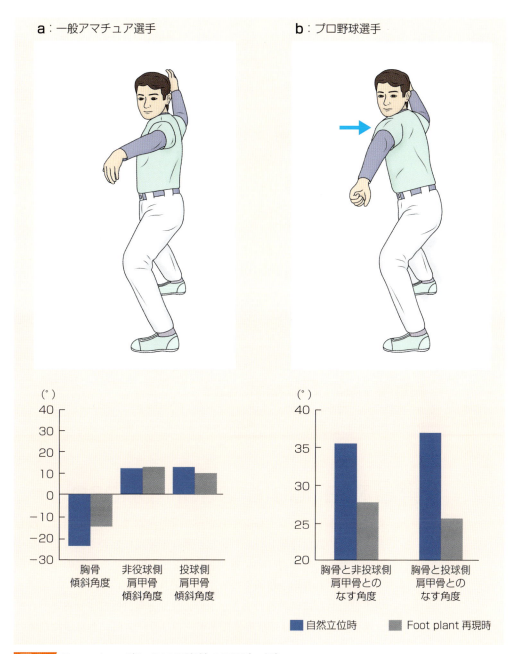

図9 Foot plant時における姿勢の再現（一般）
a：プロ野球選手と異なり一定の傾向とならない。
b：非投球側，投球側肩甲骨ともに後方傾斜が認められる。

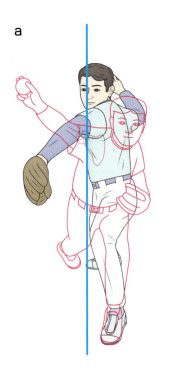
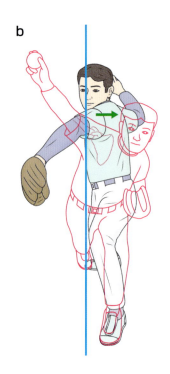

図10 前額面上における両肩の通過位
a：通常は近似した位置を通過し，いわゆる肩の入れ替えとなる．
b：いわゆる肩の入れ替えとならず，両肩の通過する位置が異なる．

第3相 acceleration phase

　投球側のトップポジションからボールリリースまでの第3相は，最も動きが速いため動作の観察は難しい．しかし，動きの速度に惑わされることなく，ボールリリース時の姿勢や身体の位置関係，第2相と同様に，一部の運動を再現させることによっても有用な情報を得ることができる．

　肩甲帯ならびに体幹部の動きが十分に投球運動に反映させることのできる選手は，第2相時の非投球側肩峰位置とボールリリース時における投球側の肩峰位置は近似するのに対し，肩甲帯・体幹部の運動関与が不十分な症例では，両肩峰位置が大きく離れていることが多い（図10）．このような症例の多くは肩甲帯・体幹の可動性低下，あるいはリーチ動作にみられる体幹の回旋，肩甲骨の運動が認められず，体幹の屈曲運動となることが多い（図11）．また，第2相に引き続いた運動伝達の破綻が原因となっていることもあり，単独の相だけで判断せず，前後のつながりにも注意する必要がある．

　さらに，この第3相では最終的に肩・肘・手関節と運動が伝達される[24,42,109]．肘関節による運動エネルギーの伝達は伸展運動が主であり，そのための準備としては外転外旋位ではなく，ゼロポジションに近似する肢位での外旋位保持が必要となる．肘関節伸展運動が可能となる肢位までの準備が完了されないままの運動は，肩関節の内旋運動が主になると考えられ，肩関節への負担が危惧される[117]．

投球動作の分析

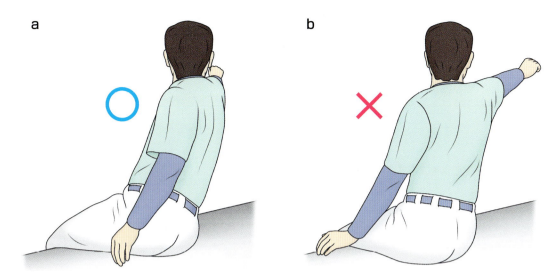

図11 斜め前方へのリーチテスト
a：通常はリーチと逆側肩甲骨の内転運動を伴い，体幹が回旋する。
b：リーチと逆側肩甲骨の運動が乏しく，体幹の回旋が不十分となる。

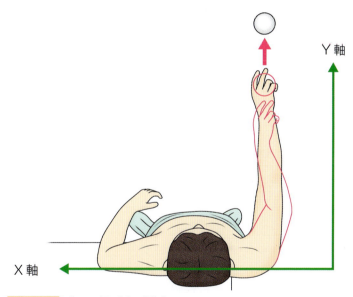

図12 ボール投げ上げ動作
肘を横に開いた状態から，ボールを投げ上げさせ，頭上より肩－肘－ボールの位置関係を観察する。

　　残念ながら，投球動作の視覚的観察から肘関節運動を十分なしえているか否かを評価することは難しい。しかし，上肢のみの投球動作の再現を図ることで，投球における特徴をおおよそながら予測することができる。
　　運動の再現は，台上またはベッド上で上腕の動きを制限させないよう，台上から上腕を出した仰臥位でボールの投げ上げ動作を指示し，頭上より観察する（図12）。投球動作時において肘の伸展運動が十分となっている症例は，投球方向に

253

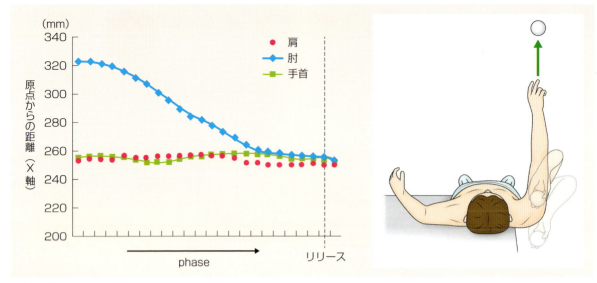

図13 健常例のボール投げ上げ動作

最終的に肘の伸展運動によりボールが投げ上げられる。ボールの移動が直上へ一直線となる。

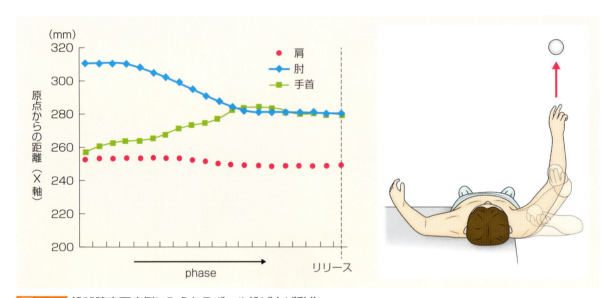

図14 投球障害肩症例にみられるボール投げ上げ動作

最終的には肘ではなく，肩の内旋運動によりボールが投げ上げられる。ボールが外側に移動してしまい，肘屈曲のまま投げ上げてしまう。

肩峰－肘－手部が直線的に並ぶよう肘部が移動するが（図13），肘の伸展運動がエネルギー伝達に十分といえない症例では，手部が外方へと移動し，肩関節内旋運動によるボール投げ上げ動作になってしまう（図14）。

これらの結果だけでは，技術的問題によるものか，可動域制限・筋力低下といった機能的問題によるものかは判断できないが，ゼロポジションに近似した肢位での外旋筋力の評価と合わせることで，投球時の肘関節運動へ移行するための準備が身体機能の面から可能かどうかを判断するには有用と考えられ，投球を評価す

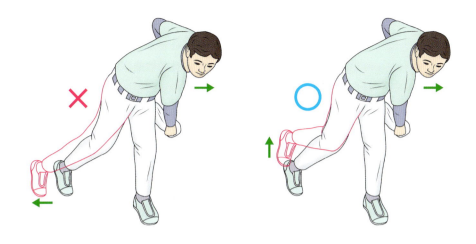

図15 投球方向と異なる体幹の動き
踏み込んだ脚上で身体が回ってしまうため，上肢の運動と体幹の運動方向が異なってしまう．

る際の1つの基準となりうる(p229, 図22 参照)．
　上腕二頭筋の機能は，肘関節のみならず肩関節安定化へも深く関与するとの報告も多く，関節内の損傷機転としても上腕二頭筋の機能障害との関連性を強く疑う報告も散見される[130]．
　しかし，逆に上腕二頭筋の活動と各種投球障害との関連を報告するものもあり，健常者群では第3相から第4相にかけて，上腕三頭筋の活動が活発となるのに対し，肩関節不安定性を有する症例は，逆に上腕二頭筋の活動の増加が確認されている[49,131〜133]．実際の臨床場面で，腱板機能の障害を上腕二頭筋機能で代償を図ったところ，疼痛は消失したものの，最終的に肘関節の伸展運動による投球時のエネルギー伝達が損なわれ，競技レベルに達しえない症例を経験している．これらのことを考え合わせると，上腕二頭筋機能の関与は，第3相以前までの関節安定化機能，あるいは肩甲上腕関節の適合を誘導する機能への関与が中心であるべきである．

第4相 follow-through phase

　ボールリリース以降の第4相では，特に終了時近くの肢位に特徴が現れ，種々の有用な情報が得られる．
　通常ならば，運動伝達は投球方向に向かって連鎖しており，上肢を振り終えた状態における姿勢では，投球側の肩甲骨関節窩の向きが投球方向に近似している．これに対し，肩甲骨関節窩の向きが投球方向を大きく越え，あるいは身体全体が投球方向に対し横を向いてしまう症例は，運動伝達が投球方向と異なることが予測され，ボールリリース時に体幹部の運動方向と投球方向が一致していないことが多く，いわゆる手投げの結果と受け取ることができる(図15)．このような症例にみられる身体の機能的問題は，体幹部の機能低下，特に回旋運動の不備や，踏

み込む側の股関節内転制限，さらに足部機能障害が原因となることが多い．技術的には，第4相に至る以前からの運動伝達の不備が原因となっていることも多く，他の相での情報を加味して評価することが望ましい．

上肢を振り終えた後の運動は，身体的機能障害や技術的問題による結果だけではなく，選手個々の特性や，投球での運動の反動で生じることがあり，上肢を振り終えた時点までの運動が効率よく遂行されている場合は，肩関節の障害と直接関係しないことが多いため注意が必要である．

ボールリリース後は，運動伝達ではなく，逆に運動の減速が行われており，この運動の減速も肩の障害との深いかかわりが報告されている．特に肩甲骨・体幹の機能は，上肢と体幹を結ぶ肩甲上腕関節にかかる負担を緩衝する重要な役割を担っており，この肩甲骨・体幹での負担緩衝の是非を予測するうえで，側方からの観察も非常に重要となる．

上半身の質量中心点は第7・8胸椎レベルに位置し，この位置は通常の肩甲骨下角の高さに相当し，おおよそながらこの位置を観察することで有用な情報が得られる．

通常，ボールリリース後も重心は緩やかな減速傾向を示すものの，投球方向への運動が保たれている．重心は，上・下半身の質量中心点の中間に位置することから，重心の投球方向への移動は上・下半身質量中心点の投球方向への移動，あるいはどちらかの投球方向への移動が伴っている．投球動作の特徴から，少なくとも，上半身質量中心点はボールリリース以降も投球方向への移動が生じているものと推察され，また，上半身の質量中心点は肩甲骨下角の高さに近似することから，この部位の動きおよび身体各部との位置関係から，体幹ならびに肩甲骨による負担緩衝がなされているか否か，おおよそながら推察できる．

実際，通常ならばボールリリース以降も上半身質量中心点の投球方向への移動は確認され，上肢を振り終えた時点では踏み込んだ足上にまで移動している（図16）．これに対し，第4相に愁訴を有する症例の多くは，ボールリリース後，上半身質量中心点の投球方向への移動が極端に減少し，上半身質量中心点は踏み込んだ足部上まで達せず，終了に至ることが多い．

ただし，これらの特徴は第4相で生じたフォームの破綻であることは少なく，第4相以前の問題が結果として第4相で現れることが多いため，第1相から第3相までの状態ならびに各相でみられる変化を踏まえ，評価することが大切である．

投球動作の分析

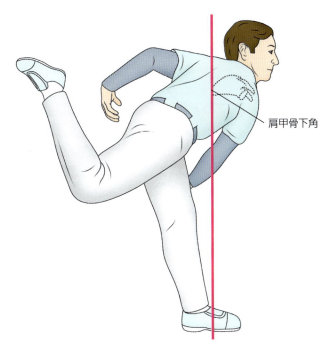

肩甲骨下角

図16 投球終了時の姿勢
最終的には上半身質量中心点が踏み込んだ足部上まで移動する。

実際の投球を踏まえた対応

投球動作を踏まえたトレーニング

　投球動作は可動域，筋力を必要とするものの，それだけで遂行できるものではない．投球動作は身体各部の運動連鎖により遂行され，身体各部の運動形態，運動のタイミングなど，日常的な使い方と異なる．

　そのため投球障害肩に対するトレーニングは，身体機能を中心としたものだけではなく，投球動作を踏まえたトレーニング[134]が必要となる．身体各部の機能障害を有したままの投球継続は，破綻したフォームを習熟している疑いもあり，熟練者であっても初心者同様に，1つ1つ確認したうえで投球レベルを上げていくべきである．

投球動作に必要な関節運動を踏まえたトレーニング

■ 身体移動に必要な下肢の運動

　第1相における運動の破綻は，以後の運動に強く影響を及ぼし，各相にみられるフォーム破綻の原因となっていることが多い．特に支持脚による身体移動は重要であり，通常の歩行とまったく違うため運動の確認と再学習が必要となることが多い．

　しかし，個々の関節の動きを考えさせながらの実施は運動の円滑性を阻害することが多いため，適切とはいえない．トレーニングとしてはあくまでも自然に，バランスのとれた姿勢を保持させたまま，支持脚による身体移動を図ることが望ましいと考え，支持脚大腿部にバスタオルまたは弾性の強いゴムを当て，第1相から第2相にかけてのみ投球動作を再現させ，身体移動時に投球方向と逆の抵抗をかけることで，支持脚の運動学習を図るよう指示している（図1）．

　初心者の場合，身体移動を学習させるため非投球側の肩を含めた上体を固定し，片脚位で投球方向に身体を押させることで身体移動時における支持脚の運動様式を学習させることも多い（図2）．

　実際の投球動作で，支持脚を使っての身体移動が遂行されているかどうかを確認するため地面にT字を描き，投球動作を再現し，踏み込んだ足の位置を確認するよう指導している（図3）．踏み込んだ足の位置が線上にあるか，支持脚と繰り返し踏み込んだ足までの距離にばらつきがないかをチェックすることで，身体移動の状態を大まかながら把握することができる．さらに，普段からチェックすることで，好調時との比較が可能であり，調整に役立つ．特に好調時と比較して，歩幅の増大は，エネルギー伝達において有利となることもあるが，多くの場合，

投球動作を踏まえたトレーニング

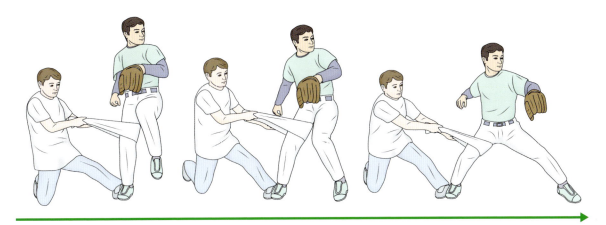

図1 支持脚の運動学習
上体を保ったまま抵抗に抗して運動する。

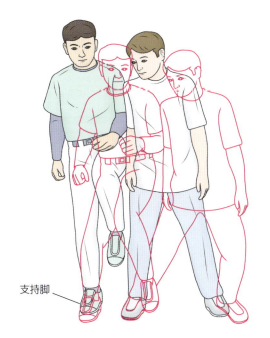

図2 上体を固定した状態での支持脚の練習

支持脚

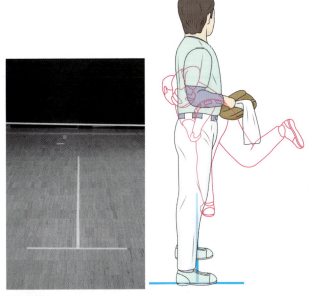

図3 T字を使った身体移動のチェック
地面(床)にT字を描き,ストレートに踏み込むと線上に足がくるよう構える。通常の投球練習時に,足がストレートに踏み込んでいるか確認する。グラウンドでの実施では,跡が残るため自分で確認しやすい。

身体移動中に通常より早く骨盤帯の向きが投球方向へ運動することが多く,結果として身体の開きが早くなった投球フォームとなっていることも疑われるため,注意が必要である。

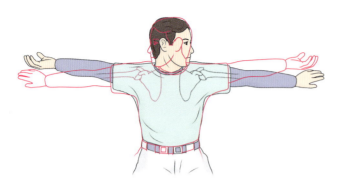
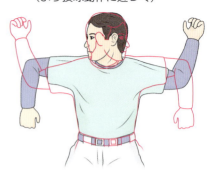

a：肘関節伸展位での実施　　b：肘関節屈曲位での実施
　　　　　　　　　　　　　　　（より投球動作に近づく）

図4 投球動作を考慮した肩甲骨の運動
前方傾斜させる側の肩峰が，顎の下にくるよう確認しながら実施する．

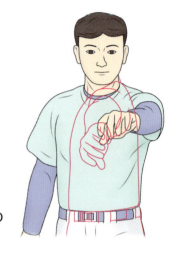

図5 前方リーチしながらの肩甲骨の運動

■肩甲骨・胸郭・体幹の運動

　体幹の回旋は投球動作のなかで非常に重要な運動であり，不十分な体幹運動と各種投球障害肩との間には深い関係があることは，諸家により報告されている[38,128,129]．

　体幹の回旋は単に脊椎による運動ではなく，肩甲骨・胸郭の運動関与も非常に重要となっている．むしろ，肩甲骨・胸郭の運動により体幹の回旋運動が誘導されている感もあり，十分な運動学習が必要となる．

　トレーニングとしては，肩甲骨の前方傾斜・後方傾斜を左右が逆になるように運動を遂行させる．

　運動方法は，上肢の内・外旋運動を伴わせた肩甲骨の前方傾斜・後方傾斜を行わせ，特に，前方傾斜時に肩峰部が前方に移動することを確認させながら実施する．上肢の肢位は特に規定せず，場合によっては，投球時の肢位に近似して実施させることも多い(図4)．

　さらに，座位または立位や非投球側の下肢を前方にした立位で，前方へ上肢をリーチさせながら，肩峰部を顎の下に移動させることで体幹の回旋を併せて実施し，上腕の動きを分離させながらの肩甲骨の前方傾斜を図る(図5)．

　実際の投球動作を踏まえた肩甲帯・体幹部のトレーニングとしては，肩甲帯な

投球動作を踏まえたトレーニング

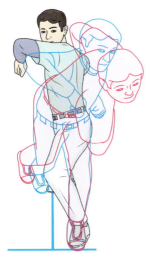

図6 肘関節を曲げたままでの投球動作
肘関節の肢位にかかわらず，通常投球と時間的な差は認めない。

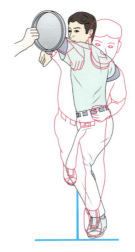

図7 目標を叩きながらの練習

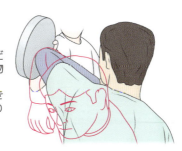

非投球側は，通過させるだけでなく，肘後面で目標物をしっかり叩く。
投球側は，非投球側に続き肘前面で目標物をしっかり叩く。

図8 目標物への肘の当て方
Foot plantまでの肩甲骨・胸部・体幹部の運動が十分でなければ，非投球側肘後面でしっかり目標を叩くことはできず，また，運動の伝達方向がずれると投球側前面で目標物を叩くことができない。

らびに体幹部の運動に問題があるか否かを自覚させる必要があり，セルフチェックも考慮した運動が選択される。

　通常，肩甲帯・体幹部の運動が十分な投球動作は，肘関節を屈曲させたまま投球動作を再現させても，通常の投球動作にかかる時間との差異はほとんど認めない。しかし，肩甲帯・体幹部の運動が不十分な症例は，投球動作で上肢に運動を依存する割合が多くなるため，肘屈曲のままでの投球動作を再現させると，通常の投球動作と比較して明らかな時間の短縮と運動の不十分さが自覚される（図6）。

　さらに，本来ならば近似するはずのfoot plant時における非投球側肩峰位置と，ボールリリース時における投球側の肩峰位置が近似しない，肩甲帯・体幹部の運動伝達方向に問題を有する症例に対しても，肘を屈曲させたままでの投球動作再現は，セルフチェックおよびトレーニングとして有効である。特に図7のように，ボールリリース点から推測される肘の通過点に目標物を掲げ，身体移動に続き，非投球側の肘後面で目標物を叩かせ，続いて投球側の肘前面で同様に目標物を叩かせる（図8）。非投球側の肘後面で目標物を強く叩くためには，foot plant時まで投球方向への，胸郭を含めた肩甲帯・体幹部運動が保持されていなければならず，投球側の肘前面

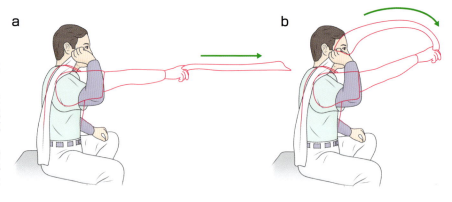

図9 タオルを使った上肢運動の練習

a：上肢全体をムチのように使えると，タオルは加速し，上肢延長線上へと直線的に伸びる。
b：肘関節だけを使った運動では，タオルに加速を与えることはできず，円を描くような軌跡となる。

で同じ目標物を力強く叩くためには，運動伝達の方向に沿って肩甲骨・胸郭・体幹部の運動が遂行されなくてはならないため，肘屈曲位での投球動作再現は肩甲帯・体幹部の十分な運動を引き出し，運動伝達の方向を学習できる。

■ 上肢の運動

投球動作におけるエネルギーは最終的に上肢に伝達される。伝達されるエネルギーの不備，伝達のタイミングの破綻，運動方向のずれなどが肩関節への負担を招き，障害を引き起こすことは確かに多いが，上肢の運動そのものが破綻しているため障害を招くことも多い。

上肢の運動は，他の関節同様，どのように動いているかを自覚することは難しく，良い動きと悪い動きを自覚できるトレーニングが必要となる。

上肢の動きにおける最大のポイントは，scapular plane上で肘の伸展運動が行われ，エネルギーの伝達が遂行されることである。Scapular planeから逸脱する肢位での肘伸展運動は，体幹運動の不足や投球方向と逸脱した体幹運動とともに，肩関節の前後方向への負担を増長させ，肘関節伸展運動の不足は，肩関節の回旋ストレスを増長させる。従って，上肢の運動は肘伸展運動とscapular planeの認識が重要となる。

投球動作における肘の伸展運動は，単に肘関節が伸展するのではなく，ムチのようにいったん肘が下がった状態から再び伸展する運動が観察されており，この動作を再現させるために，座位または立位でタオルを使って肘の動きを再現させている。上肢をムチのように運動した場合のタオルはほぼ直線的に伸びていくのに対し，肘関節を基準とした伸展運動ではタオルは円を描くような動きになり，タオル遠位に加速を与えることはできない（図9）。タオル遠位を直線的に動かし，加速を与えるようタオルを振ることにより，無意識下に投球動作に近似する肘伸展運動となり，タオルの動きから上肢の使い方を確認することもできる。

Scapular plane上での肘伸展運動についても，タオルを用いることで運動の確認が容易となり，条件を変えることで，投球動作に近似したなかでの確認も図れるものと考える。

大腿部程度，またはそれ以下となる高さの目標物の横に立たせ，外転90°位で手の位置が目標物の直上となるよう位置を調整させる。位置が決定されたら，そ

投球動作を踏まえたトレーニング

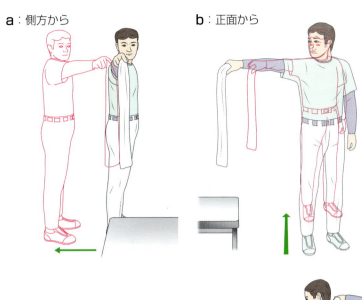

図10 タオルを使ったscapular plane上の運動練習

a：目標物の横に立ち，目標物の直上にタオルがくるように位置を決める。
b：目標物が自分に対し，scapular planeに近似する位置となるように軽く1歩後ろに下がる。

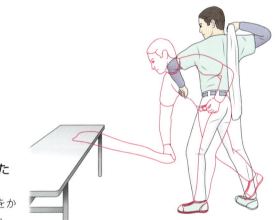

図11 目標物を正面とした練習

目標物を正面とし，肩にタオルをかけた状態からタオルを振り下ろす。

　の場から後方へ1歩移動させ，正確ではないものの目標物がscapular plane上に近似する位置を確認させる。足部は動かさないようにしたまま，目標部に体を向けさせながら腕を上げさせ，目標物めがけてタオルを振らせる。目標物に当たったタオルの向きから，上肢の運動が最終的にscapular plane上の運動となっているかどうか確認することができる（図10）。上肢の運動がscapular plane上であれば，立っている位置から目標物に向かう線上にタオルが伸び，さらに投球動作に近似する肘関節の伸展運動が再現できるとタオル先端が加速され，目標物にタオルが当たった瞬間に大きな音が立てられる。

　目標方向をscapular planeに近似した運動は，上肢の運動学習としては有用ではあるものの，実際の投球動作と近似しているとはいい難い。実際の投球動作に近似させたトレーニングとしては，目標物を正面として肩にタオルをかけた状態から目標物に対してタオルを振らせている（図11）。

　目標が正面となり，scapular planeを目標物に向けることが必要であり，また，タオルを肩にかけた状態からの運動開始は，仰臥位でボールを投げ上げさせたときに観察される，正しい上肢の運動を誘導できるものと考えられ，投球動作に近い運動となる。

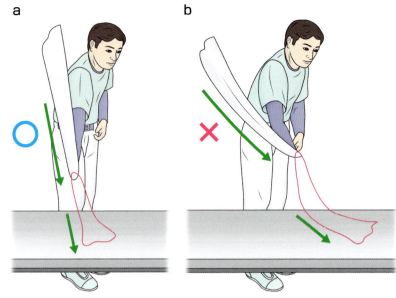

図12 タオルの軌道を確認
a：運動方向が正しければ直線的にタオルが伸び，運動の伝達が十分であれば大きな音を立てることができる。
b：運動方向がずれると目標に対してタオルが斜めに伸び，運動の伝達が不十分となると大きな音を立てることができない。

　運動の確認も自覚しやすく，目標物に向かい一直線上にタオルが伸び，さらに投球動作に近似する肘関節の伸展運動が再現できると，目標物にタオルが当たった瞬間に大きな音が立てられる。また，音を立てるために腕の振りを急激に止めることなく，最後まで振り抜くよう指示し，終了時に投球終了時の肢位が再現されていることを確認させるとともに投球側の肩峰が顎の下にくるよう確認させることで，scapular planeが目標に向いているか否かを判断させる。

　腕を後ろに引き，前に出す肩関節の水平内・外転を中心とした投球動作は，肘関節の伸展運動より，むしろ肩関節の回旋運動が主となることが多く，肩甲上腕関節の前後ならびに回旋負荷を強いることとなる。このような症例は，振り下ろしたタオルの方向が斜めになることで理解される（図12）。

　運動の進め方としては投球動作に近似させ，非投球側の足を前に出した状態での実施は体幹の運動が強くかかわり，目標とする運動を遂行することが難しいことが多い。そこで期待する運動が遂行されない場合は，運動開始肢位を投球側と同側の足を前に出した状態から始め（図13），十分にscapular planeを目標に向けることができ，上肢の運動が正しく遂行できるようになってから，通常の投球に近似した非投球側の足部が前になるようにして，実施へと移行させている。さらに，体幹部の運動とともに非投球側足部への荷重も考慮し，目標を床面として実施させることも多い[135]（図14）。

　投げ方は上，横，下とバリエーションに富んでいるが，体幹部に対する上肢の位置関係ならびに運動は，投げ方にかかわらず類似している点が多いことから，タオルを使い，身体運動ならびに運動方向を確認するこれらのトレーニングは，投球動作の基本として有用である[136]。

投球動作を踏まえたトレーニング

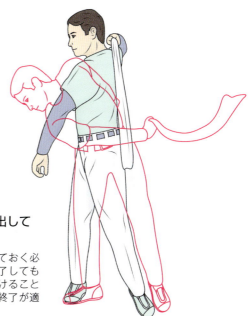

図13 投球側同側の足部を踏み出しての練習

終了時は，無理に体を目標に向け，止めておく必要はなく，目標に対し横向きとなって終了してもかまわない。肩甲骨関節窩面を目標に向けることを考慮すると，最終的に横向きとなった終了が適切となることが多い。

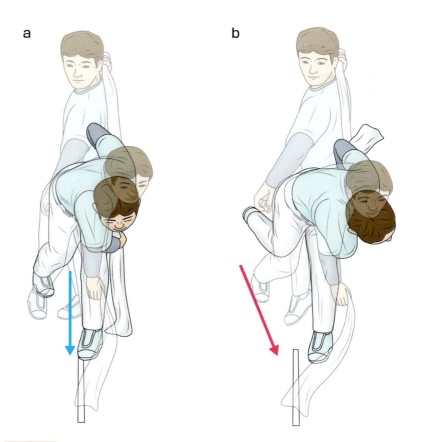

図14 床面へ向かっての練習

a：運動方向が正しければ直線的にタオルが伸び，運動の伝達が十分であれば大きな音を立てることができる。

b：運動方向がずれると目標に対してタオルが斜めに伸び，運動の伝達が不十分となると大きな音を立てることができない。

実際のボールを使った投球動作へ移行するための練習

　投球はエネルギーの伝達だけではなく，目標とする場所に正確に投げるコントロールという面も重要な要素となる。コントロール不良の大きな要因には，身体活動の再現性の問題が挙げられる。

　習熟者の場合，コントロールは結果であり，自分の投球動作やボールリリースのポイントがイメージどおりであり，いつもどおりの体の動きがなされれば，必ずほぼ意図した目標に投げられるとの考えをもっている。それゆえに，自分の投球動作がイメージどおりであり，ボールリリースの位置も大きな差がないにもかかわらず目標と差が生じる場合は，運動連鎖にかかわる，いずれかの部分の機能が不足している結果ととらえ，安易に目標にボールが投げられるようにフォームを調整することは少なく，目標点を差が生じた分ずらし，投球することが多い。また，投球動作を重ねるに従い，目標点と実際のボールの位置との差が縮まる場合は，不十分であった身体機能の改善ととらえ，目標点を随時修正していく選手が多い。

　しかし，コントロールに不安を抱く多くの選手は，コントロールを中心として考えてしまうため，目標点にボールが投げられるようフォームを調整してしまい，せっかくの運動の伝達様式を破綻させることが多い。このような場合，早期より身体を投球方向へ向けてしまい，体幹部でのエネルギー伝達がなされず，上肢だけの運動に頼る，いわゆる手投げとなり，肩の障害を招く結果となることが多い。

　身体各部の運動連鎖を保たせたままのコントロールは，ボールという道具の扱いが深く関与するため，どうしても実際のボールを使った練習が必要になる。

■ 手指，手関節を中心としたトレーニング

　肘伸展，前腕，手関節，手指へと連動する投球動作は，最終的に手指先端部までボールが接触している。これは基準となる胼胝が爪部近くにできることからも予測される。逆に，爪部から離れた部位に胼胝のある選手は，肩関節の回旋運動を主体とした投球であったり，ボールの回転を意識しすぎるあまり，運動の伝達が損なわれていることが多い（図15）。

　手指，手関節を中心としたボールを使ったトレーニングは，非投球側の手にボールをぶつけるだけでも有用であり，しっかりと手指先端まで使える選手は（図16a），非投球側の掌部と投球側の手指でボールを止めさせると，しっかり手指先端部でボールを押すが，十分に手関節・手指を使えない選手では（図16b），指腹部でボールを押す傾向がうかがえるため，自己評価としても使える。

　運動は手指，手関節の運動を十分使うことを理解させ，手関節背屈，遠位・近位指節間関節屈曲，中手指節間関節伸展位から，非投球側の手掌部へボールを投げ込み，評価として，ボールを非投球側の掌部と手指ではさみ，運動を確認させる（図17）。

投球動作を踏まえたトレーニング

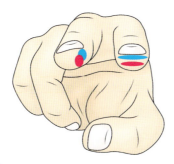

● 基準的な胼胝の位置。
● 爪部から離れた胼胝は，ボールへのエネルギー伝達が不十分であることが多い。

図15 胼胝の部位

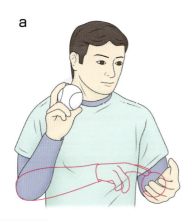
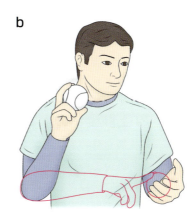

図16 最終的なエネルギー伝達のチェック
a：最終的にエネルギー伝達が十分となる選手の多くは，指先でボールを止めることができる。
b：指先ではボールを止めることができず，指腹でボールを止める症例は，最終的にエネルギー伝達が不十分であることが多い。

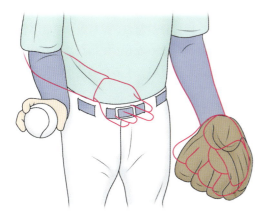
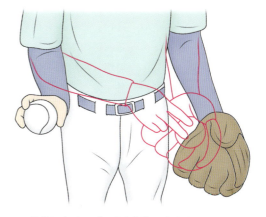

手関節背屈・遠位・近位指節間関節屈曲・中手指節間関節伸展から運動を開始する。

確認のため，ボールを指先で止める。

図17 練習の注意点

■ 前腕，肘関節までのトレーニング

　前腕，肘関節までのトレーニングは，ボールリリースのタイミングを確認するうえでも重要なトレーニングとなる。前腕部から先の運動は，座位で肘を膝上に置き，印を付けた床面にボールを投げ落とすよう指導している。このとき，前腕の回外・回内運動を使うよう，回外位から楕円を描くように前腕を動かし，またボールを離すと同時に運動を止めることなく，手関節が掌屈位となるまで運動を遂行するよう注意させている（図18）。

　肘関節までのトレーニングとしては，同様に床面に投げ落とす場所に印を付け肘から先の動きを十分に使い，ボールを投げ落とさせている（図19）。この運動は，投球動作の習熟者であっても印を付けた場所に正確にボールを投げ落とすことができないことが多く，ときとして一定の方向へのズレを示す傾向を認め，その傾向から投球フォームを崩していると考えられる症例も少なくない。目標点へ投げ落とすことが目的ではなく，どのタイミングでボールを投げ落とすと目標点にボールが向かうかを学習することが重要である。他の運動と同様，肘から先の運動を制御しながら運動するのではなく，十分に運動を遂行させながら行うことを理解させることが大切である。

■ 上肢全体のトレーニング

　上肢全体のトレーニングとしては，投球動作中における肘関節の運動を評価する仰臥位でのボール投げ上げ動作が有用である。特に，開始肢位での肘部の直上に障害物を設置し，障害物に当たらないようボールを投げ上げるか，肘部を壁際にし，壁面に平行となるようボールを投げ上げることで，より正確な運動を確認できる（図20）。

■ 体幹運動を含むトレーニング

　体幹運動を含めた代表的なトレーニングとしては，下肢の運動を除く膝立ち位で，ネットなどに目標を置き，その目標物に向かった投球が挙げられる（図21）。タオルを用いたトレーニング同様，両肩峰が顎の下に移動するよう注意する。このトレーニングはボールの速さ・強さを求めるものではなく，身体，特に肩甲骨・胸郭・体幹部の運動を学習することを目的とするため，正確に運動を実施することを理解させることが大切になる。

投球動作を踏まえたトレーニング

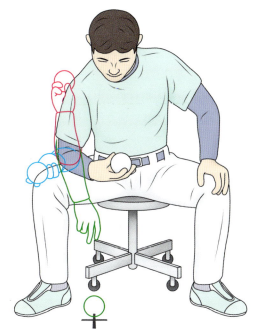

図18　前腕・肘関節までのトレーニング

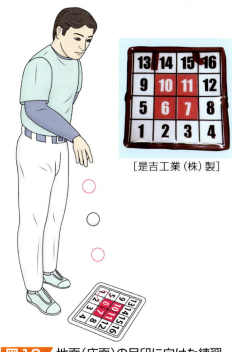

［是吉工業（株）製］

図19　地面（床面）の目印に向けた練習

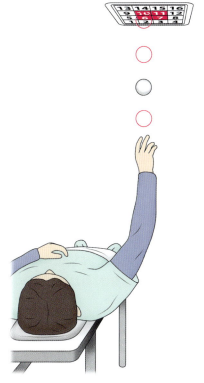

図20　壁に沿ったボール投げ上げ

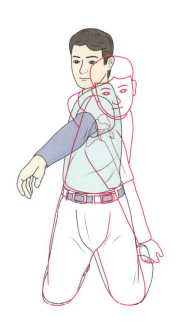

図21　膝立ち位での投球練習
両肩峰が顎の下に近づくよう注意する。

269

さらに，次の身体移動を含めたトレーニングの準備として，左右の脚へ身体をしっかり移動させた投球練習へと進める(図22)。開始肢位は，同様に膝立ち位で，意図的に身体を投球側脚に移動させ，それに伴い非投球側の肩峰を顎の下に移動した体幹運動の準備を図る。次に逆の非投球側脚へ身体を十分に移動させ，移動が完了するまで体幹の投球方向への運動は開始せず，十分に身体の移動が完了した時点から体幹の投球方向への運動を開始させ，前方の目標に向かって投球する。

　選手によっては体の使い方を気にしすぎて1つ1つの動作を止めながら運動を実施するが，このトレーニングは身体移動と体幹運動の協調を目的としているため，途中での動きの制止は目的を損なう危険性があるため注意が必要である。よくみられる身体移動が不十分で，体幹を側屈させバランスを保持してしまう場合や，身体移動が完了する前に体幹の投球方向への運動が開始される場合は，その多くは投球側の肩峰が顎の下近くに移動できていないことで確認できる(図23)。

　ただし，選手によっては頭位を動かして肩峰方向に近づけようとすることも多いため，最後まで頭位を傾けないよう注意することが必要である。

■ 身体移動を含めたトレーニング

　肩関節の疼痛が軽減すると，初期段階としてキャッチボールが開始されることが多いが，投球の目標が人である場合，まずコントロールが優先されてしまうことが多い。特に所属するチームでの経験年数が浅い選手ではその傾向が顕著となり，十分な身体運動の遂行を阻害することが多い。従って，身体移動を含めたトレーニングまでは，人物ではなく，目標物に向かってのトレーニングが好んで選択される。

　初期段階では膝立ち位で実施した，左右への身体移動と体幹部の協調を図るトレーニングと同様に，立位で実施させる。肩幅程度に両脚を開き，開始肢位から意図的に身体を投球側脚に移動させ，それに伴い非投球側の肩峰を顎の下に移動した体幹運動の準備を図る。次に逆の非投球側脚へ身体を十分に移動させ，移動が完了するまで体幹の投球方向への運動は開始せず，十分に身体の移動が完了した時点から体幹の投球方向への運動を開始させ，前方の目標に向かって投球する(図24)。膝立ち位と同様，体幹の側屈，身体移動中，早期からの投球方向への体幹運動開始に加え，非投球側足部のズレに注意が必要となる。両脚をつけたままの実施ではなく，終了時に投球側足部が床から離れても問題ないが，最終的に支持脚となる非投球側足部の動きは身体全体の回旋を伴い投球方向への運動から逸脱してしまうため，注意が必要となる(図25)。

投球動作を踏まえたトレーニング

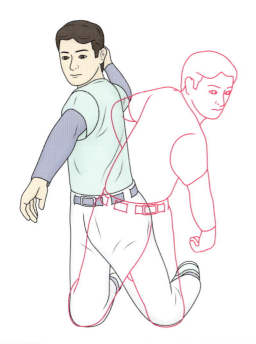

図22 体重移動を入れた膝立ち位の投球練習

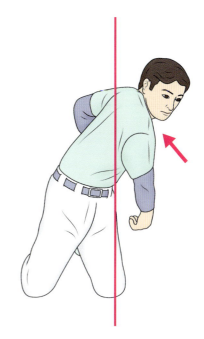

図23 膝立ち位投球の終了不良姿勢

体重移動が不十分で，体幹の側屈を生じたり，体幹の運動が不十分である場合は，終了時に投球側肩峰が顎の下に近づかないことが多い(矢印)。

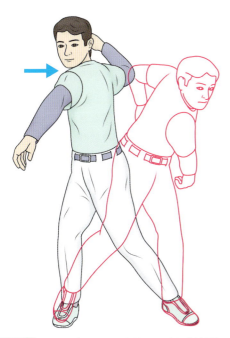

図24 足部固定による立位での投球練習

膝立ち位での練習と同様に，両肩峰が顎の下に近づくよう注意する(矢印)。

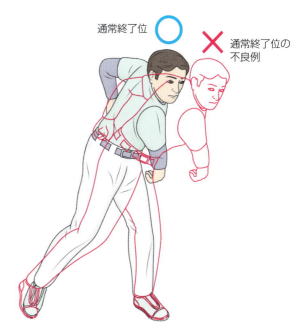

図25 足部固定での投球練習における不良姿勢

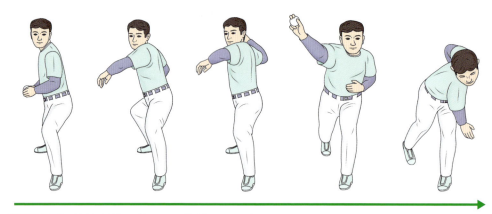

図26 足部を前後に位置した状態からの練習

　次の段階では，より投球動作に類似させるため両脚を前後に開き，投球方向に対し体を横に構え，非投球側足部は投球方向に向けて構える。投球側脚へ十分身体を移動させてから投球方向へ身体を移動させる。初めは投球方向に正対した状態と同じく，投球側へ身体を移動させた時点で，実際の投球動作に近似した非投球側肩甲骨前方傾斜，および体幹の投球方向と逆に向かった回旋により，投球運動の準備を図る。身体移動中はその状態を保持させ，身体移動が十分となった時点から投球方向への体幹運動を開始し，投球させる。投球後は投球側足部を固定する必要はなく，むしろ通常の投球動作に近い，床上に浮いた状態を再現させる（図26）。

　実際の投球動作では，身体の移動中に体幹運動の準備がなされることから，非投球側への身体移動は体幹・肩甲帯の運動を伴わせず，投球動作に準じ，非投球側脚への身体移動が完了した時点に合わせ，非投球側肩甲骨前方傾斜を伴う体幹の回旋準備がされるよう，身体の移動中での運動を学習させる動作へと進める（図27）。

　さらに，空間への投球は十分な身体の移動を確認することが難しいため，2m程度前方の地面に目標点を描き，目標点に向かい投球させることで確認できる（図28）。十分な身体移動が完了せずに投球動作が遂行されると，リリースポイントが理想より後方となるため，投げられたボールは目標物より前方へズレることが多いことから，選手自身で確認することができる。ただし，目標点へのコントロールが目的ではなく，自分の意図した運動の結果がはたして意図したとおりのものであったかどうかを判断するためのトレーニングであることを十分認識し，実施する必要がある。キャッチボールに移行する準備として，両脚を接地させた状態だけでなく，実際の投球動作のように，片脚位から踏み込ませての実施へと進める（図29）。コントロールに不安を抱く選手の場合は，2mから徐々に目標点を延長させ，投球させることでも効果的なトレーニングとなる。

投球動作を踏まえたトレーニング

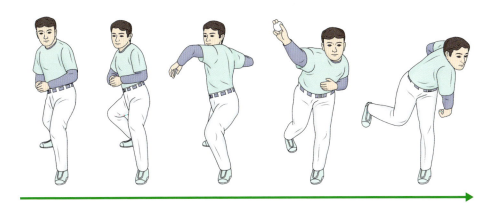

図27 足部を前後に位置した状態からの練習
身体移動中に体幹運動の準備を図る。

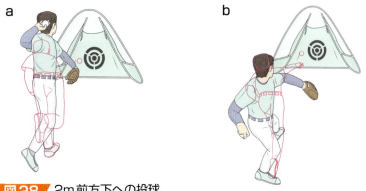

図28 2m前方下への投球
a：片脚起立位からの実施は，踏み込んだ足部上での運動学習により効果的となる。
b：目標に当てることを目的として，いわゆる手投げとならないよう注意する。

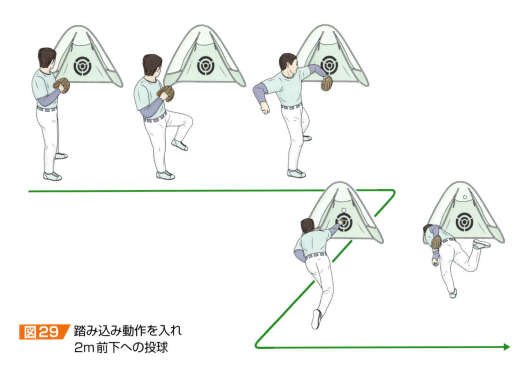

図29 踏み込み動作を入れ
2m前下への投球

投球動作練習のポイントと進め方

最終的には，投球動作において十分な身体各部の運動と，効率的な運動連鎖が遂行される必要があり，そのためには単に投球動作を繰り返すだけでなく，ポイントを考慮した投球動作の遂行と投球レベルの進め方に注意を払う必要がある。

■ コントロールを考慮した投球練習

コントロールは投球動作において重要な要素であり，身体各部の運動が十分で，運動連鎖も効率的に遂行されても，コントロールが保たれていなければプレーとしては成り立たない。多くの選手はコントロールを重視するために投球フォームの破綻をきたすことから，投球練習を進めるうえでもコントロールを考慮した練習は非常に重要となる。

コントロールを重視した練習は当然のことながら技術的練習の範疇に含まれ，技術指導者による管理下で，直接指導されることが望ましい。しかし，投球が再開された時点での練習は個人に任されることが多く，技術指導者の管理下で練習が行われることは少ない。そのため，選手個人で確認しながらの練習が必要となることが多い。

一般に，コントロールは小さな点を目標として練習する傾向が強いが，身体各部の運動ならびに効率のよい運動伝達を保持しながらの練習としては，適切とはいえない。

身体各部の運動ならびに効率のよい運動伝達を保持しながらの練習としては，もっと大きな目標を設定するべきである。最初は，相手にネットまたは棚や壁を背にして位置してもらい，左右または上下を二分割し，投球練習をする。左右のどちらかの側への送球を目標とした場合は，あくまでも逆側への投球だけはしないよう意識し，上下に関して，あるいは目標方向への大きなズレは無視しながらの投球練習から開始させる（図30）。その後，左右または上下の分割による目標の決定は同様とし，投げ込む幅を徐々に規定して目標面積を狭める練習へと移行していく（図31）。

「高さはともかく」または「左右はともかく」といった考えはプレーの現場でも多く，実際のプレーに沿った練習ともなることから，目標を点ではなく上下左右に分割した面とした投球練習は，身体各部の運動ならびに効率のよい運動伝達を保持させ，さらにコントロールを意識した練習として有用である。

■ 体幹運動を意識させた投球練習

投球動作のなかで，体幹運動の参加と運動開始のタイミングは非常に重要であり，体幹運動を意識させた投球練習は大切になる。

通常，体幹部の動きを意識しすぎると身体移動が不十分となることが多く，逆に投球フォームの破綻を招くことがある。そこで，体幹部の動きが誘導され，自覚できるよう軽いステップを踏ませ，投球させることが多い。

ステップは，非投球側を踏み出した後，投球側を踏み出した脚の後方から交差させ，再度，非投球側を踏み出させる。脚が交差した時点で，骨盤は投球方向を

投球動作を踏まえたトレーニング

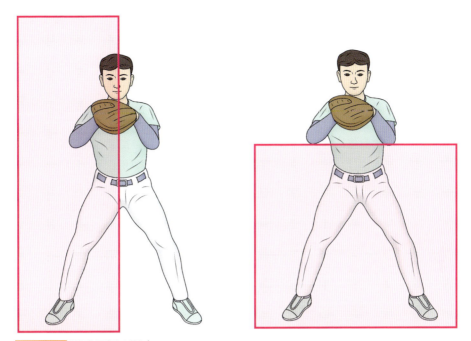

図30 送球目標の設定
相手に対し送球を開始するときは，左右または上下を二分して目標を想定する．

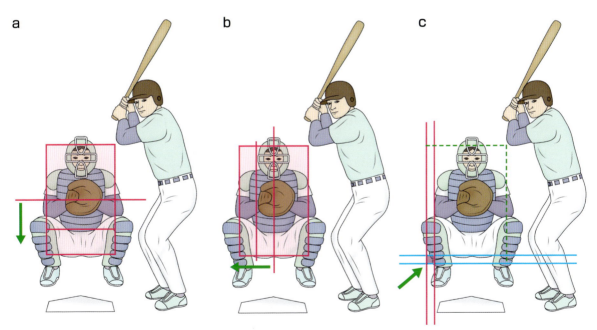

図31 コントロールを意識した練習のための目標設定
a, b：目標は点ではなく，列または行の面で考え，徐々にその面積を小さくしていく．
c：最終的には点を目標にした投球ではなく，ボール1個幅の交点（矢印）をイメージして投球する．

向くことを制限され，逆に，やや投球方向と逆への運動が強要される．そのため，上体を投球開始の状態のまま保つことで，結果としてはfoot plant時の体幹回旋肢位と逆の動きを一度とることとなり，再度，脚を踏み込む時点で，これまでどおり，肩甲骨の前方傾斜を伴う体幹の回旋を準備することで体幹部の動きが誇張され，運動の自覚が容易となる(図32)．

　もう1つの練習としては，野手を想定した練習である．目標を確認したうえで目標に対し背を向け，正面よりボールを投げてもらい，ボール捕球と同時に背を向けた目標へ送球させるものである．

　熟練者は，投球方向に対し正確に足を踏み出すことができれば，後は通常どおりに投球動作を遂行することにより目標への送球が可能であると考え，捕球後，目標を確認してから送球動作に入るのではなく，捕球と同時に送球動作に入ることが多い．しかし，非熟練者は捕球後，目標方向の確認を図り，その後に送球動作に入るためどうしても時間的な無駄が生じ，上肢に頼る送球となることが多い．

　そこで，上体は捕球した状態のまま保ち，顔と下肢だけを投球方向に向けた運動を開始させることで，一般的に推奨される十分な体幹の回旋準備が整い，そのまま連続して体幹運動を十分使った送球動作に移行することができる(図33)．実際のプレーでは，ボールに飛びつく，また送球されてきたボールがそれるなど，自分の身体を移動した状態での捕球が余儀なくされることもあるため，ボールを左右に振り，捕球させることで，自分の移動に伴う目標とのズレを認識させる練習にもなり，送球動作における効率的な身体運動を学習させるのにも役立つ．

■ 送球を踏まえたキャッチボール

　毎回，自分のタイミングで投球動作に入るピッチングと異なり，送球は打球の違い，走者との関係で，十分な準備がなされるとは限らない．実際には，エネルギーの伝達を考えると，送球距離が長くなればなるほど時間をかけてでもしっかりとした投球動作の準備と遂行が有利となり，単に捕球から送球までの時間短縮は，上肢に頼る送球となり投球障害肩を招きやすくなる．送球の距離を考慮し，どこまでの運動が省略可能であるか，十分考慮して対応する必要がある．

　ボールトスのようなごく近い場所への送球は別として，腕を振り切る動作においての最低限の運動は，肩関節への負担を考えても，胸郭・肩甲骨の運動までは必要であると考え，ウォーミングアップのキャッチボールをする場合でも，送球を踏まえたキャッチボールをする場合でも，非投球側の肩甲骨の前方傾斜と体幹回旋を意識させ，肩峰を必ず顎の下に近づけた状態から送球をするよう指示している(図34)．

投球動作を踏まえたトレーニング

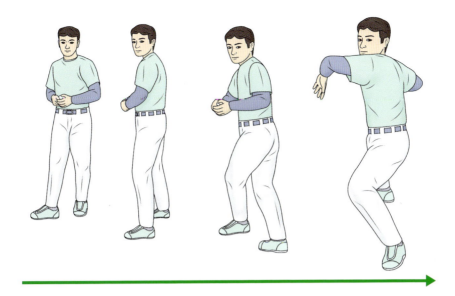

図32 クロスステップしての送球
一度脚を交差させることにより，体幹運動を強調させた投球が可能となる。

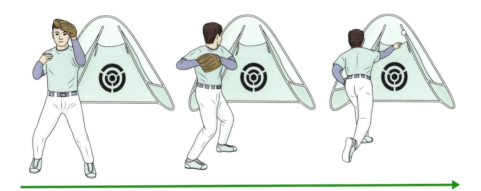

図33 カットプレーを利用した送球練習
ボールを左右に振り，捕球させることにより，自分の移動に伴う目標とのずれを認識させるための練習へと応用される。

図34 肩甲骨・体幹の運動を意識したキャッチボール
肩峰位置に注意しながら実施させる。

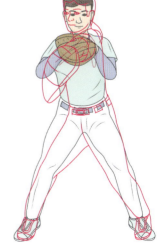

表1 復帰に向けての投球レベル

Level 1	ノースロー
Level 2	キャッチボール可能
Level 3	30mの投球可能
Level 4	50mの投球可能
Level 5	ブルペンにて立ち投げ可能
Level 6	キャッチャーを座らせ70％で投球可能
Level 7	100％で投球可能

■ 復帰に向けた投球レベル

　復帰に向けた投球レベルは，大まかな目安として**表1**のように分類している。これらの分類は，身体の機能レベルと正確に呼応するものではなく，あくまでも現場での目安である。このなかに「遠投」という項目を入れていないが，その理由は，遠投とピッチングにおける投球は，ボールのリリースされる角度に大きな違いがあり，遠投を復帰の一基準としてしまうと，身体の運動形態にかなりの差が生じることを危惧しているからである。実際，野手においても返球速度を考えると，競技上遠投距離より，50m程度の送球がしっかり遂行できるかどうかが大切となる。従って，遠投は復帰レベルの基準というより，復帰に向けての一練習としてとらえている。

　レベルアップに関しては，単に疼痛の有無だけの判断ではなく，レベルアップに伴う投球フォームの変化の有無，さらに気づかない身体各部への負担箇所のチェックなど，選手自身，技術指導者，トレーナー，医療関係者がそれぞれの立場から判断し決定されるべきと考える。

　投球開始に際して「再び疼痛が生じたら」といった不安から，いたずらに復帰時期を遅らせる傾向にあるが，投球開始あるいはレベルアップはあくまでも評価の一環であり，病態部位の問題，機能的問題，技術的問題が改善されていれば復帰を遅らせる必要はなく，実施して問題が生じた場合，いかなる問題が起きたのかを早急に確認し，見逃された問題を明らかにするよう努め，対応を図ることが大切である。

実際の投球を踏まえた対応

投球の基礎知識
投球で使われる用語

　投球にかかわる言語のなかに，一般に使われていながら十分に理解されずに指導の際に使われているものが多い。そのため，明確にどのように動作を遂行すべきか焦点が定まらず，指導者の目からみた合格を盲目的に模索し，結果として関節に負担をかけ，投球障害へと移行することも少なくない。

　ここでは，厳格に定義することはできないが，現場で使われている言語，練習の意味について著者の考えを示す。

「重い」ボール，「軽い」ボール

　捕球の際，あるいはバッティング時に，投げられたボールの感覚を「重い」あるいは「軽い」と表現されることが多い。ボールが移動する速度が同じであるならば，同じ質量のボールであれば運動量は同じであり，感覚もまた同じはずである。にもかかわらず，現場では球質が「重い」「軽い」と表現される。「体重が乗っていてボールが重い」などと表現されることもあるが，投手の体重が増えたからといって重いボールになるわけではない。

　これらの表現は，「取りにくい」「打ちにくい」とほぼ同類である。つまり，自分のタイミングで捕球・打撃ができず，捕球・打撃の準備が十分にできる前にボールが到達してしまう状態を示すと考えられる。投手でいうならば，捕球のタイミングをとりやすい投げ方であるから，「最も打ちやすい」「芯でとらえやすい」ということである。

　捕球しやすければ，ボールの勢いを抑えることも容易であり，バットの芯でとらえることができれば，反発係数を最も有効に使え，軽く感じる結果となる。

　このようにとらえると，打撃においてもボールの勢いに負けない筋力をつけるというよりは，バットを自由自在に操れる身体能力の獲得のなかに，筋力という因子が含まれていると考えるべきである。投手の場合，このタイミングをとりにくくする投球は非常に重要であり，その方法は大きく2つが考えられる。

　①手関節の運動速度と手から離れたボールのスピードの差が大きいこと。
　②ボールが手から離れた瞬間（出所）がわかりにくいこと。

■ 手関節の運動速度と手から離れたボールのスピードの差

　手関節の運動速度と手から離れたボールのスピード差は，これまでの報告[59]から筋力強化により得られるものとは考えられず，むしろ，体験・経験から得られることが多い。投げ込みが課せられる理由には，この数値では表すことのできない動きのポイントを体得するためであることが多く，筋力に頼ることができなく

なった状態での投球で体得することが多い。

　プロ野球では，この感覚を会得しない投手はまずレギュラーとして活躍することは難しいため，投球障害の危険を孕んでも投げ込みが課せられることもある。

　アマチュア，特に学生野球は，単に勝利を目的としているだけではないため，危険が拭えない過剰な投球は控えるべきである。単に投球数について論じられることが多いが，指導者がみて明らかに投球フォームの崩れをきたしていると判断した場合は，投球数にかかわらず，投球を中止させることが望ましい。特に，投球障害からの復帰後，徐々に負担を上げていく場合，指導者の判断が再発防止に非常に重要となることはいうまでもない。

　投げ込みを課す場合には，単に球数が多いということではなく，球数が増えるにつれて無理な筋力に頼る投球ではなく，効率的な投球へと変化することが大切であり，フォームの変化を見極める指導者の能力が重要となる。

　多くの選手がボールを把持したときの手関節の柔軟性，特にボールの重さにより手関節が掌屈－背屈される受動的な動きを大切にしている。この受動的な手関節の動きを体感することはそれほど難しくなく，特別な器具を使わなくても入浴中に水の抵抗を感じるなど，工夫次第で体感することができる。この感覚を投球動作のなかで，いかにタイミングよく用いることができるかどうかがポイントとなる。

■ ボールが手から離れた瞬間（出所）がわかりにくい

　捕球・打撃がしにくいポイント（特徴）として，ボールが手から離れた瞬間が確認しにくいことがある。俗にいう「球の出所がわかりにくい」と表現されるものである。この表現にもいくつかの因子が混在する。

ムチ動作としての投球

　似たような表現で，「ボールの球持ちが長くてタイミングがとりにくい」という表現がある。これは単にゆっくりボールを投げる，あるいは長くボールを持っていればよいということではなく，身体の動きに対して，あたかも腕の振りが遅れてみえ，投手の身体の動きに合わせてタイミングを計ろうとしても，腕の動きが身体の動きと違うためタイミングが計れず，捕球・打撃がしにくい投げ方になることである。これには身体的な柔軟性が必要になることが多く，無理に意識することは肩関節に負担を強いることになり，非常に危険を伴う。

　著者は，単に関節の柔軟性に頼るのではなく，ムチのような最後まで上肢の運動を使わずに残すことが重要であると考えている。

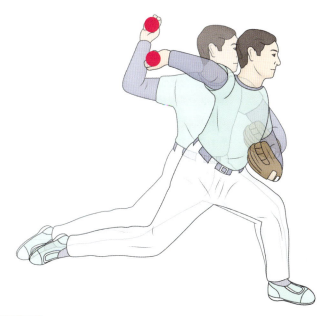

図1 投球時の連続動作
ボール(遠位)を動かす(前方に移動)ことなく,身体の移動が起きている。

　図1は実際の投球時の連続動作をトレースし,踏み込み足を重ねたものであるが,ボール,つまり遠位は動かすこと(前方に移動)なく,身体の移動が起きていることが理解できる。
　ここでは,能動的な運動ではなく,受動的に関節が動くことによりエネルギーを蓄えていることになり,他の身体運動の減速が次の関節の近位部のブレーキとなり,蓄えたエネルギーを効率よく使うことによりムチのような運動がなされていると考えられる。
　遠位を動かすことなく,近位を動かしながらエネルギーをためる運動を獲得することが重要になる。よって,筋に関してはゴムの特性を十分に考慮しなくてはならないことになる。ゴムの特性として,伸びてしまったゴムや,劣化して伸びの悪くなったゴムは,ゴムとしての機能は落ちてしまう。あくまでも,伸びやすく縮みやすいゴムの特性が保たれた状態であることが望ましく,この点を配慮したトレーニング,あるいは練習メニューを考慮し対応すべきである。
　ムチのような動作を学習させるならば,他で筋の疲労を招くような練習は抑え,筋のボリュームアップを図ることを重点とするならば,その時期にパフォーマンスを要求することは危険を伴うことを認識する必要がある。
　上記を遂行するうえで,他の関節運動をいかに連動させていくか,俗にいう「身体の開きを抑える」ことが必要になる。投球方向へ体を向けることは大切ではあるものの,正面に向いた状態を保つことはできないため,十分なムチ打ち様の動作が得られず,上肢の運動に頼った動作となりやすい。下肢から骨盤帯,体幹下部,中部,上部へとの運動の伝達が重要となり,特に上部体幹と肩甲帯の動きは,上肢のしなりに直接的につながることから[63],強化で体幹部を固定することだけ

にとらわれると，この運動が遂行できなくなることも懸念されるので注意が必要である。

腕の振り

「ボールの出所が確認しにくい」要因には，腕の振りが強くかかわっている。

投球時の腕の振りと手関節の速度に関して，通常の投球では，ボールが手から離れた後であり，まだ速度が増加しているうちにボールが離れている。投擲器と同じであれば，投擲器の末端の速度が最高速から速度が減少する時点で投げ放たれる物体が飛び出すことになる。しかし投球の習熟者では，ボールが手から離れた後に速度が最高速になることから，この差が大きければ大きいほど，また，腕の振りが早ければ早いほど，ボールの出た時点が確認しにくいことになる。

実際に投げられたボールは放物線を描き捕手のミットに届いているが，打者は直線的，あるいはやや上方に浮き上がりながら捕手のミットに届いているように錯覚している。

この現象は，初速とボールの回転率により，回転による空気抵抗からボールの描く放物線が異なることで生じている。ボールの回転軸が投げる方向と直交するほど，つまり投球方向に対して逆回転するほど空気抵抗による抑揚率が高くなり，到達点が下がりにくい状態になる。「打ちにくいボール」は，この回転数による影響も大きいが，ときに「手から離れたボールが2回浮き上がった」「地面すれすれに放たれたボールが，胸元まで浮き上がった」などと表現されることがある。

これらの要因として，腕の振りに錯覚し，ボールの出所が実際の高さよりも低く判断していることが予想される。判断された高さと実際の高さとの是正のためボールが浮き上がるように感じ，さらにボールの抑揚率により，ボールの浮き上がりを感じているものと考える。

このような現象は変化球でも同様であり，牛島氏（著者）の投球時，右打者に対して打者から外側に変化していくカーブを投球した際，打者がホームベース方向下側へ頭を出し，避けようとする場面が多々見受けられた。打者からみると，牛島氏の手から離れたボールは，通常と同じようにホームベース方向へ放たれたようにみえるが，次の瞬間，浮き上がりながら打者の頭部方向へ変化してくる。実際には，ボールは打者の頭部方向へ向かって放たれているにもかかわらず，打者は上記のような錯覚に陥る。ホームベース方向から浮き上がり，自分の頭部に向かってくるボールであるがゆえに，その変化方向から逆に避けるとホームベース側下方向となってしまい，ボールの軌道と一致してしまうことになる。

カーブの練習の際に「ボールがいったん浮き上がってから変化しないとダメだ」と現場でよく耳にするのも，このような腕の振りの要因がかかわっているものと考える。

この腕の振りも単なる筋力によるものではなく，使い方の要素が強くかかわっている。腕の振りにかかわる肘の伸展運動は，実際には肘伸展筋による関節運動ではなく，逆に屈筋が働いているにもかかわらず，身体運動の回転運動により生じているとされている[137]。つまり，投球方向に肘を伸展させているのではなく，伸展しているだけであり，伸展させまいと働いているものが体幹運動の減少とともに肘の屈曲方向への運動へと勝り，ボールリリース直後に腕の振りの速度増加

が起きているものと考えられる。

この運動は軟式のボールと硬式のボールとでは異なり，硬式のボールを使っている投手が軟式のボールで投球を行うと，地面にボールを叩き付けてしまうことからも理解される。このような特徴から，軟式ではボールの変形を利用して勢いを作り出していると考えられ，硬式の投げ方とは異なることになる。

これら一連の運動は，筋由来ではなく動作由来の運動と称され，その学習には小脳がかかわり，「投げて感じる」ことが最も効率のよい練習と考えられている[138]。

身体の開き，突っ込む

投球時に注意される言葉として「身体の開きが早い」「突っ込みすぎ」などがよく使われる。著者は，この両者はほぼ同じ意味であると考えている。

投球のムチ動作のためには，あるいは腕の振りを十分生かすためには，身体の各分節の連動が重要であり，特に体幹部の骨盤－体幹－肩甲骨の分節的な連動は非常に重要である。この体幹部の連動運動がムチ動作につながるため，連動運動の開始が踏み込んだ足に十分に荷重されてから生じることが望ましい。

理由としては，踏み込んだ足に十分に荷重されることにより，その反力を使ってムチ動作の強さが引き出される。不十分な荷重は，前方成分（投球方向）の速度が残存してしまい，ムチ動作の効率が損なわれてしまうことになる。

「突っ込む」という表現は，体が投球方向へ正対した状態で接地した場合に起こりやすく，「身体の開きが早い」とほぼ同様の意味で用いられると考えられる。「突っ込む」とは，前方へ移動した状態が接地により制動されることになるが，一般的には，接地した足からの反力は，下腿の1/3～大腿1/2，そして体幹部は最も脊柱のなかで可動性が低いとされている胸椎のTh7-9で受けている。

接地に至る上からの脚の入射角度と，上記の反力を受ける位置関係の乱れ，特に脊柱での反力を受ける位置のズレは，前方成分の動きが脊柱で起きてしまうため，身体が投球方向へ正対しやすくなるか，あるいは腰部・股関節での負担の増強が予想されることになる。

これに加え，接地面の状態，つまり柔らかさは反力の方向や強さを変化させてしまうため，状況に合わせた対応が可能であるかどうかが問題となる。初めて，あるいはめったに使用しないグラウンドでのプレー後は，通常と異なる疲労を呈していることがあるので，注意が必要である。

肩甲帯は身体の推進・制動にも働くので地面が固く急な制動がかかる場合，上体に前方へ向かう力が大きくかかってしまうため，肩甲帯での制動が必要となる。その結果，ムチ動作の遂行が困難となるばかりか，肩関節への負担を増長させてしまうことがあり，危険になる。

ボールはできるだけ前で離す

「身体を開くな」しかし「ボールはできるだけ前で離せ」，両者ともよく耳にす

る指導である。これらの指導は一見相反しており，身体を開かないように努力すると前で離せと指導され，前で離すことを努力すると身体を開くなと指導され，戸惑う選手も少なくない。

これらの表現は結果として，①しっかりと準備した後に，②躊躇せず，③思い切って投球することを示していると考える。

「ボールをできるだけ前で離せ」は，「投げ急ぐな」とも同類である。体を早く投球方向に正対してしまうと，前述のように十分なムチ動作がなしえなくなり，手からボールが離れる位置が手前となり，結果的に前でボールを放つことができなくなる。つまり「身体を開くな」は，「ボールはできるだけ前で離せ」の準備であるともいえる。

十分に準備が整ったとしてもムチ動作が遂行できないと，結果としてムチのしなりのように前方でのボールリリースができなくなる。ときとして振り上げた足が速く接地してしまうことにより，十分な準備動作が得られないことも多い。

いずれにしても，「身体を開くな」と「ボールはできるだけ前で離せ」は，「ムチ動作のための準備」と「ムチ動作の遂行」を指示していると考える。

ためを作る

この言葉も指導時によく使われる言葉であり，他の言葉と同様に，ムチ動作の準備，さらに捕球・打球しにくいボールを投球するための準備のための用語と考える。

この「ため」は，単に時間をゆっくり，あるいは投球動作のなかで静止した時間を作るものとはまったく異なる。

投球時には一般的に，脚を大きく振り上げて投球に入る「ワインドアップ」，出塁時の投球方向に平行に踏み込む脚を踏み出し，静止が必要とされる「セットアップ」，さらにセットアップでは，脚をほとんど引き付けることなく，瞬時に投球方向へ移動し始める「クイックモーション」とに分類される。

［クイックモーションは和製英語であり，メジャーリーグでは「スライドステップ (slide step)」と呼称される。］

ワインドアップモーションでは選手によりさまざまな個性がみられるが，セットアップ，クイックモーションには大きな違いは認められない。

トッププロの投手は，各投球においてボールの速度はほとんど差がなく，1〜2km/hほどといわれている。選手によってはランナーがいない場面でも，ワインドアップではなくセットポジションから投球する投手も見受けられる。これにはさまざまな理由があるが，多くは投球動作において身体の運動が多くなればなるほど，安定性・再現性を保つことが難しくなることから，セットポジションでの投球を好むものである。

しかし，捕球・打球のしにくさは，手から離れたボールも大切な要因ではあるが，相手にタイミングを計られないようにすることも重要な因子である。セットポジション，クイックモーションは，投球開始からボールリリースまでの時間が少なくなり，ときに単調になりやすく，タイミングをとられやすくなることがある。

ワインドアップの選手ごとのバリエーションは，もちろんムチ動作の準備・遂行のためのものであると同時に，打者のタイミングを困惑させる目論みも孕んでいる。特に前に踏み込む時間，そこから投球に移行する時間は，打者がタイミングを計るためのきっかけになることが多く，単調なリズムは打者にとってタイミングを計るきっかけになりうる。これらのことから，単調で相手にとって理解しやすい運動の連動を避けるための運動のメリハリを指した指導をと考えている。

　投球が開始され，投球方向に移動がなされ，投球動作が開始されるタイミングは，さまざまな因子が関与し，ときにグラブを一瞬握る動作などを含めることがあり，グラブの硬さによってもこのリズムの単調さが変化することもある。実際，踏み込んだ足が接地する際にグラブを握る動作を行うことにより，一瞬の時間的な差を作り出せることもある。

　このように「ため」とは，連動した動きのなかでも時間的な変化を生む行為であり，動作を誰もが理解できるように静止させる時間とは異なるものである。

実際の投球を踏まえた対応

投球の基礎知識　ボール

　道具を用いる種目は，その使い方によってプレーに大きな影響を及ぼすため，道具の特徴および使い方を知ることは重要な要素となる。野球やソフトボールなどの競技においても同様であり，グローブやボールも道具として，その特徴ならびに使い方を知っておくべきである。実際，何気なく使っているボール，グローブの特徴，使い方を知らないために，投球フォーム，送球への効率よい動作の破綻をきたし，結果として投球障害肩を招く一因子となることも多い。

ボールの縫い目の特徴

　投球動作，特にピッチングに際しボールの特性，扱い方は重要な要素となり，投球動作に強く影響を及ぼすことが多い。ボールの特性，扱い方で，最も考慮すべきこととして縫い目（seam）が挙げられる。

　投球動作の場合，効果的にボールへのエネルギーを伝達するために，このボールの縫い目を利用して投げることが多い。特に硬式ボールの場合，縫い目以外は滑りやすく，エネルギーの伝達を行うには適しているとはいえない。この縫い目にも特性があり，方向によっては滑りやすい方向と引っかかりやすい方向が存在する。

　2本のボールの縫い目が縦になるように手で持つと，片側が「∧」，逆側が「∨」となり，上から指を滑らせると「∧」側は滑りやすく，「∨」側は引っかかりやすい（図1）。

　縫い目は，ボールをそのまま上下反転させても「∨」，「∧」の配置は同じであるが，裏側を自分に向け，縫い目が縦になるように持ち替えると，「∨」，「∧」の配置は逆となる（図2）。そのまま縫い目を縦にして指を縫い目に合わせ投球した場合，引っかかりの強くなる「∨」側に力が加わることが多いため，ボールに偏った回転がつき，引っかかる側と逆方向への変化がかかりやすくなる。

■ボールの変化

　ボールの変化は，ボールに加えられる回転によって生じることが多いが，無意識のうちにかかる回転は，このようにボールの縫い目の影響によることも非常に多い。もし，回転がかかるとしたらどのような回転がかかるかを想定して投げるか，想定せず投げるかでは大きな違いが生じる。縫い目の影響を知らずに投げる選手は，ボールの変化を自分の投げ方による差と思い込み，投球フォームに問題があると錯覚し，問題のない投球フォームを自ら崩してしまうことも少なくない。

投球の基礎知識　ボール

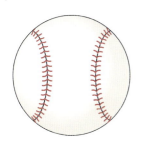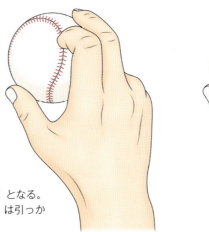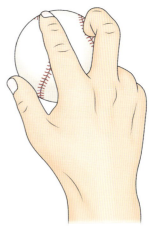

図1 ボールの縫い目

ボールの縫い目は片側が「∧」，逆側が「∨」となる。縫い目の「∧」は滑りやすく，逆側の「∨」は引っかかりやすい。

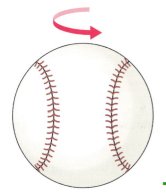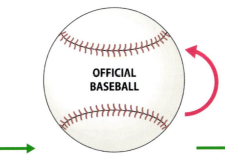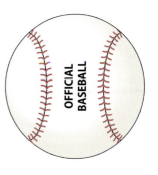

図2 縫い目の変化

ボールの縫い目は上下を逆にしただけでは変化はないが，裏に返し，縫い目を同じように並べると「∧」，「∨」が逆となる。

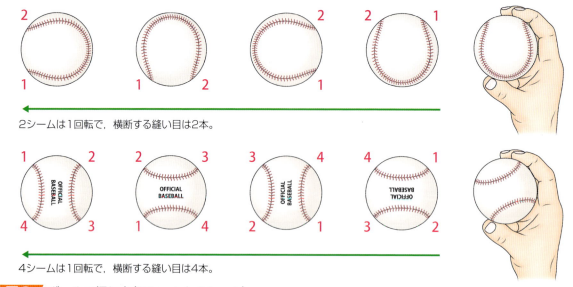

2シームは1回転で，横断する縫い目は2本。

4シームは1回転で，横断する縫い目は4本。

図3 ボールの握り方（2シームと4シーム）

■ ボールの握り方

　ボールの握り方は，ボールの1回転で4本の縫い目が通過する4シームと，ボールの1回転で2本の縫い目が通過する2シームに大きく分類される（図3）。ボールが1回転する間に通過する縫い目は，ボールにかかる空気抵抗と深く関与し，抵抗が増せば増すほどボールの抑揚率，変化率が上がるため，一般的には4シームが好まれるが，わずかな変化を与えるために意識的に2シームに握り替えることも多い。

■ 順シームと逆シーム

　4シームで握る場合は，縫い目が横に配置されるが直線的ではなく，どちらか一側に上がるような曲線を描く。最終的に指先が縫い目にかかるよう，一般的には第2指と第3指の長さの差を考慮し，第3指側に上がる縫い目を利用し，この握り方を「順シーム」とよぶ（図4）。順シームで握った場合，第2指，第3指の逆に位置する第1指もシーム上に位置する。周計には大きな差はないものの，選手によっては握った安定感が損なわれ，手指の力が必要以上に入ってしまい，投球動作におけるスムーズな動きを阻害することもある。

　そのような場合，第3指側が下がる縫い目を利用し，第2指は縫い目にかけ，第3指は遠位指節間関節部に縫い目がくるよう握ることもある（図5）。この握り方を「逆シーム」とよび，安定感あるいはボールが小さく感じることを第一に考える場合は，この握り方を選択する選手が多い。実際に，プロ野球選手にも逆シームを好む選手も少なくない。

　順シームにしても逆シームにしても縫い目は横の配置となるため，やはり滑る側への方向，引っかかる側への方向ができる。そのため意図しない変化が生じるため，縫い目による影響を認識して投球することが望ましい。熟練者では万が一

投球の基礎知識　ボール

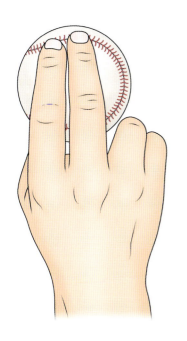

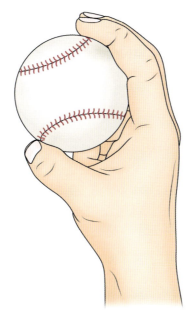

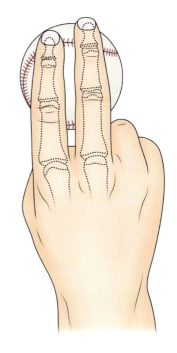

| 図4 | ボールの握り方（順シーム）
指の長さに応じた縫い目を利用する。
第1・2・3指ともシーム上に位置する。

| 図5 | ボールの握り方（逆シーム）

右方向に滑りやすい　　　　　　　　　　　　　　　　　　　　　　　　　左方向に滑りやすい

| 図6 | 滑りやすい方向を考慮した握り方

　の変化を考慮し，縫い目の方向を変えて投球している選手も多い。縫い目の配列を逆にするには左右を反転させ，指に合わせた縫い目を合わせることで容易に変更することができる（図6）。
　変化球についてもこの縫い目は非常に重要となる。変化球は単にボールの動きを変化させることが目的となるわけではないが，期待した変化が得られない場合，変化させることを意識しすぎて投球フォームの破綻をきたすことも多い。縫い目を利用した投球か，縫い目の特徴を把握しない投球かでは大きな差が生じるため，ボールの縫い目についての知識は重要になると考える。

289

実際の投球を踏まえた対応

投球の基礎知識　グローブ

　捕球動作から送球への移行は投球障害肩との関係が強く，捕球動作から送球へスムーズに移行できない場合，送球を急ぎ，身体の運動伝達が不十分となり，上肢だけに頼る送球となりやすく，投球障害肩を引き起こすことが多い。その原因として，技術的問題がもちろんかかわるが，グローブの使い方が問題でスムーズな送球への移行を妨げていることが多い。

グローブの使い方

　グローブは当然のことながら，そのポジションにより若干の違いがあるが，そのなかで内野手用グローブの使い方が基本となる。基本となるグローブの使い方は，素手でのボール捕球に基づいており，決してネット部分で捕球するものではない（図1）。

　しかし，硬式ボールの場合には捕球の際の衝撃を緩和させるため，図2のように手部をひねり捕球する。この状態を基本としてプレーの用途に合わせ，グローブの使い方を変更する。

　例えば，タッチを前提とした使い方が挙げられる。通常の捕球では，上からグローブを観察するとグローブに隙間が生じる。そのため，そのままの形で捕球後にランナーにタッチすると，下からの突き上げでボールがグローブ外に出てしまう危険性がある。タッチを考慮した場合は，グローブの上部を閉じる使い方に変更される（図3）。この使い方は特に送球を踏まえたものではないため，投球障害との関係は小さいが，送球を前提とした使い方では送球動作への移行に強く影響するため，場合によっては投球障害の原因となることも多い。

　通常の捕球あるいはタッチを前提とした使い方で捕球した場合，グローブを正面から観察すると，ボールがグローブに覆われ，投球側でボールを握るためには，1度グローブを開く動作が必要となる。捕球後グローブを開くためには，ボールを落とさないようにするため，捕球面をやや上に向けている必要があり，そこに投球側の手指を移動することになる（図4）。そのため，捕球後のボールの握り替え動作は体の正面で遂行されることになり，送球を急いだ場合，上肢だけを後上方へ引き上げる，いわゆる手投げとなりやすい。

　送球を前提としたグローブの使い方は選手により若干異なるが，代表的な使い方としては第2指を伸展，第5指を伸展・外転させ，第3指および第4指を中手指節間関節屈曲と母指球でボールを押し出すよう動かす方法である（図5）。それにより，グローブにボールは収まりながら，捕球面がボールを覆わない，ボールを投球側で握りやすい状態となる。

投球の基礎知識　グローブ

a：正面より　　　　b：下面より　　　　c：素手の正面　　　d：素手のボール捕球時

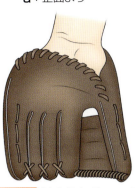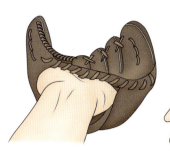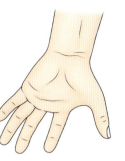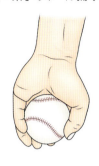

図1 基本的なグローブの使い方

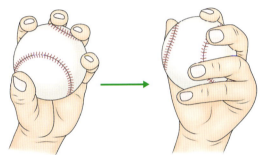

図2 衝撃緩和のための捕球

a：上面より　　　　b：素手の形

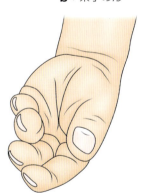

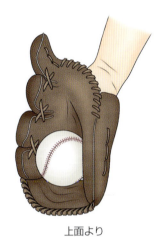

上面より

図3 通常捕球時のグローブの状態

図4 タッチを前提としたグローブの状態

a　　　　　　b　　　　　　　　　c

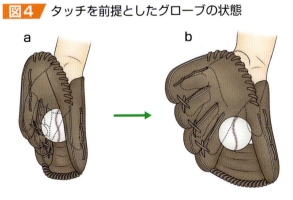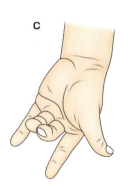

図5 送球を前提としたグローブの状態
グローブの変化と素手の動きを示す。

291

母指球と第2指，第3指でボールをおさえながら捕球面を広げた状態は，ボールが握りやすいだけでなく，落球の危険性が少なくなり，空間上を自由に動かすことが可能となる。そのため捕球後に1度捕球面を開く必要も，身体の正面でボールを握り替える必要もなくなる。さらにグローブを投球側の手指に向かって移動させることが可能となるため，ボールの握り替え動作と，送球に必要な体幹の準備動作を同時に遂行することが可能となる(図6)。その結果，時間的な無駄を省いた送球動作への連動が可能となるだけでなく，身体の運動伝達を利用でき，肩関節にかかる負担を強いることなく力強いボールの送球が可能となる。
　これらのグローブの使い方は，通常捕球に際しての基準となるグローブ使用がしっかりとできることが前提であり，使い方を学習することによりプレーの効率を改善させるだけでなく，肩関節への負担軽減にもつながるものと考える。
　以上のように，グローブ使用は単にボールを収めることだけが目的ではなく，次へのプレーを考えた使い方が存在する。グローブ使用の習得は，プレーレベル向上とともに投球障害肩の予防にもつながる重要な要素であり，受傷後間もない急性期など，投球動作が制限されているときにでも実施可能となる。
　実際，プロ野球選手のなかには，パートナーに近くからワンバウンドのボールを投げてもらい，送球を前提としたグローブ使用で捕球し，捕球した後グローブを後ろに引くといった予備動作なしにそのままグローブトスでパートナーに返球する練習を，個人的に実施している。

　投球を含め，投球側の肩への運動負荷が制限されると，野球にかかわる練習すべてが禁止されたようにとらわれがちであるが，グローブ使用のように，投球側の運動が制限されても実施するトレーニングとして非常に有用であることを認識すべきであると考える。
　投球障害肩は投球時の疼痛が主たる訴えのため，投球動作にのみ注意が引かれ，付随する要素については見過ごされることが多い。しかしこのほかにもスパイクの問題など，身体機能に影響を及ぼし，間接的ではあるものの投球障害肩にかかわる因子は少なくない。
　肩とは関係のない身体的問題が投球障害肩に深く関与するのと同じく，用いる道具，プレーをする環境は，身体の機能に多大なる影響を及ぼすことを考慮し，選手を取り巻くあらゆる職種が連携をとって対応を図ることが，投球障害肩を治療，あるいは予防するうえで非常に重要である。

投球の基礎知識　グローブ

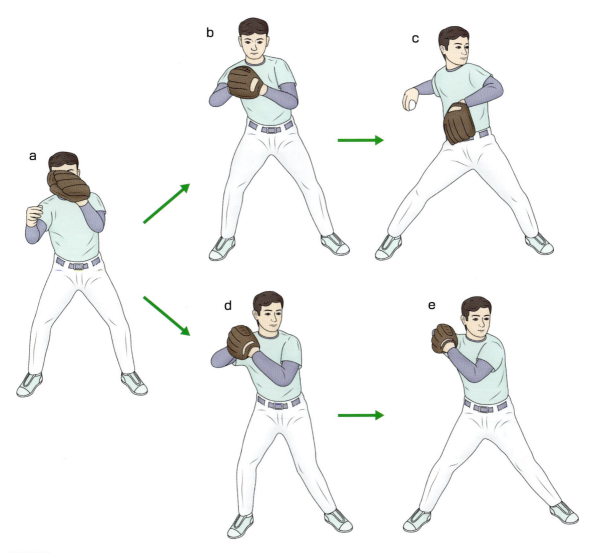

図6 ボールの握り替え動作
通常捕球では，握り替え後に送球動作に移る(a→b→c)。
送球前提のグローブの使い方は，握り替えながら送球動作に移ることができる(a→d→e)。

プロから伝授！投球テクニック

　投球は，単にボールの速度，あるいは変化の大きさにより是非が決まるものではない。しかし一般的には，より速く，より大きな変化を望みすぎるがゆえに障害を誘発することも多い。また，ときには正確性（コントロール）を追求しすぎ，ぎこちない投球となってしまっていることも多い。

　ここでは，実際のプロ野球経験者の考える，打たれにくいボール，打たれにくい戦術（打者との駆け引き）を対談形式でまとめている。整形外科的な疾患であっても，身体的能力だけでなく，心理的能力，そして知的能力への対応も非常に重要である。知的能力は，自己管理はもとより，何を大切にすべきか，何をすべきか，自己決定するうえで非常に重要である。選手への知的能力への対応（働きかけ）の一助となる，基本的な考え，ならびに例がまとめられている。

プロから伝授！投球テクニック
各種ボールの握り方

　投球障害の多くは，関節にかかる負担であることは確かであるが，なかでも技術の問題は扱うことが特に難しい部分である。「ボールの握り方」1つで身体の使い方が変わってしまうことも多いという。最後は手から離れたボールのでき次第と考えると，技術のなかでもこの「ボールの握り方」が非常に重要であるといえる。
　ここでは「ボールの握り方とそこから派生するいろいろな技術」について，元プロ野球投手 牛島和彦氏に存分に語ってもらった。臨床と技術との関係を深めるためにも是非参考にしていただきたい。

ストレート

牛島　最初のポイントは，まっすぐ（ストレート）は指（示指，中指）を閉じること。普通まっすぐはちょっと開くんですけどね（図1），いまの子どもって，開いた反対側に親指がこないんです。こうやって持つ子が多い（図2）。そうすると落としそうだから手首に力を入れてしまうんですね。ストレートはこんなふうに3点（母指，示指，中指）で支えるだけ。握るという表現はあまりよくない，「支えてくれ」と（図1）。なので，薬指もものすごく大切なんですよ。ソフトに握ったほうが手首は動きますから。まず最初の時点で手首を動かしやすくすることが大切です。

a：背側

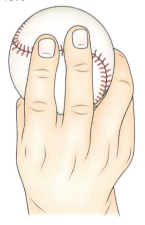

b：掌側

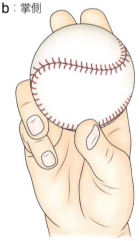

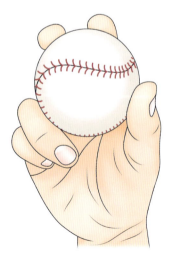

図1 ストレートの握り方

図2 問題のあるストレートの握り方

牛島 次のポイントは，3点（母指，示指，中指）で支えながら，示指，中指の2本は合わせる，ひっつけること。ひっつけることによって，力が逃げるのをなくし，一番円周の大きいところでスピンをかけていく。回転を増やす。その代わりこれはコントロールがつきにくいです！

　示指，中指をちょっと開くことによって，開きすぎると2本の間から力が抜けてしまうんです。でもこっちはコントロールつけやすい。

　次のポイントは，図3aのように握って親指をボールの下にかける（図3b）こと。このほうが手首が動くんです。指をひっつけて親指をかけると，ちょっと今は落としそうに感じるけれど，手首の動きとしては，親指をまっすぐしているより，親指を曲げているほうが動かしやすいんです。できるんだったら，回転数を増やすんだったら，親指を曲げて一番円周の大きなところを最後バチッと回転させて，ストレート。回転数を上げるというイメージで投げる。

　次のポイントとして，自分が使い分けていたのは，示指，中指をちょっと開いてコントロールしていくこと。バッターに，たまに「えっ？」と思わせたいときに指を閉じて，親指を曲げて，回転数をちょっと増やすと，今までのストレートとは違うストレートになる。バッターがちょっと「あれっ？何が違うんだっ？」と思った時点で，今度はそのまっすぐが気になってくると，それ以降の変化球が有効になったりする。

　だから，同じストレートでも自分の握り方次第でコントロールしやすい握り方と，回転数を増やしてちょっとバッターに「140km出ていないのになんで？」と思わせたりできたら，ピッチャーの勝ち！ストレートはそういうことができる球種ですね。

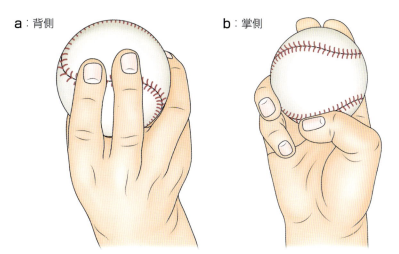

a：背側　　　b：掌側

図3 母指の位置が異なるストレートの握り方

山口　変化球ではないストレートも，握り方によっては多様に変化するし，目的に応じたストレートの握り方が存在するんですね。

そのなかでもポイントは「手関節の動きをいかに大切にできるか」ということのようです。実際に，投球時に各関節の速度を計測すると，前腕遠位端の速度と手から離れた直後のボールの速度とは大きく異なり，手関節以降でいかに速度が上げられているかが伺えます[59]。

また，「コントロールを大切にする」か，「ボールの回転速度を大切にする」かによって握り方を変え，逆にボールの回転数を変化させることにより，バッターの受け取る速度感を変化させ，打つタイミングを容易にさせないことができるなど，ただストレートといっても目に見えない多様性があり，トッププロはそれを意図的に投げ分けていたのですね。

ボールの縫い目と変化球

■ 変化球

牛島　スライダーとかカーブとかフォークとか，いろいろな変化球があるんですが，スライダーは，右投手が投げるときには時計回りにひねりますよね。カーブは自分の場合，縦にひねるけれど，スライダーはどちらかというと，ひねるというより，指で切りますよね。ボールの縫い目って，「∧」になっている側と「∨」になっている側があるでしょう（図4a）。たとえばボールを縦に握ったら，「∨」のほうだと指に引っかかり（図4c），「∧」のほうだと指が滑る（図4b）でしょう。ボールを反対に向けると，反対になる（図4d）。つまり図4dのボールの縫い目だと，左側が「∨」（引っかかる）で，右側が「∧」（滑る）になる。同じようにボールを縦に握っているようでも，示指側のほうが引っかかるときと，中指側のほうが引っかかるときと，縫い目によって全然違うんです。

例えば，図5aのように，縫い目の引っかかりが右になるような向きで，縫い

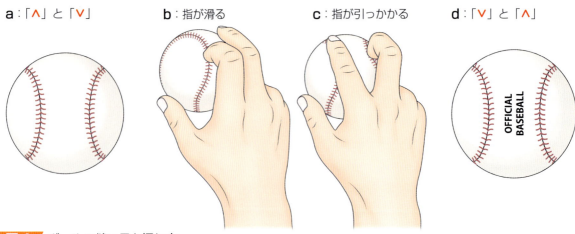

a：「∧」と「∨」　　b：指が滑る　　c：指が引っかかる　　d：「∨」と「∧」

図4　ボールの縫い目と握り方

各種ボールの握り方

目にかかるように指をおき，ボールを握ってスライダーを投げたら指先が引っかかりますね。そうやって握ったら滑らない。同じ握りで同じスライダーを投げているのに，糸の引っかかる滑りが違ったら，ちょっと曲がったり曲がらなかったりする。もしも曲がらずに抜けたらなにをしますか？もっと曲げようとするでしょ？だから，常に同じ握り方で，同じ縫い目にしておかないと，ボールに対するフィーリングが合ってこない。抜けたり，引っかかったりすると「今のは曲がった」，「今のは曲がらなかった」ということが起こるわけです（図5）。それはボールの縫い目の違いで起こっているけれど，感覚としたら，曲がらなかったから無理に曲げようとするんです。曲げようとして今度は引っかかるほうで投げたら，曲がりすぎる。抜けたり，引っかけたりしてコントロールがつかなくなる。だからこそ，まず「縫い目の使い方」というのが絶対に重要なんです！

僕が現役時代にやっていたのは，例えば，まっすぐ握るときに，常に薬指が滑るほうに握るやり方です（図6）。返球されたら，左側（示指）が「V」で右側（中指）

a：縫い目の方向に注意　　　　　b：縫い目を逆にすると滑りやすくなる

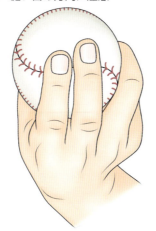 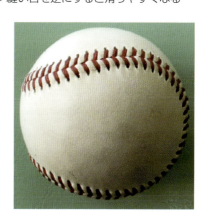

図5 スライダーの握り方

a：逆側。縫い目が横切るため　　b：第4指側の面は手にかからない　　c：薬指側。横切る縫い目がないため
　　指があると引っかかる　　　　　　　　　　　　　　　　　　　　　　　引っかからない

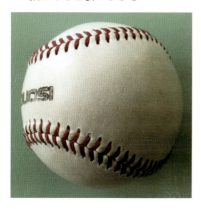 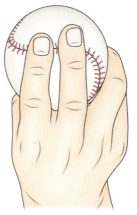 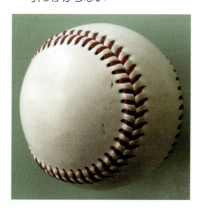

図6 ストレートの握り方

が「∧」という形で握るんです(図7)。そして,薬指が滑る縫い目「∧」を使って,示指も一緒に縫い目にかけると,ボールを離す瞬間,引っかかるとしたら,左側に変化するスライダー回転になるんですね(自分は右投げですから)。逆の縫い目だと投げたとき,放す瞬間にちょっとでも引っかかったらヨレますよね。シュート回転しやすくなります。

　縫い目の違いでこんなことが起きて安定しなかったら,この時点で投球フォームにも影響すると思うんです。だからこそいつも握り方が同じでないと,常に同じフォームにはならないんですよね。いいピッチャーというのは,いつも同じように握っていて,いつも同じ体重移動の距離があって,いつも同じところまでしか開かない。そして同じところでターンする。そうすることによって,リリースポイントがほとんど一緒になってくるから,コントロールがついてくる。

　たまに早めに身体を開いてしまったり,逃げたり,たまに開かずにいったりしていると,絶対コントロールがつかない。体重移動の距離が違うと,同じところで離しているつもりでも届く距離が全然変わってくるということなんです。そのために,我慢して同じところまで体重移動して,開かないように体重移動して,前で離せるようにしてリリースポイントを作っていくんです。

　だからこそストレートが基本になるんです。スライダーとかはちょっとストレートと違い手首を変えて,指2本で手刀を作るような感じで,縫い目が引っかかるほうを使えばいいわけです(図8)。

　よく勘違いされてますけど,たとえばシュートを曲げたいと思ったら,身体を開いて,無理に手をひねるように投げればシュートは曲がるんです。でも,それってボールの出所が見えやすいし,曲がればそれでいいのかって思いますよね。大きく曲がったら喜ぶ野球選手はプロでもいっぱいいるけど,大きく曲がるイコール早めに曲がり始めているってことでしょう。結局打ちやすいってことになると思うんです。なのでそんな投げ方で大きく曲がってもよくはないですよね。

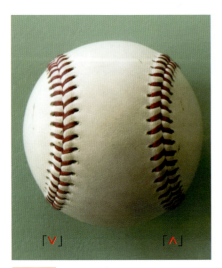

図7 グローブ内のボールの状態

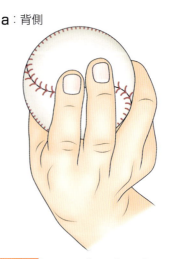

a：背側

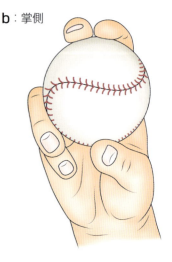

b：掌側

図8 スライダーの握り方

牛島　それに，シュートを投げるときに手をひねると肘にも負担がかかるじゃないですか。だったら，示指を「V」のほうに当てて（図9），まっすぐ投げたら示指のほうに引っかかるわけだから，勝手にシュートするんです。そうすればひねらなくていいんじゃないですか？　肘にも優しいわけですよ！

山口　彼は，縫い目の違いによるボールの変化を，単に良い・悪いで片付けているわけではなかったようです。というのは，もし変化するとしても一定ならば，その特徴を生かせると考えていました。右ピッチャーが右バッターに対して外角へストレートを投げるとき，もし変化するとしたら一番よくないのが右に変化するシュート。シュート回転は避けたいと考えます。もし，回転がかかっても，左に変化するスライダーであれば，ストライクは逃しても，ヒットを打たれる確率は低くできるわけです。
　逆に，右バッターの内角を要求された場合はまったく逆になるわけです。ですから，失敗したときのことを想定し，最悪の結果を回避するためにも，一定した変化を望んでいたのです。回転数，変化すべてを頭に入れ，ストレートといっても多彩なストレートだったというわけです。

■ カーブ，シュート

牛島　カーブは自分の場合，縦への変化が大きいタイプで，昔は「ドロップ」とよばれていました。普通のカーブの投げ方だと投げても曲がらないから，真っすぐと同じように握って（自分の場合），とりあえず肘を出してきて，手のひらを自分の顔に向け，つまり手の甲を前に，投げる側に出してきて，まるでヨーヨーを投げるみたいにして，最後にリリースのときにもう1回クッと引っ張って，回転数を増やす投げ方でした。でもこれは肘がすごいしんどかったです。「ズドーン，痛あ～」っていうのがあったから，これはあまり勧められませんね。

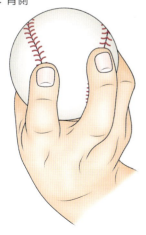

a：背側

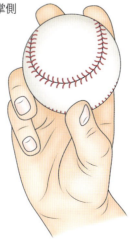

b：掌側

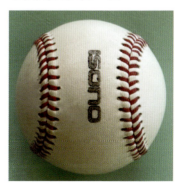

c：縫い目の方向を変えるとわずかなスライダーに

図9　シュートの握り方

牛島　シュートは自分の場合，今よく話題になる「ツーシーム」なんです。こっち側の示指で，引っかかるほうでツーシームを投げればシュートしてくれるんです（図9）。中指に引っかかるほうでツーシームを投げるとスライダーになるんで，これも使っていました。スライダーはもう1つ，ほぼストレートと同じように握り，ちょっとだけ横にするんです。ほんの少し，気持ちだけ。なぜ気持ちだけ横にするかというと，ひねる方向にずっと縫い目がほしかったんです（図8）。

山口　ツーシームは，しっかりと指でボールを押し出さないと，縫い目に指がしっかりと引っかからないようです（図10）。彼は，現役時代，キャッチボールでこのツーシームを投げ，指のかかり具合を確認し，調整の役に立てていたそうです。

　ツーシームでの変化は，バッターの手元でわずかに変化させることができるので，バッターはしっかりバットの芯でとらえている感覚なのに飛距離が思うほどでない，という結果になり，「振り遅れ？」と錯覚し，次の打席では振り遅れないように早くバットを出そうとするため，変化球の効果が上がるのだそうです。

　バッターは，ツーシームで飛距離が思ったほどでない打球でヒットを打っても，精神的には打ち取られたような嫌な気持ちになり，逆に，とても合わせきれないようなすごいスピードボールで打ち取られても「相手がすごい」で割り切れるため，むしろ納得のいかないヒットのほうが後々影響をきたすことが多いそうです。

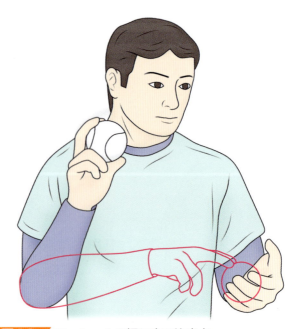

図10 ツーシームの握り方の注意点

■ フォークボール

牛島 　フォークボールは自分の場合，指が短いので縫い目にかけると引っかかって抜けない。なので，絶対に縫い目のないところを握って投げないと（滑らさないと），ボールが抜けてくれなかったですね（図11）。でもこれをやると滑るから，本当はすごくコントロールがつけにくかったんです。

　大リーグでプレーしていた選手に聞くといろいろ工夫していたみたいですね。向こうのバッターは，すごく動体視力が良くてパワーがあるから引きつけて打つ。だからフォークボールのスピードをつけるために，指1本だけ縫い目にかけてわざとシュートさせたりする。そんな工夫をしていたみたいですね。

　自分の考えは，だいたいスーパースローで見ると，空振りしているバッターというのは，飛んできたボールがバットの軌道のなかにまだ入っていないんです。曲がっているから空振りしているんじゃなくて。ボールが届く前に振ってしまうからなんです。

　ストレートみたいに腕を振れというじゃないですか。ストレートのように腕を振って変化球を投げると，まるでストレートのようにバッターは錯覚してしまう。つまり，バッターはストレートと思ってバットを早めに振るから，ボールが届く前にスライダーでもフォークでも振ってしまう。だから空振り，だと思うんですよ。

　僕らでもちょっと身体を早く開いてフォークを投げると，この空振りが取れずにバットの軌道に引っかかってしまう。絶対に引っかからないようにするためには，本当にストレート以上に体を使って腕を振ってフォークを投げないと無理。先にバットを振らせないと当たってしまうということです。

　曲がりが大きいということは，早く曲がり始めているわけですから，バッターが反応できるんです。ストレートみたいに出てくるけれど，結局ストレートのタイミングでいったら「ああ，違った。しまった！」という世界を作るためのフォーム作りというのか，それがあって初めてバッターを抑えられるじゃないですかね。球が速いからといって抑えられないし，曲がるからって抑えらない，ということです。

a：背側　　　　　　　　b：掌側

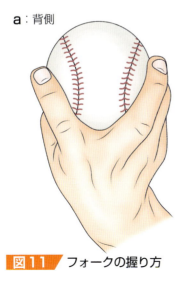 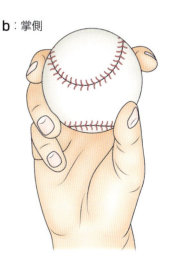

図11 フォークの握り方

■ チェンジアップ

牛島　チェンジアップは，フォークよりボールを浅く握る感じです（図12）。フォーク，スライダーと一緒で，いかにまっすぐの腕の振りにみせかけるかが勝負なんです。チェンジアップは，腕の振りにブレーキをかけてしまったら，すぐバッターに気づかれちゃいますからね。

　チェンジアップは自分の場合，身体でブレーキをかけて腕はむしろボールが離れた後，もっと早く振るようにしてたんです。ちょっとわかりにくい表現ですけど。それに腕の振りにブレーキをかけるのって，関節に負担がかかりますしね。カーブで「最後にリリースするときにもう1回クッと引っ張って」というのと一緒ですね。それでバッターに気づかれたんじゃ意味ないですからね。

変化球と投球障害

山口　変化球のなでもカーブだけはちょっと特殊で，肘にきたという話。だからなのか，フォークとかは一般的にはよくないといわれているけれど，その点はどう思っている？

牛島　どうかな？と思うんですけど，自分の感覚でいくと，フォークを開いて投げると，たぶん傷めるでしょうね。

山口　落とそうと無理するからいけない，ということ？

牛島　そう。だからちゃんと体重移動して，腕を振って，巻き付けれられれば全然関係なかったなあという感じですかね。

山口　つまりストレートと同じように投げられれば関係ないよ，ということ？

牛島　ただ，やっぱり抜けていく分，空振りみたいな感じはあるでしょうけどね。

山口　要は，力が加わって抜けちゃうから，手が持っていかれるような，そういう危

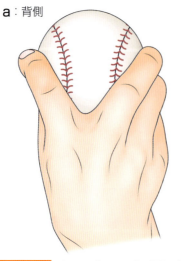
a：背側

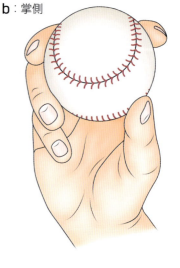
b：掌側

図12　チェンジアップの握り方

なさはあるけれど、その衝撃を身体全体で分散できれば問題にならない。なので、フォークがよくないということではないんだね？

牛島 そうですね。それに、自分はフォークの落ちる変化でどうのこうのって全然なかったですからね。シュートもツーシームで握って、示指側の縫い目が引っかかるようなボールの握りにして、示指にキュッと力を入れるだけでしたから。ちょろっと曲がればいいか、みたいな。ちょっとシュートあるな、みたいに思わせればいいか、みたいな感じでしたから。

山口 子どもたちに変化球といったら、「基本として、曲げようとするな」ですかね？

牛島 そうですね。曲げようとすると変な投げ方になるから。チェンジアップもそうでしょう。チェンジアップも本当は、腕を振ってるようなふりをしているけど、同じフォームなんですが、ボールをしっかりと「つく」というか、「切る」というか、よりちょっと押し出すんです。押し出したあとや、フッと抜けたあとに、右手をクッと回転させると、速い球を投げているように勘違いしてくれる。結局、ボールの変化ではなくて、「身体の演技」をだいぶ使っていましたね！

山口 実際にはボールの変化よりも、いかにストレートと思わせるかというその「演技」のほうがものすごく大事ということだね。

牛島 だと思います。だから、曲がったから抑えたというのはどうかなあ・・・本当はありましたけどね。いかにもストレートと思わせることができれば、ストライクゾーンに投げても平気なわけです。ワッと振る前にフワッとくるから、タイミングが合いませんからね。

山口 変化球がいけないというよりも、無理して変化球を投げようとするからおかしくなるってことだよね。

牛島 皆さん、医療側の方が良いとか悪いとかいう話をよくしますけど、結局、悪いことって、2つあると思うんです。

1つが、無理に変化させようとすること。早く開いて無理やり曲げようとすれば、関節に負担がかかります。それに、いちいち無理に変化させようとしていたら、ボールの回転にばらつきが出ちゃいます。大切なのは「ボールの回転は一定にすること」。そうでないと、狙いどころが定まらないじゃないですか。毎回変化が違っていたら勝負できませんからね。それに、変化の大きさではなく「ストレートと勘違いさせること」。こちらのほうが大切だと思うんですよ。

もう1つが、身体の動きと腕の動きが連動しないこと。身体が後ろに残っている状態、つまりしっかり踏み込んだ足に体重がかかっていない状態で腕を振ったら、絶対腕だけが前に持っていかれますから。身体を絶対後ろに残さずに、身体が一緒に前にいきながら、距離を保って腕をグッと巻き付けていくと、腕だけ前に持っていかれることがなくなる。開かずに体重移動すると、これがなくなるんです。

山口 そういえば、腕の振りはいつも一生懸命振らないとダメでも一生懸命全力で投げようとしちゃダメだ、って言ってたよね。

牛島 ええ。ボールが変化するのは、初速とボールの回転数の関係じゃないですか。初速が早くなかったら、ボールの回転による影響を早くから受けるから、早めに変化しますし、初速が早すぎると、ボールの勢いがありすぎて変化する前にキャッ

チャーに届くかもしれません。それに，腕の振りはストレートと同じじゃないと結局意味ないですから，腕の振りはいつも一緒じゃないとダメなんですよ。

　ただ，初速は違います。例えばいつも全力で投げていたら，向かい風，追い風のときに困る。追い風では変化する前にキャッチャーに届いちゃうかもしれませんし，向かい風ではどんなに頑張ったって，変化しすぎてコントロールできません。状況に応じて，初速は変えられないといけないんですよ。

山口　変化球は，初速によって曲げる地点を変えられるってこと？

牛島　ええ，まあ，そういうことになりますね。それができると，同じ軌道でストライクになる変化と，ボールになる変化が作れるんですよ！人って面白いもので，狙う地点を前後すると，ボールの勢い，つまり初速が変化するんです。自分は，キャッチャーにミットを構えさせて，ホームベースより前で構えているってイメージしたり，逆にいつもの位置よりもっと後ろで構えているってイメージしながら，変化球を投げて練習してましたよ。

　指導するときは，棒を2本用意してバツ印（×）を作り，キャッチャーの構えている地点を基準にそのバツ印（×）をホームベースの前に，高さと左右は変えず前後の距離だけ変えて構えて，「ここにぶつけるつもりで投げてみろっ」てやるんです。手の振りが一定のピッチャーは，同じように投げたつもりなのに変化が早くから起きて，ストライクをはずれる軌道になるんですね。

　的当ての道具を使って，的の距離を変えてイメージを作りながら練習するのもいいかもしれませんね（図13）。腕の振りが一定でないと，この練習もできないんです。つまり，通常練習で常に変化が一定でないと意味がないんですよ。

山口　実際に，彼は私に対してピンポン玉を投げてよこし，私の立っている位置を1

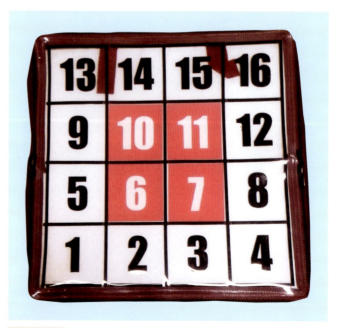

図13　的当ての道具（是吉工業〈株〉製）

mずつ後方に移動させたが，変化する地点は捕球する私に対しては常に一定で，変化も一定，取る位置がほとんど変わらなかった！変化を大きくして届く位置を変えるのではなく，曲がる位置を変えることで届く位置を変えていたんです！

投球指導

山口　これまでの話を聞いていて，腕の振りはいつも一定で，ボールが指から離れた後，手をひねるとか，腕を加速させるとか，していたということは，それだけ指先の感触があるっていうこと？

牛島　そうですね。調子がいいときは，ストレートを投げたとき，まず親指からボールが離れ，その次に示指，そして最後に中指の内側で押し込みながらボールが離れていく感じがありました。

山口　その感触はないとダメなんだよね？どうやって教えるの？

牛島　ないとダメかと言われると難しいですけど，1ついえるのは，気持ちよくないと動きがぎくしゃくするじゃないですか。ボールを投げるときに手首の柔らかさって大事なんですけど，ボールを握ったときにしっくりこないと，どうしても動きが固くなってスムーズに使えないんです。本来なら，指を伸ばすと示指より中指のほうが長いですから，縫い目もそれに合わせて，右投げなら右上がりの傾斜に合わせるんですが，縫い目に合わせると，ボールが一回り大きく感じてしまい，手首がうまく使えない選手もいるんです。

　通常指の長さに合わせた縫い目の使い方を「順シーム」(図14)，その反対になる縫い目にして握るのを「逆シーム」(図15)っていうんですけど，逆シームになると，中指の遠位の関節の下を縫い目が通るんで，ボールが一回り小さく感じるんです。そのほうが手首を柔らかく使えるっていう選手はそれでもいいんじゃないかなって思ってます。実際プロにもいますしね。一番大切なのは「気持ちいいか，気持ち悪いか」のような気がします。選手によっては，ボールを深く

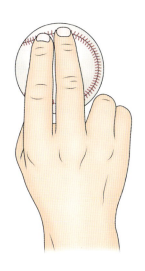

図14　順シームの握り方

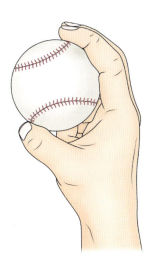

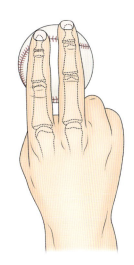

図15　逆シームの握り方

握る選手もいるし，浅く握る選手もいますから。

　　ボールの握りも，フォーム作りも，聞くほうも話すほうも形を作って話そうとするんです。教えるほうも，教わるほうも形をもったらいけないだろうと，思うんです。結局全部は当てはまらない。筋力の違いとか，いろいろあるわけだから。

　　僕の教え方は「1回これやってみよう。ダメだったら考えよう」なんです。そうしたら，一緒に努力できる。「これやれ。」「できないのか？」「これでは？」，「ダメでしょう。」「これやってみよう。ダメだったら次考えよう。」「これやってどうだった？」「こうやった？」「じゃあ，ここをもうちょっとこうしようか。」とやっていくうちに，ここでこれを使えば，こういうふうになっていくかも，みたいな答えが出始める。答えが出始めて，やってみてよかったらそれで続ける，というやり方です。

　　マイナスにならなければいいんじゃないかなと思うんですよ。マイナスになることをやっているときは，それは違うんじゃないかと指摘します。マイナスじゃないな，本当はこっちだけど。こっちに変えてマイナスじゃないのと比べたときにあまり変わらなかったら，自分の好きなようにさせる。気持ち悪くやるより，気持ちよくやったほうがいいだろうと。だから，子どもたちに教えているときには必ず聞く，「気持ち悪くないか？」と。僕は技術うんぬんよりも，「どう？」「気持ち悪くないか？」と必ず聞くんです。社会人野球も同じ。「こうやってみろ」と言って，「気持ち悪くないか」って聞いて，「大丈夫ですっ」だったら，「じゃあやってみよう」。気持ち悪かったら「もういい，元に戻せ。ちょっと考えよう。」という感じかな。

山口　マイナスにならなければ…マイナスというのは，さっきの話のこと？

牛島　そうですね。まず体の動きが常に一定。力任せになると，どうしても体が開いてしまうから，早めに開いたり，たまに開かずにいったりしていると，絶対コントロールがつかない。体重移動の距離が違うと，同じところで離しているつもりが届く距離が全然変わってくるということなんです。だからそのために，我慢して同じところまで体重移動して前で離せるように，開かないように体重移動して前で離せるようにして，リリースを作っていくんです。

　　足をつく位置も同じ，頭の位置も同じ，ボールが手から離れた後は，勢いの違いで若干の差はでますけど，ボールが手から離れる状態は，いつも同じじゃないとよくないんじゃないかと思うんです。投げるボールの種類に関係なくこれは全部一緒。これが基本になるわけなんです。

　　球速は，早いほうが絶対的にアドバンテージがあります。でも，力任せに早く体を開いて投げたら，手の軌道が見やすくなっちゃいます。今のバッターはそれじゃ抑えられないんです。ストレートさえタイミングとるのが難しい，そんな投げ方だから変化球が生きてくると思うんです。

　　腕の振り。バッターの打ち難さでいったら，やはり腕が横に向かっての動きがあったら，見やすいじゃないですか？今のバッティングマシンはドラム型が多いですから，2つのドラムの間からボールが出てくるわけです。予告もなくボールが出てきたらタイミングがとれない。だから，ドラムにボールが入るところをバッターに必ず見せるんです。旧型のアーム式のバッティングマシンは，アームの動

きが見えますから，バッターはその動きに合わせてタイミンをとることができるんです。

　実際の投球も同じ。早くに腕が伸び始めてしまうと直線的ではなく，弧を描くようになりますから，やはり打ちやすくなりやすい。それに弧を描く軌道では，ボールを離すタイミングがちょっとずれただけで大きく軌道が変わってしまうから，コントロールもつけにくくなりますね。

　そうではなくて，ムチのように最後直線的に動くほうが，絶対的に有利じゃないですか。このムチも短いとタイミングがとりやすくなっちゃいますよね。マシンにボールを入れた，すぐボールが出てくる，だったらタイミングとりやすくないですか？これが，ボールを入れた後，ボールがドラムまで時間がかかって，なおかつ，入れた後のボールの行方が見えなかったら，めちゃくちゃタイミングとりづらくなるじゃないですか。

　トッププロのピッチャーは，ほとんどモーションを抑えた，構えてすぐ投球というクイックモーションで投げたのと，振りかぶって大きなモーションを使って投げたのと，球速比は1〜2km/hの違いしかないんです。クイックモーションのほうがよけいな動きがない分だけ再現性が高くなりますが，ただ，クイックで投げてるとタイミングを合わされやすくなるんで，何回もやらないんです。

　このムチのような動きも，長いムチのようにするためには，身体の動きが大切になりますよね。「手投げ」は強さも出なければ，タイミングもとりやすくなります。それを無理に強さを求めたら負担がかかります。綺麗なムチのような動きは，やはり手首と肘の使い方が大切じゃないかと思います。ムチの支点となるのが肘になるんで，どれだけ前まで肘を持っていけるかが大切になるんですよ。そしてムチの軌道と軌道の大きさですよね。これを作るのがほかの身体の部分だと思うんです。最後直線的に動くムチの軌道を想定した身体の動き，これが大切じゃないかと思うんです。

　よく指導者が，投げる場所をよく見て投げろと言いますけど，これも気をつけないといけない。投げたい場所をよく見ろ，イコール「顔を正対させて」と思ってしまっていることが多いように感じますね。「胸を向けて」って言われることもありますけど，それって一瞬ですし，ずっと正対させたままじゃ「手投げ」になっちゃうじゃないですか。

　踏み込む脚が接地するまでは，頭が揺れると方向がばらつきやすくなるからあまりよくありませんが，（踏み込む脚が）ついた後は，腕のムチのような動作の軌道を踏まえて，頭はある程度逃がさないと直線的なムチ運動に近づきませんよね。ムチの運動がずれてしまうほど移動させるのはよくない。でも頭を固定させたまま，顔を正対させて投げたら，直線的なムチの運動にはなりにくいじゃないですか。結局，基本に対してマイナスかどうかになるんです。

　ほかにも，振り上げる脚の足関節を上に向けるべきか（背屈），下にしたまま（底屈）がいいか？脚を振り上げたときに，立っている側の足の踵は，浮いたほうがいいか，浮いちゃダメか？これは人によってどっちがいいか変わるんです。基本の動きにマイナスになるんだったらダメ。プラスになるんだったらいいじゃないかと思うんですよ。ほかのマイナスが大きくならなければ。例えば，球速がガタ

落ちしてしまったら意味ないですからね。

「肘を上げろ，上げるな」も同じで，ムチのような動きの邪魔になるようであればダメ，そうじゃなければオッケー。元プロのなかには，「肘は前に出すな」って指導する人もいるんです。肘が前に向かなかったらいかんだろって思いますけど，たぶん前を意識しすぎると，肘だけを前にもっていってしまって，ボールを押し出すような手投げになってしまうことを防ぐという意味があるんじゃないですかね。でも，それによってムチの動作が崩れるんだったらダメだと思うんです。

山口 だから，手首の使いやすさを大切にした握りが大切ってことなんだ。

牛島 そうです。変化球は同じでも，選手によって握り方は結構違いがあります。それってみんな，ストレートと同じ振りができる，気持ちよく振れるが前提で，試行錯誤した結果だと思うんです。

あと注意しないといけないのは，投球フォームはつながっている動作なんで，どこかに悪い形があるからといってそこだけ直せるもんじゃないんですよ。それも同じ問題といっても，原因は1つとは限りません。例えば，体重移動の時間が短い。すると，腕の動きを合わせないといけないから，ムチのような動作が阻害されてしまう。でも逆に，手首がうまく使えないから，体重移動の時間をそれに合わせて短くしている，なんてこともあるんです。何でも決めつけて形に納めようとしたら，形に当てはめることに固執したらいけないんです。形を試すことはいいけど，その結果がどうか，つまり「気持ち悪くないか？」になるんじゃないかと思うんですね。

山口 確かに。シャドーピッチングではまったく問題ないのに，ボールを持つと別人になっちゃう選手もいるもんね。

戦術

山口 ピッチャーからすると，戦術とかの話になってしまうかもしれないですけど，インハイからアウトローというのはバッターが届きにくい場所といわれるじゃないですか。逆にバッターからすると，どういうふうにしたら，そういうケースになったときに打てるようになるかというふうな指導法は？

牛島 そんな指導法はないかも。指導法はないけど，例えば，胸元に投げたら相当な確率で低めに，アウトコース低めにくるよといって，腹をくくってアウトコース低めに打ちにいくとかしないと打てないかも。でも，優秀なピッチャーだと，胸元に投げて，さも外低めに投げますよと思わせながら，また胸元に投げてくるから，形にはめた答えはしないほうがいい。

指導者は，やっぱり形を押し付けるんじゃなくて，「覚悟を決めさせないといけない」のではないかと思うんです。もちろん定石を伝えることは大切ですけど，その定石に従うんだったらそれなりの覚悟を決めて。外を打ちにいって，インコースにきたらなんとかファールしろという一言です。打つんじゃなくて，逃げろ，ファールで。その代わり，アウトコース低めを打ちにいってインコースにきたら，体に当たることもあるけど，それはもう腹くくっていけよ，と言うしかない。

だからリスクはしようがない。リスクを背負わずに結果を出すことは絶対無理。

そのリスクの背負い方をみんな知らないんだと思う。

山口 たしか現役のとき，一人のピッチャーAが「ピッチャーは確率をいいますけど，結果ですよね。結果，抑えればいいんですよね。」と言ったことに対して，先輩ピッチャーBが「ピッチャーは確率だ！」と答えたのを見ていた牛島が，2人に放った言葉，あれすごかったあ！

ピッチャーAに対しては「おまえはアホか。何試合もあるんだから，同じところにいって同じように抑えられるかどうか。これは確認できなかったら使えるわけないだろう。偶然？それじゃあ野手はたまったもんじゃない！」

ピッチャーBが，そうだそうだとうなずいていたら「おまえのほうがアホや。カウント追い込んだとき，おまえ，バッター見てないだろ。おまえが追い込んだとき，バッター全員低めしか見てないんだよ。おまえは理論ばかりで，毎回低めにくる。バッターはみんなわかっているんだよ。低めねらってるから全部打たれるんだよ。いいか，ピッチャーは〈確率によるもん〉と違うんだよ，〈確率を作る〉のがピッチャーなんだ！」

牛島 ではここで問題。例えばインコースにまっすぐ，シュートを投げました。バッターは次に何がくると考えるでしょうか？・・・。そこでインコースにスライダーを投げられたらどうする？スライダーを投げられた時点で「当たるっ」と一瞬思う。つまり錯覚させるわけ。

今度それがあると，インコースを1回見せて，次の対戦のときにインコース1回見せた時点で，バッターはこっちのスライダーが頭からはずれない。ということは，アウトコース低めに，別にスピード出さない，コントロール中心で投げても，バッターは見逃してくれるわけ！

なのに，そこで力んでボールを投げるピッチャーはエネルギーの浪費。せっかく，エサをまいているのに，力んでボールを投げなくても，省エネで投げれば見逃してくれるんだよ，前回のスライダーに意識があるから。力んで勝負しにいく力任せのピッチャーが結構いっぱいいるんだよね。もったいないでしょ？せっかくいい仕上げができているのに。そこは力むところじゃなくてコントロールだろって思う。

ここに投げれば打たれないだろうという話になってくると，ちょっと違ってくるでしょう。いつもいつも力のある球をコースに決める必要がなくなってくるってことがわかるでしょっ。

山口 つまり布石なんだ。この試合だけじゃない，次の試合まで考えて投げてるんだ。そしてそれができるってことは，いつも同じフォームであることと，一番大切なことは，バッター視線でいかにタイミングをとらせないか，自分のバッティングをさせないか，ということなんだね（投げたボールのデキも大切だけど）。

牛島 そうですね。この世界，自分よりすごい人はいっぱいいますからね。特に今の野球は，打撃有利。どんな早いボールもマシンで練習できますから。相手が自分より勝っているから仕方ない，は嫌ですからね。まともに行ったらダメだったら，どうやったら相手が苦しむか，そこが大切だと思うんです。なんか，近頃，スピード重視，スピードが出ればいい，みたいな風潮がありますけど，どうなんですかね？

僕みたいに身体が大きくない場合は，やっぱり限界ってあるじゃないですか。それに，年齢とともにやっぱり球速は落ちてしまうでしょ。そうなると，やっぱり対打者との駆け引きになるんです。そしてそれができるのは，すべての投げ方がいつも同じでないとダメ。それも，球速がそれほどなくてもタイミングがとりにくいストレートが基本です。

　僕は肩を壊してまったく投げられなかったとき，自分がこれまでの対戦で「なんで打ちとれたか」，「なんで打たれたか」をもう1回見直してみようと思ったんです。それで，自分なりの論理ができたら，後輩に教え，後輩が試合で投げている姿を観て，その後の結果を予想していたんです。よ〜く当たりましたね！これがあったんで，復帰しても自信をもって投げられることを確信してました。

　けがしている間は投げられなくても，できることをやっておくことはたくさんあるはずなんです。けがでふてくされていても何も変わらない。けがをしているときこそ，普段できないことをやらなきゃ。そう思います。

山口　彼は，けがで投球できない間，記録に残っているビデオを1回でなく，何回もすべて見て，いろいろな視点で，確認していたという。そこから投球の基本，そして，前の日に投げた投手による相手打者のバッティングへの影響など，いろいろなことに気づき，以後の登板に生かし，後輩の育成に成果を上げていた。

　かなりレベルの高い話ではあるが，基本的な考えはどのレベルも一緒ではないだろうか。臨床への応用，けがで戦線離脱している選手への配慮など，皆さん，是非是非参考にしていただきたい。

文献・索引

文　　献

1) 近藤二郎監．海底からよみがえる，古代都市アレクサンドリアの至宝　海のエジプト展．日本語版図録．東京：朝日新聞社；2009. p.52-7.
2) 小川鼎三著．医学の歴史．東京：中央公論新社；1964.
3) 竹中晃二，藤澤雄太，満石　寿．一時的運動停止に導かれるハイリスク状況への心理的負担感とその具体的対処方略．健康心理研 2010；23：61-74.
4) 山口光國著．野球人 牛島和彦の「偶然を必然に変える」投球術．東京：社会評論社；2010.
5) Burbank PM, Riebe D編著．竹中晃二監訳．高齢者の運動と行動変容 トランスセオレティカル・モデルを用いた介入．東京：Book House HD；2005.
6) 津田　彰編．現代のエスプリ「新しいストレスマネジメントの実際」．東京：至文堂；2006.
7) 尾関友佳子，原口雅浩，津田　彰．大学生の心理的ストレス過程の共分散構造分析．健康心理研 1994；7：20-36.
8) 鈴木　平，春木　豊．気分状態と関連性がみられた手の動作の特徴．感情心理学研究 2001；8：1-13.
9) 山口光國．気分・感情と歩行リズムとの関係．桜美林大学大学院修士論文 2009.
10) 勝亦陽一．発育期における身体サイズおよび筋力との関連でみた投球スピードの発達．早稲田大学大学院博士論文 2009.
11) ニコラス・トールネケ著．山本淳一監．武藤　崇，熊野宏昭監訳．関係フレーム理論（RFT）をまなぶ．東京：星和書店；2013.
12) 宮丸凱史．投げの動作の発達．体育の科学 1980；30：464-71.
13) 日本整形外科学会産業医委員会．作業関連筋骨格系障害．東京：金原出版；2001.
14) DiVeta J, Walker ML, Skibinski B. Relationship between performance of selected scapular muscles and scapular abduction in standing subjects. Phys Ther 1990；70：470-9.
15) 松本大士，土屋将一，武末栄一，ほか．肩甲骨の加齢によるポジションの変化についての検討．理学療法学 20；27 Suppl 2：60.
16) Poppen NK, Walker PS. Normal and abnormal motion of the shoulder. J Bone Joint Surg Am；58：195-201.
17) 鈴木一秀，山本龍二，安楽岩嗣，ほか．腱板損傷の「Scapula45撮影像」の検討．肩関節 1993；17：280-4.
18) 筒井廣明，山口光國，山本龍二，ほか．腱板機能の客観的レ線撮影法「Scapula45撮影法」について．肩関節 1992；16：109-13.
19) 立花　孝，野島　晃，松岡俊哉．肩関節．理療ジャーナル 1990；24：761-7.
20) Gohlke F, Essigkrug B, Schmitz F. The pattern of the collagen fiber bundles of the capsule of the glenohumeral joint. J Shoulder Elbow Surg 1994；3：111-28.
21) Helmig P, Søjbjerg JO, Sneppen O, et al. Glenohumeral movement patterns after puncture of the joint capsule：An experimental study. J Shoulder Elbow Surg 1993；2：209-15.
22) Inman VT, Saunders JB, Abbott LC. Observations on the function of the shoulder joint. J Bone Joint Surg Am 1944；26：1-30.
23) 信原克哉著．肩 その機能と臨床．第3版．東京：医学書院；2001.
24) Bigliani LU, Codd TP, Connor PM, et al. Shoulder motion and laxity in the professional baseball player. Am J Sports Med 1997；25：609-13.
25) Brown LP, Niehues SL, Harrah A, et al. Upper extremity range of motion and isokinetic strength of the internal and external shoulder rotators in major league baseball players. Am J Sports Med 1988；16：577-85.
26) 岩堀裕介，加藤　真，佐藤啓二，ほか．少年野球選手の肩関節内旋可動域の減少．肩関節 2003；27：415-9.
27) 牧内大輔，筒井廣明，三原研一．野球選手における肩甲骨関節窩傾斜角及び上腕骨後捻角の検討．肩関節 1999；23：363-6.
28) Reagan KM, Meister K, Horodyski MB, et al. Humeral retroversion and its relationship to glenohumeral rotation in the shoulder of college baseball players. Am J Sports Med 2002；30：354-60.

29) 山口光國, 遠藤 優, 福井 勉, ほか. 肩関節周辺の疼痛の評価. 理療ジャーナル 1995; 29: 161-7.

30) 佐藤達夫. 理学療法と基礎医学の接点 肩周辺の複雑な筋の配置を形態学的に解析する－肩甲筋の歴史的背景の理解のために－. 理学療法東京 2003; 20: 709-18.

31) Quiring DP. The functional anatomy of the shoulder girdle. Arch Phys Med Rehabili 1946; 27: 90-6.

32) Saha AK. Dynamic stability of the glenohumeral joint. Acta Orthop Scand 1971; 42: 491-505.

33) Wuelker N, Korell M, Thren K. Dynamic glenohumeral joint stability. J Shoulder Elbow Surg 1998; 7: 43-52.

34) 山嵜 勉編. 整形外科理学療法の理論と技術. 東京: メジカルビュー社; 1997.

35) 望月 久監訳. 骨格筋の構造・機能と可逆性-理学療法のための筋機能学-. 東京: 医歯薬出版; 2013.

36) 田中 稔. プロ野球投手の投球前後での肩周囲筋出力変化の検討. 日本肩関節学会抄録集 2015; 42: 163.

37) Noffal GJ. Isokinetic eccentric-to-concentric strength ratios of the shoulder rotator muscles in throwers and nonthrowers. Am J Sports Med 2003; 31: 537-41.

38) Hellwing EV, Perrin DH. A comparison of two positions for assessing shoulder rotator peak torque. The traditional frontal plane versus the plane of the scapula. Isokinetics and Exercise Science 1991; 11: 202-6.

39) 山本尚司, 加賀谷善教, 門馬利明, ほか. 当院における肩関節内外旋筋力評価について 肩関節不安定症の筋力特性. 理学療法学 1995; 21 特別号2: 118.

40) 平田光司, 橘内 勇, 福田浩史. 肩関節の等速性内旋・外旋筋力特性について－投手に関する検討－. 理学療法学 1996; 22 Suppl 2: 44.

41) 鈴木克憲, 三浪明男, 高原政利, ほか. 肩関節のDynamic stabilizerについて－内・外旋筋の筋収縮様式の違いに着目して－. 肩関節 1993; 17: 77-80.

42) Mikesky AE, Edwards JE, Wigglesworth JK, et al. Eccentric and concentric strength of the shoulder and arm musculature in collegiate baseball pitchers. Am J Sports Med 1995; 23: 638-42.

43) 中目有希子, 山口光國, 福井 勉, ほか. 上肢挙上運動における肩甲帯機能の関与. 神奈川県理学療法士県士会会報 1993; 20: 107-8.

44) 嘉陽 拓, 山口光國, 大野範夫, ほか. スポーツ傷害肩における機能障害の追跡調査. 理学療法学 20; 27 Suppl 2: 137.

45) J.Huxley著. 死とは何か－その他. 丘 英通訳. 東京: 岩波書店; 1938.

46) 中谷宇吉郎著. 科学の方法. 東京: 岩波新書. 1958.

47) 山口 創著. 皮膚感覚の不思議「皮膚」と「心」の身体心理学. 東京: 講談社; 2006.

48) 平野裕一. 投球動作のバイオメカニクス. 臨スポーツ医 1988; 5: 853-8.

49) Digiovine NM, Jobe FW, Pink M, et al. An electromyographic analysis of the upper extremity in pitching. J Shoulder Elbow Surg 1992; 1: 15-25.

50) Glousman R, Jobe F, Tibone J, et al. Dynamic electromyographic analysis of the throwing shoulder with glenohumeral instability. J Bone Joint Surg Am 1988; 70: 220-6.

51) 伊藤博一, 中里浩一, 渡会公治, ほか. 投球動作における体幹運動の役割 体幹運動と上肢投球障害. 日臨スポーツ医会誌 2001; 9: 332-9.

52) 嘉陽 拓, 山口光國, 大野範夫, ほか. 投球動作における体幹と肩甲骨の運動. 理学療法学 2004; 31 Suppl 2: 394.

53) Lyman S, Fleisig GS, Andrews JR, et al. Effect of pitch type, pitch count, and pitching mechanics on risk of elbow and shoulder pain in youth baseball pitchers. Am J Sports Med 2002; 30: 463-8.

54) 松岡俊哉, 野島 晃, 立花 孝, ほか. 投球動作の分析 高校野球選手の投球分析. 臨スポーツ医 1991; 8: 1410-4.

55）松久孝行, 筒井廣明, 三原研一, ほか. 投球動作解析の検討. 肩関節 2002；26：399-403.

56）中溝寛之, 橋本 淳, 中村真里, ほか. 投球障害肩における動作解析 いわゆる"hyperabduction"について. 骨・関節・靱帯 2002；15：1263-9.

57）西川仁史, 立花 孝, 松岡俊哉, ほか. 投球動作の分析 プロ野球投手の投球分析. 臨スポーツ医 1992；9：33-7.

58）野島 晃, 松岡俊哉, 立花 孝, ほか. 投球動作の分析 少年野球選手の投球分析. 臨スポーツ医 1991；8：1293-7.

59）桜井伸二編, 宮下充正監. 投げる科学. 東京：大修館；1992.

60）Wight J, Richards J, Hall S. Influence of pelvis rotation styles on baseball pitching mechanics. Sports Biomech 2004；3：67-83.

61）山口光國, 大野範夫, 福井 勉, ほか. 動作分析の実際 スポーツ障害, 特に投球障害を中心として. 理療ジャーナル 1996；30：8-6.

62）立花 孝, 西川仁史, 松岡俊哉, ほか. 投球動作の分析−体幹の捻れと投球腕の鞭打ち様運動−. 臨スポーツ医 1992；9：219-24.

63）矢内利政. 投球動作における体幹（骨盤・胸郭・肩甲骨）の3次元ムチ運動. 体育の科学 2011；61：484-90.

64）下山 優. 野球選手におけるスピード・トレーニングとしての「遠投（キャッチボール）」の意義 〜投距離とボール初速度と投射角度の関係から〜. 筑波大学修士論文 2006.

65）Izumi T, Aoki M, Muraki T, et al. Stretching positions for the posterior capsule of the glenohumeral joint：strain measurement using cadaver specimens. Am J Sports Med 2008；36：2014-22.

66）Muraki T, Aoki M, Uchiyama E, et al. The effect of arm position on stretching of the supraspinatus, infraspinatus, and posterior portion of deltoid muscles：a cadaveric study. Clin Biomech（Bristol, Avon）2006；21：474-80.

67）入谷 誠. アキレス腱炎の予防とインソール. 理療ジャーナル 2016；50：467-80.

68）立原久義, 浜田純一郎, 山口光國, ほか. 健常者の上肢挙上に伴う胸郭と肩甲骨の運動. 肩関節 2012；36：795-8.

69）Johnson G, Bogduk N, Nowitzke A, et al. Anatomy and actions of the trapezius muscle. Clin Biomech（Bristol, Avon）1994；9：44-50.

70）皆川洋至, 井樋栄二, 佐藤 毅, ほか. 腱板を構成する筋の筋内腱−筋外腱移行形態について. 肩関節 1996；20：103-9.

71）望月智之, 山口久美子, 秋田恵一, ほか. 棘上筋と棘下筋の上腕骨停止部について−組織学的検討−. 肩関節 2008；32：493-6.

72）望月智之, 秋田恵一. 腱板筋群の構造と停止部の新しい解剖知見. 別冊整形外科 2010；58：7-11.

73）皆川洋至, 井樋栄二, 阿部秀一, ほか. 腱板断裂肩の疫学. 日整会誌 2006；80：S217.

74）筒井廣明. 投球障害肩に対する保存療法 Cuff-Y exercise. 新OS NOW No.20. 落合直之, ほか編. 東京：メジカルビュー社；2003. p130-4.

75）山口光國, 筒井廣明. 上腕骨位置を基本とした, 肩甲帯の運動許容範囲. 肩関節 2009；33：805-8.

76）正木健雄. 姿勢の研究−休息立位姿勢の実態について−. 体育研 1960；4：79-85.

77）中村隆一, 斉藤 宏著. 基礎運動学. 第3版. 東京：医歯薬出版；1987.

78）上羽康夫著. 手 その機能と解剖. 第3版. 京都：金芳堂；1996.

79）宮下浩二, 小林寛和, 横江清司. 投球動作における下肢・体幹・上肢関節の連動. J Athl Rehabil 2003；4：39-49.

80）山口光國, 筒井廣明. 肩甲帯障害リハビリテーション実践マニュアル スポーツによる障害に対する理学療法. MED REHABIL 2002；17：76-85.

81）福島 直, 米田 稔, 林田賢治, ほか. 投球障害肩の肩甲骨上方回旋運動障害と臨床的意義. 肩関節 2002；26：557-60.

82）Ebraheim NA, Lu J, Porshinsky B, et al. Vulnerability of long thoracic nerve：an anatomic study. J Shoulder Elbow Surg 1998；7：458-61.

83) Kauppila LI. The long thoracic nerve : Possible mechanisms of injury based on autopsy study. J Shoulder Elbow Surg 1993 ; 2 : 244-8.

84) Pope HG Jr, Gruber AJ, Choi P, et al. Muscle dysmorphia. An underrecognized form of body dysmorphic disorder. Psychosomatics 1997 ; 38 : 548-57.

85) Liu SH, Henry MH, Nuccion SL. A prospective evaluation of a new physical examination in predicting glenoid labral tears. Am J Sports Med 1996 ; 24 : 721-5.

86) 中川滋人, 小室 透, 福島 直, ほか. 投球障害肩における上方関節唇損傷の診断法の検討－新たな疼痛誘発テストを中心に－. 肩関節 2003 ; 27 : 567-70.

87) 山口光國. 運動機能からみた保存療法の選択とそのポイント. 関節外科 2003 ; 22 : 1155-61.

88) 勝木秀治. 肩関節運動における姿勢的影響 矢状面による検討. 理療：技と研 2002 ; 30 : 6-11.

89) 鈴木加奈子, 鈴木信人, 永峰幹子, ほか. 立位における足関節角度変化が立位肩関節挙上に及ぼす影響. 理療科 2004 ; 19 : 115-9.

90) 山口光國, 筒井廣明. 肩関節周囲における体表からの硬度評価. 肩関節 2003 ; 27 : 439-42.

91) 山口光國. 上肢のスポーツ障害リハビリテーション実践マニュアル 理学療法士の立場から. MED REHABIL 2003 ; 33 : 11-20.

92) 山口光國. 投球障害肩に対する理学療法. スポーツ傷害 2003 ; 8 : 49-51.

93) 山口光國, 筒井廣明. スポーツによる障害に対する理学療法. MB Med Reha 2002 ; 17 : 76-85.

94) Donatelli R, Ellenbecker TS, Ekedahl SR, et al. Assessment of shoulder strength in professional baseball pitchers. J Orthop Sports Phys Ther 2000 ; 30 : 544-51.

95) Hislop HK, Montgomery J 著, 津山直一, 中村耕三訳. 新・徒手筋力検査法. 東京：協同医書出版 ; 1996.

96) 三原研一, 山本龍二, 安楽岩嗣, ほか. 筋力測定器を用いた肩関節の機能診断の特性. 肩関節 1993 ; 17 : 268-73.

97) 岩崎富子, 伊藤直栄, 伊橋光二, ほか. 筋活動からみた肩周囲筋群の機能 外転運動における検討. 理学療法学 1994 ; 21 Suppl 2 : 414.

98) 山口光國, 筒井廣明, 山本龍二, ほか. スポーツ障害肩における肩甲骨内転筋力 膝関節肢位の影響. 肩関節 1996 ; 20 : 325-8.

99) 鈴木一秀, 筒井廣明. 肩のバイオメカニクス 最近の知見 肩甲胸郭関節機能が腱板機能に及ぼす影響の筋電図学的検討. 別冊整形外科 1999 ; 36 : 19-22.

100) 石井清一編. 部位別スポーツ外傷・障害 3 上肢. 東京：南江堂 ; 1996. p68-78.

101) 網本 和, 菅原憲一編. 標準理学療法学 専門分野－物理療法学－. 東京：医学書院 ; 2001.

102) 服部一郎, 細川忠義, 和才嘉昭著. リハビリテーション技術全書. 第2版. 東京：医学書院 ; 1984.

103) 今西嘉男, 岸 佳孝, 千賀富士敏, ほか. 超音波照射による生体深部温の上昇とその作用. 基礎と臨床 1997 ; 31 : 1937-45.

104) 石井 齊, 武富由雄編. 図解理学療法技術ガイド. 第2版. 東京：文光堂 ; 2001. p280-4.

105) 日本リハビリテーション医学会物理療法機器委員会. 物理療法処方に関するアンケート調査報告－リハビリテーション専門医の物理療法処方の現状－. リハ医学 1998 ; 35 : 138-9.

106) 山口光國, 筒井廣明. 野球選手の肩・肘痛に対する理学療法. 整・災外 1998 ; 41 : 1249-60.

107) 水野直子, 米田 稔, 前 達雄, ほか. 投球障害肩に対する鏡視下関節包解離術の経験. 関節鏡 2003 ; 28 : 253-9.

108) 田中直史, 大沢正秀, 夫 猛, ほか. 肩回旋に伴う肩甲骨の動きについての検討. 肩関節 1996 ; 20 : 91-6.

109) Burkhead WZ Jr, Rockwood CA Jr. Treatment of instability of the shoulder with an exercise program. J Bone Joint Surg Am 1992 ; 74 : 890-6.

110) 松久孝行, 筒井廣明, 山口光國, ほか. 投球のバイオメカニクスからみた肩関節障害のリハビリテーションと予防. 臨スポーツ医 2001 ; 18 : 165-71.

111) Pappas AM, Zawacki RM, McCarthy CF. Rehabilitation of the pitching shoulder. Am J Sports Med 1985 ; 13 : 223-35.

112) Wilk KE, Meister K, Andrews JR. Current concepts in the rehabilitation of the overhead throwing athlete. Am J Sports Med 2002；30：136-51.

113) 山口光國, 筒井廣明. プロアスリートの障害後の筋力増強 パフォーマンス向上のために. 理療ジャーナル 2001；35：402-9.

114) 山口光國. コッドマン体操の再考. 理学療法東京 2001；18：670-4.

115) 山口光國. 肩の深部筋トレーニングの理論と実際 腱板機能に着目して. 徒手的理療 2003；3：35-8.

116) 鈴木徳年, 木塚朝博, 埜口博司, ほか. 肩外旋運動時の負荷量の変化に伴う肩周囲筋群の活動特性. 体力科学 2000；49：481-94.

117) 山口光國, 筒井廣明. 投球障害肩におけるゼロポジション外旋筋力評価の意義 − ボール投げ上げ動作に見られる特徴との関連 −. 肩関節 2004；28：611-4.

118) 春木 豊編著. 身体心理学 − 姿勢・表情などからの心へのパラダイム. 東京：川島書店；2002.

119) 金子公宥著. パワーアップの科学 − 人体エンジンのパワーと効率 −. 東京：朝倉書店；1988.

120) 岸野雄三, 松田岩男, 宇土正彦編. 序説運動学. 東京：大修館；1968.

121) Weineck J著, 有働正夫監訳. 最適トレーニング. 東京：オーム社；1984.

122) 加藤文雄, 水野耕作編. 肩関節の外科. 第2版. 東京：南江堂；2000.

123) Dover GC, Kaminski TW, Meister K, et al. Assessment of shoulder proprioception in the female softball athlete. Am J Sports Med 2003；31：431-7.

124) 福井 勉, 入谷 誠, 大野範夫, ほか. スポーツ障害への運動コントロールと運動学習理論の応用. 理療ジャーナル 1995；29：693-9.

125) Schmidt RA著, 調枝孝治監訳. 運動学習とパフォーマンス 理論から実践へ. 東京：大修館；1994.

126) 久保祐子, 山口光國, 大野範夫, ほか. 臨床における身体重心の視覚的評価の有用性. 理学療法学 2004；31 Suppl 2：161.

127) 池田哲雄編. 連続写真で見るプロ野球 20世紀のベストプレーヤー1人の群象. 東京：ベースボール・マガジン社；2000.

128) Paine RM, Voight M. The role of the scapula. J Orthop Sports Phys Ther 1993；18：386-91.

129) Sabick MB, Torry MR, Kim YK, et al. Humeral torque in professional baseball pitchers. Am J Sports Med 2004；32：892-8.

130) 井樋栄二. 肩の動作解析・バイオメカニクス. NEW MOOK整形外科 2001；10：56-67.

131) Bey MJ, Elders GJ, Huston LJ, et al. The mechanism of creation of superior labrum, anterior, and posterior lesions in a dynamic biomechanical model of the shoulder：The role of inferior subluxation. J Shoulder Elbow Surg 1998；7：397-401.

132) Rodsky MW, Harner CD, Fu FH. The role of the long head of the biceps muscle and superior glenoid labrum in anterior stability of the shoulder. Am J Sports Med 1994；22：121-30.

133) Townsend H, Jobe FW, Pink M, et al. Electromyographic analysis of the glenohumeral muscles during a baseball rehabilitation program. Am J Sports Med 1991；19：264-72.

134) 牛島和彦著. 遊Youキッズベースボール. 東京：ベースボール・マガジン社：1998.

135) 伊藤博一, 中里浩一, 新垣善之, ほか. 真下投げにおける体幹回旋運動の特徴 − 真下投げと上肢投球障害 −. 日臨スポーツ医会誌 2003；11：477-85.

136) 加藤 直. Quantitative classification of baseball pitch styles. 第2回国際肩関節バイオメカニクス学会予稿集. 2003. p44-5.

137) Hirashima M, Kadota H, Sakurai S, et al. Sequential muscle activity and its functional role in the upper extremity and trunk during overarm throwing. J Sports Sci 2002；20：301-10.

138) 松尾知之. ムチ動作の意義 − キネマティクスからエナジェティクス −. 体育の科学 2011；61：477-83.

索 引

あ

アイシング	202
アウトステップ	248
アンダースロー	248
──投手	74
安定化機構	2, 17, 137, 188
維持・継続	106
維持期	108
違和感	141
インステップ	248
インピンジメント	80, 141, 182, 188
烏口肩峰靱帯	32
烏口上腕靱帯の伸張性	206
烏口突起	128
打ちにくいボール	281
腕の振り	281, 308
運動エネルギーの連鎖	144
運動学習	109
運動確認	224
運動機能改善	203
運動軸のブレ	54
運動連鎖	70, 228, 274
エネルギー伝達のチェック	267
遠位指節間関節部	288
遠心性収縮	135
遠投	146, 278
オーバースロー投手	74
オーバーフロー現象	196
オープンステップ	249
重いボール	279
温熱効果	202
温熱作用と非温熱作用	203

か

カーブ	301
外旋運動	91, 109, 206, 221
外旋筋群優位	11
外旋筋力	76
──の評価	192
外旋抵抗運動	92, 152
外旋抵抗テスト	184
外旋等速運動	193
回旋トルク	24
外転(挙上)抵抗テスト	180
外転運動	217, 220
外転外旋位	45
外転抵抗運動	90, 94
解剖学的関節	122
角度による計測	122
下肢機能の重要性	164
下肢長差	162
下垂位外旋抵抗運動	166
下制下方回旋	152
肩関節外旋位保持力	77
肩関節内旋抵抗運動	232
肩関節の内旋運動	76
肩関節複合体	6, 125, 166, 214, 222, 228, 230
肩後方の疼痛	92
肩周囲の形状の左右差	168
肩前方の疼痛	92
肩複合体の運動	74
滑走障害	160
カットプレー	277
滑膜増生	40
滑膜バンド	33
可動域	122
──拡大	223
──終末	174, 177, 204
──の制限因子	125, 131
──評価	174
下方関節唇	37, 39
身体の開き	281, 283
──が早いフォーム	88

319

軽いボール ― 279
環境因子 ― 110
関節運動 ― 62
　――の軸 ― 147
　――の準備 ― 155
　――を踏まえたトレーニング ― 258
関節窩 ― 2, 10, 11, 118, 128, 223
　――横径 ― 2
　――下縁 ― 10
　――上縁 ― 10
　――の上方回旋角度 ― 13
　――の向き ― 149
　――面 ― 3, 154, 224
関節可動域制限 ― 125, 204
関節上腕靱帯 ― 125
関節唇・関節包複合体 ― 22
関節唇損傷 ― 36, 99, 159, 175
　――に対する保存療法の限界 ― 100
関節適合性 ― 153
関節内運動の誘導 ― 175, 210
関節の遊び ― 149
関節複合体 ― 122, 136, 149, 178, 192, 212
関節包 ― 2
　――・関節上腕靱帯損傷 ― 40
　――後方の影響 ― 147
　――の構造 ― 125
　――の張力 ― 192
寒冷療法 ― 202
機械的刺激 ― 17, 20, 28, 50, 92, 210
技術的因子 ― 110
機能改善 ― 105
機能的関節 ― 122, 176
機能的な問題 ― 58, 87, 93, 94
機能評価 ― 174
機能不全がある動き ― 64〜66
逆シーム ― 288
　――の握り方 ― 307
逆側肩甲骨の内転運動 ― 178
求心性収縮 ― 135

胸郭出口症候群 ― 167
　――に対するテスト ― 188
胸郭の運動量 ― 13
胸骨傾斜角度 ― 249
胸骨柄上端 ― 13
胸鎖関節 ― 151, 169
胸鎖乳突筋 ― 230
　――部の形状 ― 167
協調運動 ― 197, 226
棘鎖角 ― 151
棘上筋 ― 16
　――腱 ― 44
挙上外旋位 ― 56
挙上動作 ― 68
棘下筋萎縮 ― 218
筋異形症 ― 170
筋活動 ― 153
　――の再教育 ― 15
　――の評価 ― 188
　――の分析 ― 244
　――パターンの改善 ― 15
　――バランス ― 137, 196
筋緊張 ― 214
　――による運動制限 ― 176, 212
筋腱移行部移動距離 ― 158
筋出力 ― 133
緊張性可動域制限 ― 176
筋電図学的活動バランス ― 220
筋電図学的評価 ― 219
筋内腱 ― 151, 190, 221
筋の活動バランス ― 164
筋の退化萎縮 ― 134
筋力強化 ― 226
クイックモーション ― 284
グローブの使い方 ― 290
クロスステップ ― 249, 277
頚部形状の左右差 ― 166
ゲートコントロール理論 ― 202
健康維持 ― 105, 106

索引

肩甲胸郭関節 ── 4, 122, 133, 176, 188, 204, 208, 216, 222, 228
　──機能 ── 182, 196
　──内転運動 ── 195
　──の運動 ── 168
　──の可動域拡大 ── 223
　──の機能改善 ── 223
　──の固定 ── 194
　──の伸張運動 ── 223
肩甲棘 ── 128
　──延長線 ── 150
　──内縁 ── 123
肩甲骨下角 ── 182
肩甲骨関節窩 ── 150, 180, 197, 212, 255
　──面 ── 21, 23, 150
肩甲骨傾斜角度 ── 249
肩甲骨の運動 ── 260
　──許容範囲 ── 6
肩甲骨の外転運動 ── 178
肩甲骨の傾斜角 ── 129
肩甲上腕関節 ── 2, 5, 111, 122, 125, 128, 133, 144, 146, 147, 149, 159, 174, 176, 182, 188, 197, 204, 216, 222, 255, 256
　──運動 ── 74
　──角度 ── 72
　──可動域制限 ── 164
　──の機能 ── 194
肩甲上腕リズム ── 128, 206, 214, 219
　──の破綻 ── 169
健康増進 ── 106
肩甲帯訓練 ── 222
肩甲帯周囲筋 ── 154, 156
言語的影響 ── 112
肩鎖関節 ── 151, 169, 180, 208, 228
　──に対する疼痛誘発テスト ── 186
腱内腱 ── 190
腱板 ── 216
　──炎 ── 28
　──関節包側断裂 ── 44
　──関節包側部分断裂 ── 35, 46

　──訓練 ── 15, 216
　──疎部 ── 40
　──断裂 ── 28
　──の再生能力 ── 153
　──の第三の機能 ── 160
　──の代償機能 ── 218
　──の第二の機能 ── 157
　──部分断裂 ── 99
腱板機能 ── 11, 137, 151, 196
　──の障害 ── 255
　──の評価 ── 192
腱板損傷 ── 32, 34
　──に対する保存療法の限界 ── 98
肩峰下アーチ ── 28, 32, 34, 48, 80
肩峰下インピンジメント症候群 ── 28
肩峰下滑液包炎 ── 28
肩峰下滑液包壁 ── 32, 35
　──の肥厚 ── 32
肩峰下の衝突 ── 141
肩峰後角 ── 123, 124, 128
後下方関節唇 ── 39, 43
硬式のボール ── 283
抗重力筋 ── 149
後上方関節唇 ── 39, 42
　──損傷 ── 35
光線療法 ── 203
構造的破綻 ── 139, 141
広背筋 ── 68
コーピング ── 109
股関節屈曲制限 ── 246
股関節伸展制限 ── 246
股関節内旋抵抗運動 ── 232
股関節の屈曲に伴う外旋運動 ── 88
呼吸訓練 ── 214
骨癒合促進 ── 203
固有受容性神経筋促通法 ── 205
コラーゲン線維束 ── 125
コンディショニング部門 ── 240
コントロール ── 266, 274, 297, 298

321

さ

- 最大外旋位 — 74
- 最大外旋可動域 — 144
- サイドスロー — 248
- 鎖骨の運動量 — 13
- 三角筋 — 16
  - ──前部線維 — 230
- 肢位の観察 — 163
- 自己催眠療法 — 109
- 自己相関値 — 111
- 支持脚の運動学習 — 258
- 視診のポイント — 85
- 姿勢評価 — 162
- 自然下垂位 — 9, 164
- 実行期 — 108
- 実践・強化 — 106
- 自動抵抗運動 — 90
- シュートの握り方 — 301
- 終末抵抗感 — 174
- 絨毛構造 — 125
- 重力線 — 124
- 手指の胼胝 — 172
- 手術療法の適応 — 98
- 熟考期 — 108
- 受動運動 — 145
- 順シーム — 288
  - ──と逆シーム — 288
  - ──の握り方 — 307
- 準備運動 — 110
- 準備期 — 108
- 上関節上腕靱帯損傷 — 100
- 消極回避型 — 109
- 上肢挙上角度 — 21, 132
- 上肢挙上リズム — 234
- 上肢抗重力運動 — 149
- 上肢のアライメント — 84
- 上肢の運動 — 262
- 上肢の挙上角度 — 190
- 上肢の質量中心点 — 156
- 焦点−検出器間距離 — 9
- 小転子 — 23
- 情動領域 — 139
- 上半身の質量中心点 — 256
- 上方関節唇 — 37, 38
  - ──損傷 — 22
- 上腕骨外転角度 — 13
- 上腕骨後捻角 — 7, 30
  - ──度 — 130
  - ──度の確認法 — 128
- 上腕骨軸 — 23
- 上腕骨頭 — 10, 11
  - ──径 — 2
  - ──の動き — 210
  - ──の運動ベクトル — 2
- 上腕二頭筋 — 16
  - ──機能 — 255
  - ──長頭腱損傷 — 40
  - ──優位 — 11
- 初速 — 306
- 心因性疼痛 — 138
- 侵害受容性疼痛 — 138
- 神経因性疼痛 — 138
- 診察 — 81
- 身体移動のチェック — 259
- 身体バランストレーニング — 235
- 伸張訓練 — 206
- 心理的因子 — 108, 110
- 心理的要因 — 139
- 随意性肩関節後方脱臼 — 153
- 水平外転運動 — 207
- 水平内転運動 — 207
- ストーリーの構築 — 83
- ストーリーの変更 — 83
- ストレートの握り方 — 296, 299
- ストレッチング — 216
- スピリチュアルペイン — 140
- スライダーの握り方 — 299, 300
- スライドステップ — 284
- スリップ現象 — 5, 22

制限因子	212
精神的苦痛	140
成人の投球障害肩	24
成長期の投球障害肩	24
生理学的回復過程	241
セカンドペイン	139
脊椎のライン	178
石灰化腱炎	28
積極問題焦点型	109
積極問題情動型	109
セットアップ	284
セラピーの語源	102
セラピス神	102
セラピスト	120
セルフストレッチ	216
セルフチェック	261
ゼロポジション	76, 95, 147, 149, 160, 228, 236, 252
――外旋位	56
――近似外旋位	228
前下関節上腕靱帯のレリーフ	41
前下方関節唇	39
前胸部の左右差	170
戦術	310
前熟考期	108
前上方関節唇	37
――損傷	100
送球目標の設定	275
雑巾がけ動作	232
僧帽筋上部	230
――の左右差	166
足部の位置	249
側弯症	162
その場ジャンプ	114
損傷に至るストーリー	97

た

第1相	142, 246
第2相	142, 246
第3相	143, 252
第4相	143, 255
第1の安定化機構	2
体幹運動	260, 274
体幹回旋角度	232
体幹機能	230
体幹の運動性	88
体幹の回旋運動	178
第3の安定化機構	4
体重のかけ方	84
代償作用	217
代償的運動	196
代償動作	224
体操療法	202, 214
第2の安定化機構	2, 8
体表からの硬度分布	179
多軸性関節	147
他動運動	88
ためを作る	284
単純な関節運動	64
チームとしての対応	107
チェンジアップの握り方	304
知覚領域	139
中部線維	16
治療の一助	104
鎮痛作用	203
ツイスト様トレーニング	234
痛覚インパルス	202
ツーシームの握り方	302
突き上げ動作	224
手当て	104
抵抗感	174, 204
手入れ	105
テーピングパッド	188
電気療法	203
投球指導	307
投球側肩峰位置	261
投球動作	7, 142
――解析	70, 244
――の発達	118

——への思い込み	72
投球練習	274
道具の影響	112
等尺性運動	198, 228
等尺性外旋抵抗運動	184
等尺性収縮	90, 92, 230
等尺性抵抗運動	94
等尺性内旋抵抗運動	186
等張性収縮	90, 92
等張性抵抗運動	94
疼痛	138
——逃避	174, 196, 204, 214
——誘発テスト	180
徒手筋力テスト	191
徒手筋力評価	188, 192
徒手療法	202, 204
トルクカーブ	193
トレーニング	281
ドロップ	301

な

内・外旋運動	109
内・外旋筋力の評価	192
内・外旋中間位	128
内・外旋等速運動	193
内旋運動	91, 109, 206, 220
内旋筋筋出力	134
内旋筋力の評価	192
内旋抵抗運動	92
内旋抵抗テスト	186
内旋等速運動	193
内転運動	219
長さによる計測	123
軟式のボール	283

は

排尿機能改善	203
ヒールアップトレーニング	235
肘関節	6
——の伸展運動	76
肘の伸展運動	95, 144, 262
肘の伸展動作	56
皮線	170
左片脚起立	86
非投球側肩峰位置	261
被動性テスト	205
ヒポクラテス	103
病態診断	23
——テスト	48
病態発生のストーリー	50, 54
病態評価	174
ファーストペイン	139
フォークの握り方	303
複合運動	62
複合損傷	42
福利	106
復帰に向けた投球レベル	278
物理的エネルギー	203
物理的要因による疼痛	141
物理療法	202
負の運動学習	109
踏み込み動作	273
振り遅れ	302
振り子運動	215
ブリッジ動作	230
変化球	298, 304
片脚起立	78
胼胝の部位	267
弁別機能	112
ボール投げ上げ動作	76, 253, 254
ボールの回転速度	298
ボールの握り替え動作	292
ボールの握り方	288, 296
ボールの縫い目	286, 298
ボールの変化	286
ボールリリース	24, 43, 48, 56, 68, 72, 82, 95, 143, 252, 256, 266, 268
歩行周期	110

ボディコントロール ——————— 234

ま

マイクロマッサージ効果 ——————— 203
マウンド ——————————————— 111
まっすぐ立つ ————————————— 116
みかけ上肩甲骨内側縁部の浮き上がり —— 168
みかけ上のwinging ———————— 66, 184
みかけ上の腱板機能の低下 ——————— 12
みかけ上の翼状 ————————————— 92
右投げ投手の投球動作 ————————— 58
右片脚起立 ——————————————— 86
ムチ動作 —————————— 280, 284, 285
ムチのような動き ——————————— 309
メカニカルストレス ——————————— 20
目標点 ———————————————— 118
問題のあるストレートの握り方 ————— 296

や, ら, わ

良い姿勢 ———————————————— 84
予防 ————————————————— 107
リーチテスト ————————————— 253
リーチ動作 ————————— 6, 178, 197, 224
理学所見 ———————————— 17, 54, 80
理学療法の役割 ———————————— 104
リコンディショニング ————————— 202
リラクゼーション ————————— 204, 214
リリースポイント ————————— 112, 172, 272
類推・派生 ————————————— 112
肋鎖間隙 ——————————————— 188
ワインドアップ ———————————— 284

A, B, C

ABER (abduction and external rotation) — 45
acceleration phase ———————— 143, 252
arm angle ———————————————— 124
Bennett損傷 ——————————————— 26
break test ————————————— 188, 192
care ——————————————————— 105
click sound ————————————————— 210
cocking phase ———————————— 142, 246
crank test ——————————————— 30
cuff index —————————————————— 10
Cuff-Y exercise ——————————— 14, 216
cure ———————————————————— 104

D, E, F

distraction test ———————————— 188
end feel —— 131, 174, 204～206, 212
fitness —————————————— 105, 106
follow-through phase ——————— 143, 255
foot plant ————— 142, 246, 261, 276

G, H

gleno-humeral angle ———————————— 124
gliding ————————————————— 148
hanging joint ————————————— 150
high arc ———————————————— 170, 186
——test ————————————————— 186
hold relax —————————————————— 205
horizontal arc ————————————— 170
—— test ————————————————— 186

I, J, K

inner muscles ———————— 14, 133, 137
internal impingement —— 30, 44, 46, 68, 73
joint play ——————————————— 149
kissing lesion ————————————— 30

325

L, M, N

late cocking phase — 30
Little leaguer's shoulder — 24
modified crank test — 30, 48
muscle dysmorphia — 170
needing support — 150
Neer's impingement sign — 32, 48

O, P, Q

O'Brien's test — 48
outer muscles — 14, 133, 137, 196, 198, 217
phase — 245
physis — 103
PNF — 205, 212
posterosuperior glenoid impingement — 30
prevention — 107
prone falling — 224
pulley lesion — 100
RICE(Rest, Ice, Compression, Elevation) — 202
rolling — 148
rotator cuff muscles — 216
rotator interval — 40

S, T

Salter-Harris 分類 — 24
scapula index — 10
Scapula-45撮影像の計測 — 10
Scapula-45撮影法 — 8, 124
　――の基準線 — 9
scapular angle — 124
scapular plane — 125, 175, 180, 190, 206, 262
　――の確認法 — 128
seam — 286
setting phase — 182, 198
ship roll — 148
SID(source image receptor distance) — 9
skid slip — 5, 22
SLAP(superior labrum anterior and posterior)損傷 — 22, 48, 100
slide step — 284
speed's test — 181, 186
spino-humeral angle — 125
spiritual pain — 140
spring block — 131, 158, 159, 175, 178, 180, 205
　――様所見の制限 — 210
stooping exercise — 214
strength — 106
T-view X線撮影法 — 13
treatment — 104

W, Y

waving — 35
welfare — 106
wind-up phase — 142, 246
Yergason's test — 186

その他

1st pain — 139
1st plane(下垂位) — 209
2nd pain — 139
2nd plane(外転90°位) — 209
2シーム — 288
3rd plane(屈曲90°位) — 209
4シーム — 288
4ステップトレーニング — 235

著者プロフィール

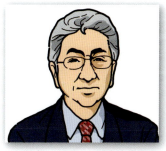

筒井 廣明

NPO法人スポーツ・健康・医科学アカデミー（MeSSH）理事長
昭和大学医学部整形外科学講座客員教授
日本肩関節学会名誉会員
日本整形外科スポーツ医学会副理事長
アジア肩関節学会Executive Committee

1976年	3月	昭和大学医学部卒業
1976年	12月	昭和大学藤が丘病院整形外科入局
1990年	6月	昭和大学藤が丘リハビリテーション病院整形外科専任講師
1997年	6月	昭和大学藤が丘リハビリテーション病院病院長代行
1999年 1月 ～2007年3月		昭和大学藤が丘リハビリテーション病院病院長
2010年 4月 ～2016年3月		昭和大学教授 昭和大学藤が丘リハビリテーション病院 スポーツ整形外科教授 昭和大学大学院保健医療学研究科教授

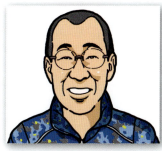

山口 光國

理学療法士
有限会社セラ・ラボ代表
日本肩関節学会・アジア肩関節学会会員
日本健康心理学会会員

1980～1981年	（株）日立製作所（現 柏レイソルfw）
1986年	府中リハビリテーション専門学校卒業
1986～2005年	昭和大学藤が丘病院・藤が丘リハビリテーション病院
2005～2006年	横浜ベイスターズフィジカルコーチ
2007～2009年	（有）フィジストレーナー
2010年～	群馬パース大学客員教授
2010年～	（有）セラ・ラボに変更し，現在に至る

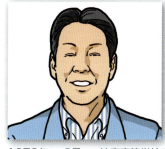

牛島 和彦

元プロ野球選手（投手，右投右打）
野球解説者

1979年	3月	浪商高等学校卒業（春準優勝，夏ベスト4）
1980年	1月	中日ドラゴンズドラフト1位入団
1980～1986年		中日ドラゴンズ在籍
1987～1993年		ロッテオリオンズ（千葉ロッテマリーンズ）在籍
2005～2006年		横浜ベイスターズ監督
2011年～		sense-up+ sports academy 代表

■著者	筒井廣明	つつい　ひろあき
	山口光國	やまぐち　みつくに
	牛島和彦	うしじま　かずひこ

改訂第2版 投球障害肩　こう診て こう治せ
ここが我々の切り口！

2004年10月20日　第1版 第1刷発行
2010年 5月10日　第1版 第8刷発行
2016年12月20日　第2版 第1刷発行

■発行者　鳥羽清治

■発行所　株式会社メジカルビュー社
　　　　　〒162-0845 東京都新宿区市谷本村町2-30
　　　　　電話　03(5228)2050(代表)
　　　　　ホームページ http://www.medicalview.co.jp/

　　　　　営業部　FAX 03(5228)2059
　　　　　　　　　E-mail eigyo@medicalview.co.jp

　　　　　編集部　FAX 03(5228)2062
　　　　　　　　　E-mail ed@medicalview.co.jp

■印刷所　図書印刷株式会社

ISBN 978-4-7583-1368-1 C3047

©MEDICAL VIEW, 2016. Printed in Japan

・本書に掲載された著作物の複写・複製・転載・翻訳・データベースへの取り込みおよび送信（送信可能化権を含む）・上映・譲渡に関する許諾権は，(株)メジカルビュー社が保有しています．
・JCOPY 〈(社)出版者著作権管理機構 委託出版物〉
本誌の無断複写は著作権法上での例外を除き禁じられています．複写される場合は，そのつど事前に，(社)出版者著作権管理機構（電話 03-3513-6969，FAX 03-3513-6979，e-mail: info@jcopy.or.jp）の許諾を得てください．
・本書をコピー，スキャン，デジタルデータ化するなどの複製を無許諾で行う行為は，著作権法上での限られた例外（「私的使用のための複製」など）を除き禁じられています．大学，病院，企業などにおいて，研究活動，診察を含み業務上使用する目的で上記の行為を行うことは私的使用には該当せず違法です．また私的使用のためであっても，代行業者等の第三者に依頼して上記の行為を行うことは違法となります．